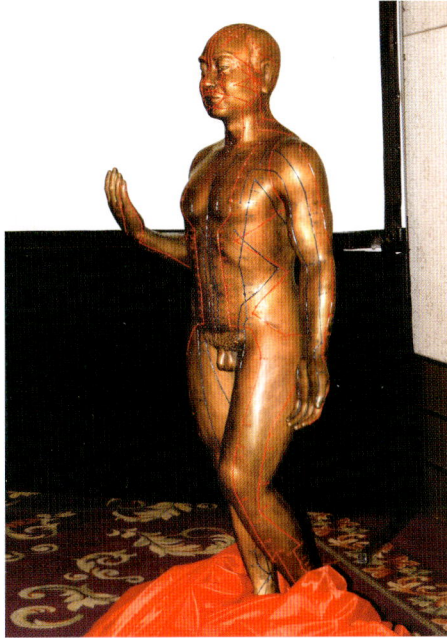

贺氏针灸铜人

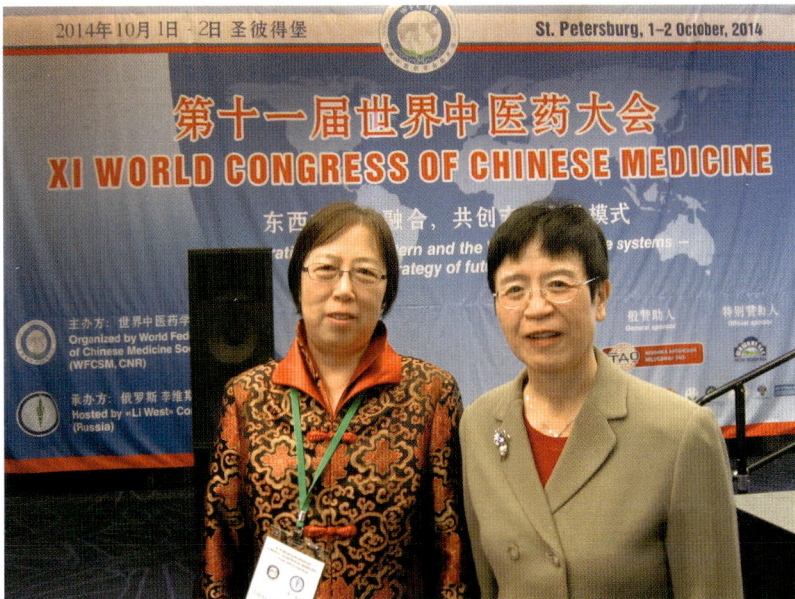

原卫生部副部长佘靖（右）与程海英教授（左）
在第十一届世界中医药大会上

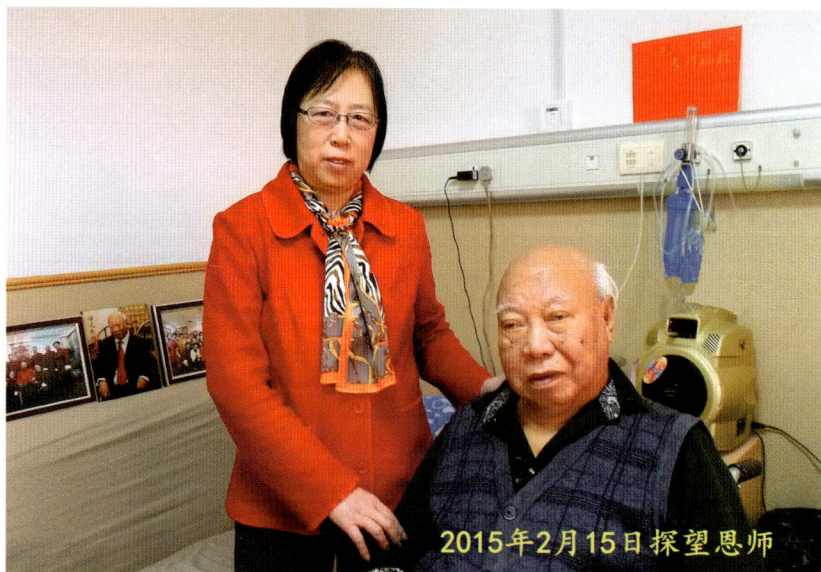

2015年春节前程海英教授（左）看望贺普仁教授（右）时，
与贺普仁教授生前师徒最后一张合影

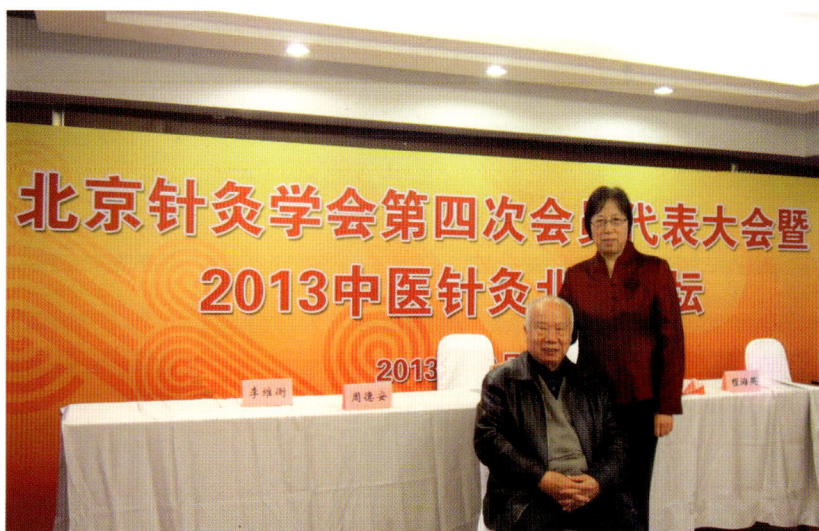

国家级名老中医周德安教授（左）与程海英教授（右）
在北京针灸学会第四次会员代表大会上

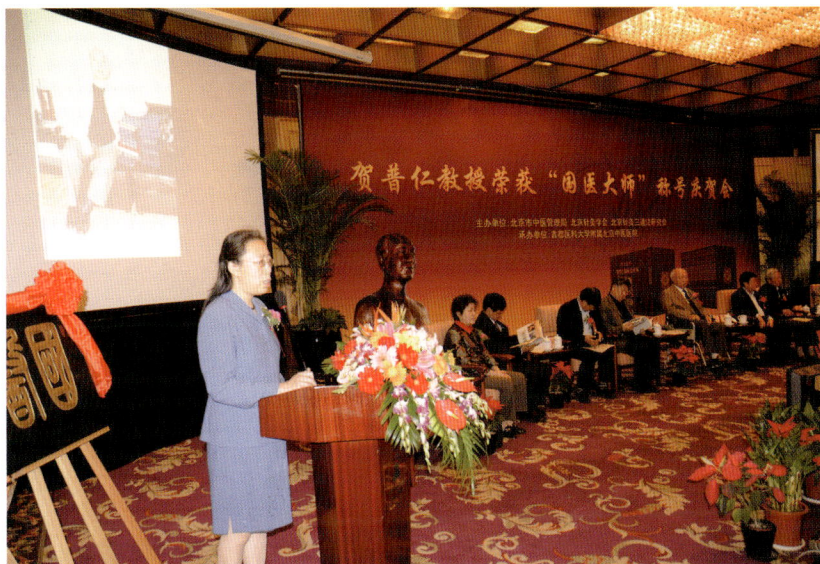

程海英教授在贺普仁教授荣获国医大师庆贺
大会上作为继承人代表发言

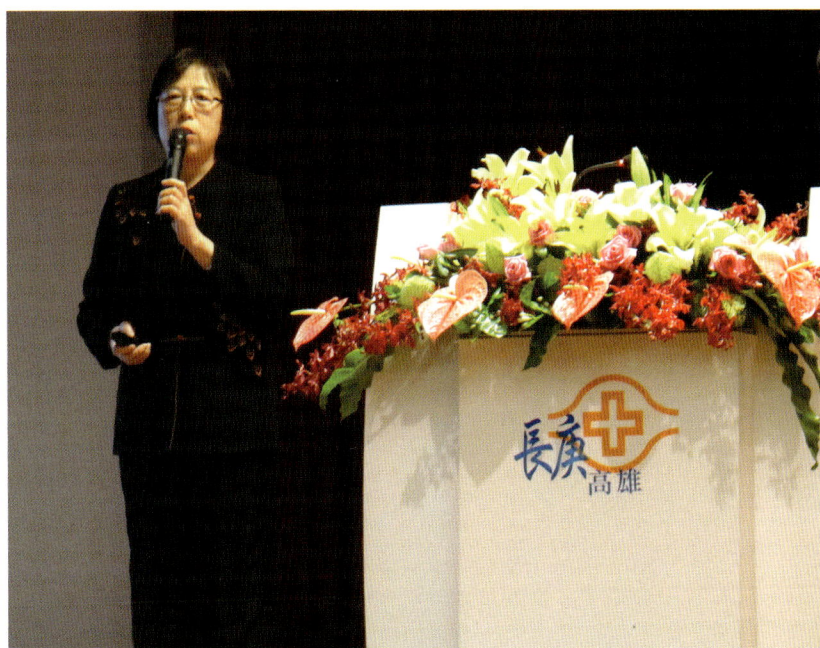

2013年程海英教授
在海峡两岸中医药合作发展论坛上做学术报告

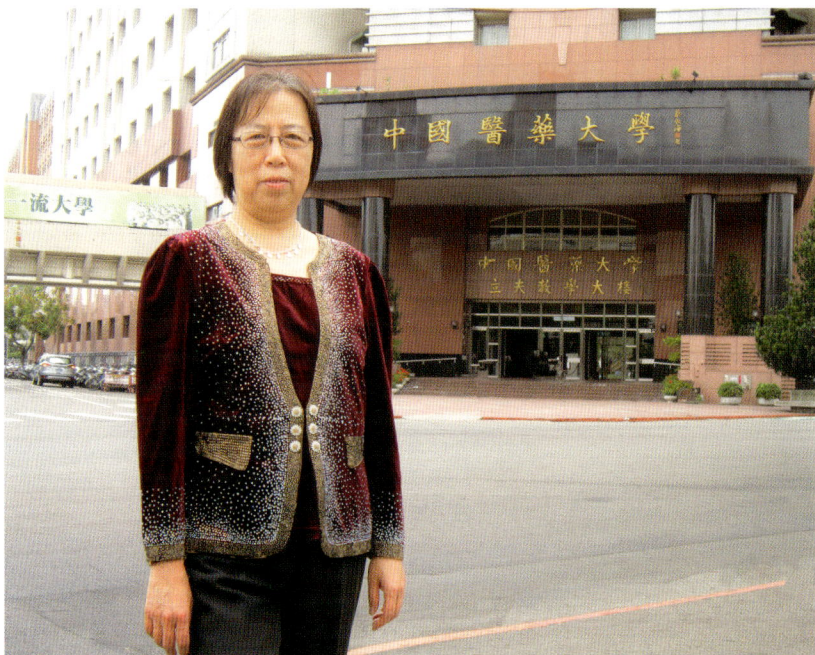

2014 年程海英教授受邀赴台期间
在中国医药大学讲学

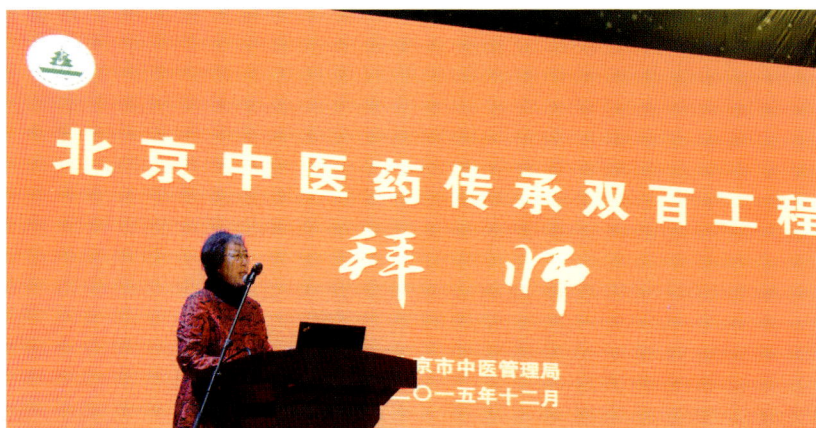

2015 年 11 月 17 日在北京中医药传承双百工程拜师会上
程海英教授作为指导老师代表发言

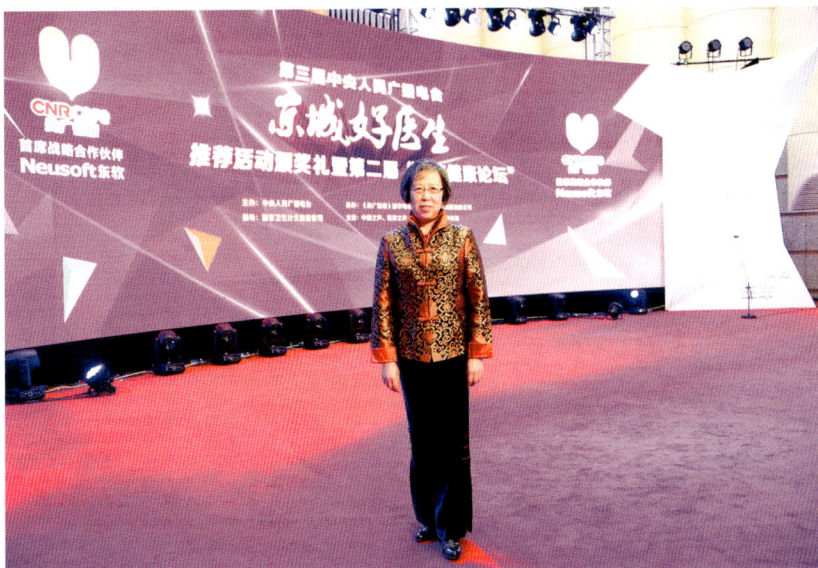

2016 年 12 月程海英教授荣获京城好医生称号

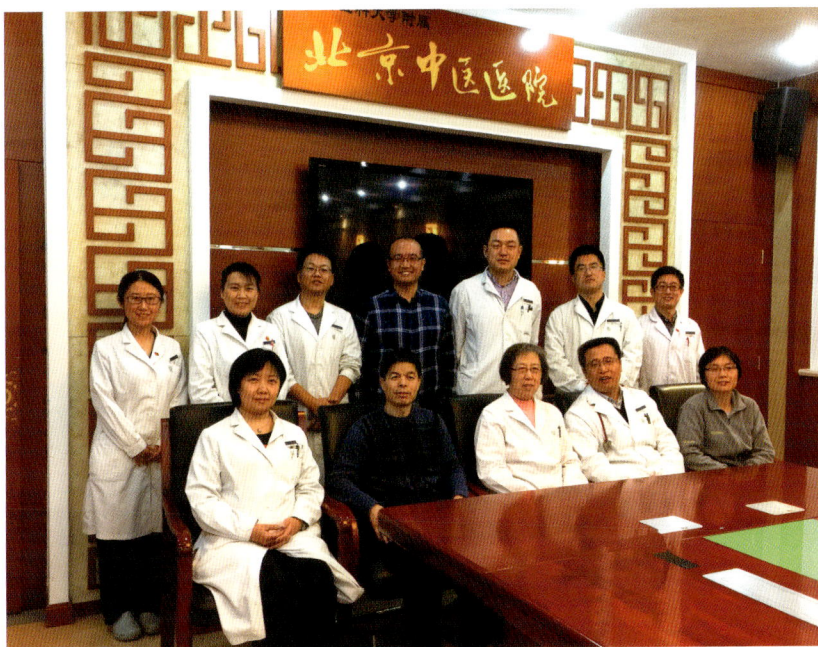

2016 年 12 月 12 日程海英明医工作室正式启动

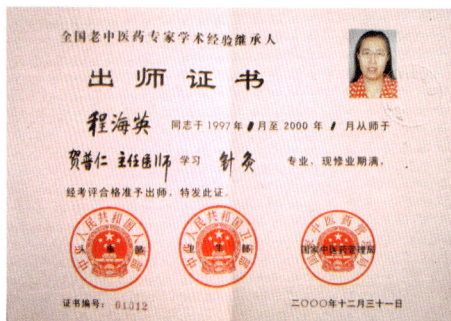

"全国老中医药专家学术经验继承人"
出师证书

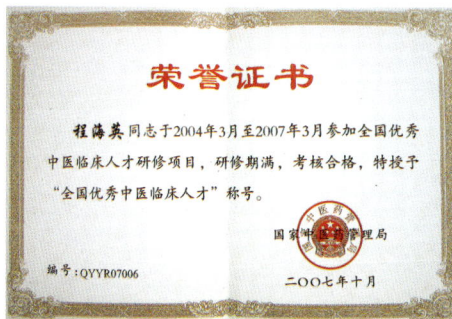

首批"全国优秀中医临床人才"荣誉证书

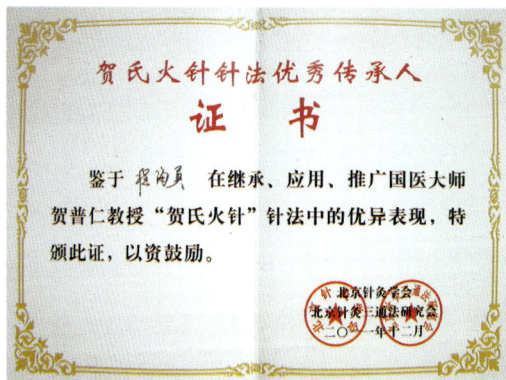

贺氏火针针法优秀传承人荣誉证书

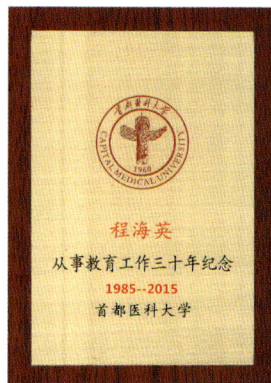

从事教育工作三十年纪念证书

国医传承与感悟

程海英 编著

首批全国优秀中医临床人才
程海英的传承之路

中国医药科技出版社

内 容 提 要

本书记录了作者几十年的中医传承经历，融入了以国医大师贺普仁为主的一批中医前辈的学术思想和独特技术方法，更有作者自身的心得感悟，充分地展现了作者从师承国医大师到成长为北京市名老中医的历程。适合中医临床、教学、科研工作者参考之用，更适合青年中医学子借鉴学习。

图书在版编目（CIP）数据

国医传承与感悟 / 程海英编著 . — 北京：中国医药科技出版社，2017.4
ISBN 978-7-5067-9184-7

Ⅰ . ①国⋯ Ⅱ . ①程⋯ Ⅲ . ①中国医药学—文集 Ⅳ . ① R2-53

中国版本图书馆 CIP 数据核字（2017）第 060407 号

美术编辑 陈君杞
版式设计 也 在

出版 中国医药科技出版社
地址 北京市海淀区文慧园北路甲 22 号
邮编 100082
电话 发行：010—62227427 邮购：010—62236938
网址 www.cmstp.com
规格 710×1000mm ¹⁄₁₆
印张 23¹⁄₄
字数 273 千字
版次 2017 年 4 月第 1 版
印次 2017 年 4 月第 1 次印刷
印刷 三河市万龙印装有限公司
经销 全国各地新华书店
书号 ISBN 978-7-5067-9184-7
定价 49.00 元

仅以此书献给恩师贺普仁以及在
我成长过程中的所有师长

不轻信。诚步主动信。

贺影凡
开.6.16.

作者简介

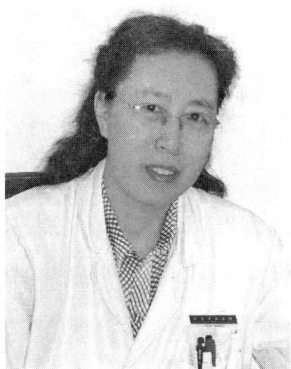

程海英，生于 1956 年 10 月，现任首都医科大学附属北京中医医院主任医师，首都医科大学中医药临床医学院教授、研究生指导导师。北京中医药传承双百工程指导老师，中国针灸学会常务理事，北京针灸学会常务副会长，世界中医药学会联合会国际培训特聘专家，国家中医药管理局中医类别实践技能考试国家首席考官。国家科学技术奖、中华中医药学会科学技术奖、中国针灸学会科学技术奖评审专家。

程海英教授 1978 年 2 月考入北京第二医学院（现已更名为首都医科大学）中医系，成为恢复高考后首批大学生，1982 年 12 月以优异成绩毕业，同年分配到北京中医医院工作至今。1988 年晋升为主治医师，1994 年晋升为副主任医师，1997 年被原卫生部、原人事部、国家中医药管理局确定为国家级名老中医贺普仁教授的学术继承人，2000 年晋升为主任医师，2004 年晋升为教授。

程海英教授多年来坚持工作在医、教、研一线，临床中主攻脑血管病、周围神经病、颈椎病、消化系统疾病等，积累了丰富的临床经验，取得了满意的疗效。21 世纪以来开始从事耳鸣耳聋、肿瘤化疗后不良反应的临床研究，同时关注中青年中风患者危险因素的观察研究，有独到的见解。近年来在颅脑术后神经损伤和各种肌肉萎缩疾病的多种针法的治疗中积累了临床经验，为针灸治疗范围的拓展积累了临床数据。近20年来擅长运用火针疗法治疗多种疾病，在国内外均有广泛影响，2011年获得"贺氏火针优秀传承人"称号。

程海英教授常年承担大学的课堂授课和实习、见习工作及国际针灸教学，教学中注意书本知识与临床实践的有机结合，讲究授课艺术和技巧，形成了独特的风格，深受师生们的赞誉。2008年作为负责人成功申报首都医科大学《针灸学》精品课程，成为医院首门中医临床精品课程，2011年作为负责人带领的团队获得首都医科大学《针灸学》优秀教学团队称号，成为迄今为止北京中医医院首个、也是唯一一个获此殊荣的团队。2006年被聘为北京中医医院教学督导专家组组长至今，负责全院教学质控工作。

程海英教授在大学期间，有幸成为程士德、任应秋、王乐亭、房芝萱、高益民、张金茹、高忠英等任课老师的学生，实习期间以及工作后又跟随赵炳南、许公岩、王为兰、关幼波、吉良晨、周志成等老师临诊，特别是入选国家中医药管理局首批优才后亲耳聆听了邓铁涛、朱良春、任继学、张琪、陆广莘等中医巨匠的授课，这些前辈很多都成为日后的国医大师，正是在大师们指引下，在自己的努力下，程海英教授成为北京市唯一一位集"全国优秀中医临床人才"、北京市卫生系统"十百千"卫生人才"十"层次人才选、北京市中医管理局"125"人才为一身的著名针灸专家，2011年荣获北京市授予的"首都市民学习之星"称号。曾出版过《针灸临床实用手册》《程海英针灸学精品课程教案》两部著作。

进入2000年以来，程海英教授赴澳大利亚、斐济、新西兰、巴西、南非、西班牙、日本、泰国、俄罗斯以及港澳台进行讲学交流，传播中医针灸技艺，反响热烈。平时她擅长写作宣教，尤其在四季养生、常见病的防治与调护、相关疾病的药膳等方面积累了大量经验和素材，多年来参与了中央电视台、北京电视台的全部健康栏目的录制，用所学知识回报了社会，是一位有较高知名度的健康科普专家。目前程海英教授任中国科协首席科学传播专家、中国针灸学会科普工作委员会副主任委员、北京市首批健康科普专家。

序

　　我认真拜读了程海英教授新作《国医传承与感悟》，感到很亲切，很受教育。

　　程海英教授1978年2月考入北京第二医学院（后更名为首都医科大学）中医系，是恢复高考后首批大学生，1982年12月以优异的毕业成绩被分配到京城著名的北京中医医院工作至今。1997年被原卫生部、原人事部、国家中医药管理局确定为国家级名老中医贺普仁教授的学术继承人，跟师三年虚心求教，善于思考，深得老师真传。2015年被确定为北京市中医药传承"双百工程"指导老师。

　　本书用通畅流利的语言记述了作者几十年的传承经历，融入了以国医大师贺普仁为首的一批前辈的学术思想和独特技术方法及作者个人体会，向世人展现了作者从师承国医大师到成长为北京市名老中医的历程。从书中让我们感悟到孜孜不倦，熟读经典，打下深厚理论功底，跟师学习，举一反三，加强道德修养、人文修养，勤于临床，千锤百炼，不断提高疗效，缜密思维，勤于思考，精于思辨，努力提高悟性，这些都是中医成才所具有的自身发展的特殊规律，值得我们在新形势下研究借鉴。

　　书中作者系统介绍了其恩师贺普仁的贺氏三通法学术思想和思辨特点及应用；总结了遴选全国优秀中医临床人才研修项目后聆听到的邓铁涛论中医诊治传染病、朱良春谈治证与治病、王永炎谈读经典做临床等经验；介绍了参师襄诊时学习的靳瑞的靳三针、周德安的针灸八要、陈凯的皮肤病证治等技术，从一个侧面向我们展示了老中医药专家深厚的中医理论功底、广阔的诊疗视野、独特的诊疗技术、显著的临床疗效，这是中医药学伟大宝库的重要组成部分，为今天的中医药人提供了很好的学习机会，也提示我们必须努力继承老中医药专家的学术思想与宝贵经验，掌握内涵与真谛，才能薪火相传，生生不息。

书中作者总结了自己的学术心得，授业解惑、传承国粹的理念和方法，使我们看到了她在医疗、教学、科研方面的丰硕成果。她是一位优秀的中医传承人，是一位名副其实的名中医，是一位德高望重的人民教师。程教授对发展中医药事业的忠贞不渝，对中医药学术研究的精益求精，对病人的热情负责，对培养中医药合格人才的孜孜不倦，都是值得我们大家共同学习的。

中医药是一个伟大的宝库，经过世代传承，已经深深浸漫在一代代人的血脉中，它不仅赋予我们深厚的历史底蕴，还充满了生命科学的内涵，在历史的进程中，千锤百炼，道经千载更光辉。当前如何培养真正的合格中医药人才是关系中医药能否发展的重大问题，我想程教授的《国医传承与感悟》对中医药人才培养、中医传承的途径及方法都提供了有益的借鉴。我们寄望于尊重中医药发展的规律与特点，推进中医药教育体制改革和中医药继续教育的深化，将院校教育与师承教育结合，通过多形式、多层次、多渠道的教育，培养中医人，凝聚中医心，实践中医行，推动中医药学术进步和中医药事业发展，以更好地造福民众。

在本书付梓之际，应老同学海英教授之邀，爰为之序。

原卫生部副部长

原国家中医药管理局局长

中国宋庆龄基金会副主席

世界中医药学会联合会会长

2016 年 4 月 18 日

前　言

　　从1978年步入医学院校到分配至北京中医医院工作，至今已经过去了38年。时光荏苒，斗转星移，在不觉中已经步入甲子之年，回顾这些年成长的路程感慨颇多，命运之神真的很眷顾我，总的感觉就是我很幸运。我的医学经历使得我享受到了很多人无法享受到的优势：由于是恢复高考后的第一届招生，各个院校都高度重视，授课老师们一丝不苟的治学精神、临床带教老师们毫无保留的传授技术，所有这些都清晰地印在脑海里，历历在目；进入中医医院后经历了一年空前绝后的严格管理，每天12小时住院医工作制使我们得以近距离全程接触患者，参与治疗抢救，特别是在中医诊疗理念上将课堂上的理论与临床实践有了极好的对接；那时医院的老前辈都是门诊的主力军，因此耳濡目染有了不小的收获，自己也从住院医一步步走到主任医师；从1985年开始进行临床带教，1987年开始参与课堂授课，1990开始参加科研工作，到了20世纪90年代末开始撰写科普文章并参与电视健康栏目。总之38年的临证中得到了前辈和同道们的指点帮助，最幸运的是能成为国医大师贺普仁先生的传承人，从中领悟到了诸多中医针灸内涵和真谛，令我终身受用，难以忘怀。21世纪，在我行医20多年后国家中医药管理局开展的遴选全国优秀中医临床人才研修项目，使我有机会聆听一批重量级中医大师们的授课，与当年在校时如一张白纸听课的感觉迥然不同，令我大开眼界。在接下来十多年的临床中如果说自己能够领悟并体会到更深的中医精髓、有更宽阔的诊疗视野和独特方法，应该归功于前辈的指引和教诲。

如今作为指导老师的我也在继续中医的传道授业，真心希望把本人在传承路程中的亲身经历、点滴体会、深刻感悟分享给大家，告诉读者如何做一名患者可以信赖的中医医生。

我在本书的写作过程中，得到了前辈、同学们的指点，封面题字为赵中南先生手书，在此一并表示感谢！

程海英

2016 年 4 月于北京

目　录

第一章　梦想成真　步入医门

　　从上小学开始我就有一个愿望，长大后能穿上白大褂成为一名医生。其实在我的父辈中没有任何人与医界有关联，之所以有这种想法很大程度上与小时候的经历有关，除了经常生病要到医院诊治以外，父母对医学的喜爱也是很大的原因。那时家中有不少医学书籍可以让我随时翻阅，久而久之对此产生了很大兴趣，或许这就是其中的缘由吧。

一、昔日的憧憬

　　从童年到少年我的身体一直不太好，平均每个月至少要高烧一次，因此附近的医院是我常去的地方，每次到医院都像是例行公事——测体温、验血、打针，而且诊断都是扁桃体化脓，所用的药物也是清一色的青霉素注射液，治疗的时间大约都是一周左右。在此期间父母也时常带我看中医，印象最深的是10岁那年因为感冒发烧爸爸带我到宽街中医医院看病，一个医生问了一些情况后看了看舌头又摸了摸手腕就开了方子，不知是什么原因我们没有在医院取药而是坐车来到了东单药店（现在协和医院的位置），一个伯伯一边抓药一边对爸爸说：这个医生开的药不错，而且价钱也不贵，每付药一毛钱，当时我就问：医生是谁，爸爸回答道：吉良晨，这是我有生以来记住的第一个中医大夫的名字，而且没想到多年以后会有幸得到他的指点。与此同时，家里人一般患病都是首选看中医，那个时期爸爸买了一套二版中医系列教材，每当看病回来都要首先把药方上开的中药查一遍中药学，从性味、功用、用量到禁忌进行全面了解，随着我年龄的增长这个工作理所当然地落在我的身上，天长日久对一些家里人常用的药物内容也能略说一二。那时由于物质比较匮乏极少有零食，又常听家长说出现停食不消化可以用中药，为此有时候我单独到诊所看病时，常会说自己消化不好让医生给开山楂丸（其实是因为好吃解馋），因为我知道此药有助消化的作用，这些都得益于对中药的粗浅了解。

转眼到了 1975 年春天，那年我高中毕业，根据当时的政策我属于留城的范围等待分配工作。利用近四个月的时间我开始阅读中医教材，主要以中医基础为主。在书里首次接触到从未见到过的词语：阴阳五行、藏象、经络等等，实事求是地说初学时根本看不懂，好在家人是最好的老师，尽管他们没有系统学习中医，但是教我还是绰绰有余。那时学习充其量就是死记硬背，特别是五行的相生相克更是花费了大量时间，但还是经常搞混，至于五行的内容表格无论如何没弄清楚；而五脏中的所主、其华、开窍这些新名词更是很不理解，只是记住了鼻子和肺、眼睛和肝、耳朵和肾等是有关系的。那时我曾幻想过什么时候我也能穿上白大褂给病人打针、看病呢，不过我的内心很清楚那不过是一种奢望，是对未来的一种憧憬罢了。几十年过后的 2014 年我在收拾东西时无意中翻出了一个小笔记本，看到了四十年前所做的有关辨证论治、阴阳五行、脏腑内容的笔记，我反问自己：难道冥冥之中命运早有安排，注定我此生与中医结缘。

二、紧张的备考

高中毕业后的 1975 年 7 月我被分配到北京化工厂做了一名仪表工，在简单而重复的工作环境中一晃过去了 2 年多的时间了。1977 年大家祈盼的春天来到了，9 月教育部在北京召开了全国高等学校招生工作会议，决定恢复已经停止了 10 年的全国高等院校招生考试，当年 10 月下旬广播报刊公布了恢复高考的消息，并且透露本年度的高考将于年底前在全国范围内进行。与以往的惯例不同，1977 年的高考是在冬天举行的，十年后的首次高考虽然让很多人感到十分陌生，但是它却激励了我们重新拿起书本加入到求学的大军中。对于身临其境的我来说那一年高考的意义不言而喻，当时的心情非常激动也非常振奋，内心清楚地意识到只有通过高考的途径才有机会去实现自己学医的梦想，就此而言这段历程在我生命的长河中至关重要、感触颇多，而这段岁月同样浸满书香、承载期望。

在接下来的短短 2 个月的时间里我投入到了紧张的复习备考之中，我的工作是常年三班倒，下了夜班基本没有精力进行复习，而早班由于起得太早下班后到家已经下午三点多了，因此学习的效率也很有限，所以我的复习主要是中班下班后挑灯夜战直到凌晨。现在回想起当年的情景似乎都无法想象哪儿来的如此高涨的学习热情，只有一种解释：那就是"我要学"的理念占据了大脑的全部，希望成为一名医生的追求是为之奋斗的崇高目标。其间父亲身患癌症对我打击极大，同时也更坚定了做医生的理想。在精神和体力的双重压力下我走过了艰难的岁月，好在后来进行选拔才得以上了高中，而且毕业的时间也不太长，因此对所学的知识稍加复习还是能够捡起来的。由于受家人的影响，在填报志愿的时候，我毫不犹豫地将三个志愿全部填报为医学院的中医系。12 月 11 日我走进了高考的考场，迎接我人生中最重要的一次考试。说来也巧，考场正好是我初中的母校，到了学校见到了多位昔日的老师，顿时感觉很亲切、很轻松，他们都在鼓励我，相信我会考出真实水平。首场语文考试的监考老师恰好是当年上初中时的年级组长，我的语文老师，当我们的眼光相对的片刻他似乎在用眼神激励我，使我信心满满。语文考试是一道作文题——《我在这战斗的一年里》，如今回首往事深切地感到：那真的是一场战斗啊！1977 年的高考改变了数万人的命运轨迹，让他们有机会重新选择自己的人生，殊途同归，我就是其中的一员。

结束了考试的 2 个多月里，工作的同时也在等待着结果，那时的情况与现在不同，一律手工阅卷，没有电话更没有网络供考生查询，在工作之余还会回忆着考题和我的答卷，感觉还是有希望的。大概是 1978 年春节前后接到了通知，考试成绩达到了录取线因而获得了体检的资格。真正揪心的时光是体检过后的日子，眼看工厂其他考生开始陆续收到录取通知书，而我仍然音讯全无，用坐立不安来形容当时我的状况是再恰当不过了。记得通知书送达车间的那天下午我被安排和师傅外出进行仪器的维修，由于事先机关的同事曾告诉我下午会接到最后一批北京院校的通知书，因此从心里来说还是有些不情愿的，但工作又不能耽误只好跟着师傅出厂了，当时只有一个念头赶快修完仪器立刻回到厂里等待消息。不知命运是否有意捉弄，平时只用个把小时就能修好的仪器那天却无论如何都不达标，也找不出问题在哪儿，忙了半天直到下班也没有弄好。师傅早就看出了我的心思，为了节省时间提出骑车带着我回厂，哪知刚骑片刻就听师傅说：小程快下来。原来遇上了类似当今的协管人员，走到我们面前问：知道错了吗？师傅忙回答知道，对方说你们站在这里，再截住一个骑车带人的才可以走。我当时真要晕了，为啥如此倒霉啊？这才叫欲速则不达啊！还是师傅提出，他留下先放我回厂。此时我顾不上懊恼，立刻向工厂方向奔跑，因为那时已经到了下班的时间，如果得不到消息将如何打发这漫长的夜晚。当我气喘吁吁地跑回工厂进入车间，听到了同事们的祝贺后我才如释重负，那一刻的情景令我终生难忘。几十年后的今天回忆起这段经历的同时想起了孟子的名言："天将降大任于斯人也，必先苦其心志，劳其筋骨……曾益其所不能。"看来这也是我步入医门之前的必修课啊！

三、学医的开始

1978 年 3 月 8 日我满怀喜悦的心情迈进了北京第二医学院（现首都医科大学）的大门，成为家族中第一个大学生，想到自己几年以后就可以实现理想成为一名医生，我对大学的生活充满憧憬与自信。但世事难料，1978 年 4 月的一个夜晚我被急促的敲门声惊醒，原来是爸爸病情恶化，爸爸单位的同事来学校接我到医院。来到医院映入眼帘的是爸爸惨白的面容，嘴角上还残留着血迹，胃癌晚期的呕血使他血红蛋白直线下降至只有 6g，最难忍受的是频繁的呃逆。医生们表示这种症状没有好的解决办法，至于我们提出的输血请求，答复是血源紧张满足不了需求。当时我就想西医没有办法那么中医呢？遗憾的是那时的我对中医学是一片空白，等后来学习了中医特别是掌握了针灸以后才清楚对呃逆而言针灸是最有效的治疗方法，即便对于贫血也可以通过益气养血的方法进行治疗，总不至于像当时那样束手无策。那段时间我常常陪伴在爸爸身旁，给他讲述校园的生活、学习的内容，甚至还演示解剖学习的一些章节，爸爸听得非常认真而专注，这是我和爸爸共同渡过的最后时光。一个月以后，就在我还沉浸在大学生活的新鲜感的时候父亲因病离我而去，但是他谆谆教导我"做医生一定要做个好医生"的话语成为日后激励我努力学习的强大动力。

大学的生活是新鲜的，虽然当时的校园并不大，但是对于这些初入校门的新生来说到处都充满活力，那时大家只有一个共同的心愿：抓住这千载难逢的机遇和时间赛跑，学到更多的知识来回报社会。中医系在学院里情况较为特殊，有其自身特点：其一人数是最少的，全系只有46名学生；其二入校之前普遍已经走入社会，换句话说绝大多数同学都是在工作、插队后参加高考的，而直接从学校考入大学的不足10%；其三年龄跨度偏大，在我们中医系里最年长的是1946年出生的，比1959年出生的最小同学大了13岁；其四由于1978年以后北京市实行扩招为解决校舍问题政府将位于蒋宅口的一个小学改为北京中医学院分院，这样我们学校就没有再单独招收中医系的学生，因此我们77级中医系成为既是恢复高考后的第一批也是最后一批学生，是名副其实的空前绝后（直至21世纪北京联合大学中医药学院重新并入首都医科大学）。这些特点也决定了同学们在求学中的特有模式：首先大家无比珍惜来之不易的学习机会，全班同学是带着强烈的期盼自觉且全身心地投入进去，加之年龄的因素大家的自控自律能力很强，即便有时候有些许松懈的表现，但是看到其他同学都那么勤奋也感觉似乎不大合拍便立刻进行调整，那时我们的辅导员只是负责传递学校的消息，其他基本没有让她分心的地方，就这一点着实让其他班级的辅导员羡慕不已。其次班里有不少同学来自医院，很多人还有赤脚医生的经历，他们对医学的理解都有各自的体会，因此自然就承担起了传授经验的角色。例如：如何掌握好的学习方法、如何抓住重点难点、特别是如何根据学科特点进行时间分配等等都给予了很多指导性的建议。为此班里还定期召开学习交流会，有针对性的解决大家在学习中遇到的问题，每逢阶段考查或考试之前这些学长们是最辛苦的了，他们要帮助同学梳理层次，解决疑点，如此的氛围如果不是这个特殊的群体是很难达到的。

按照教学计划我们学习课程的中西医比例是 6∶4，由于中医的科目很多因此西医的部分包括西医实习必须在三个学期全部结束，教室、解剖室、病理室、图书馆等都是我们经常出入的场所，甚至在食堂排队时都在背诵着什么，这种学习氛围和场景眼下是绝少见到的了。我常想：特殊年代给了 77、78 级大学生历史性的磨难与后来者再难享受的厚遇，当年"天之骄子"的大学生称呼是最真实而不带一丝调侃意味的信仰名词，有限的大学资源使每一个渴望美好未来的人都为此进行奋斗，那时候的我们纯粹是对知识的求知欲而考大学的，他在我们心里不只是一个毕业后能给你带来好工作好前途的荣耀地方，而是充实自我完善自我的最佳场所。

在校上学时特别是在大一的基础课都是小班教学，以小组为单位不过十人左右，我们的解剖课是在解剖室里上的，起初对福尔马林普遍还是有反应的，眼泪汪汪，但是由于课程本身的吸引力加之时间的推移很快大家都适应了。当时从老师那里得知，受国人传统意识的影响我国提供给医学院校做教学用的尸体、标本极其有限，因此更新的速度就比较慢，所以当时课上用的已经很多年了，作为教具还是有一定差距的。这门课必须多花时间在课下进行实体复习，否则单纯从书本上是不全面的。那时我们经常利用晚自习的时间结伴到标本室进行复习，一开始还真有些害怕，室内的灯光比较暗，楼道里极少有人，多少还是有阴森的感觉，好在专心投入到了复习中也就顾不上了。在二医的一年时间里我印象只有一次看到了新鲜的尸体，那是一个晚自习大家都在看书，这时一个同学进来通报解剖室新进来一具尸体，于是同学们蜂拥而至跑出教室，也就是此次我才第一次看到老师如何进行尸体的处理。以后在学习病理课的时候，老师再次提到，作为解剖课所要求的标本基本上是属于常态的，而病理课需要的却是病态的，但是如前谈到的原因所需的疾病标本就更匮乏了，作为医学院校这个内容又是必修课，因此还有极大的缺口有待充实。对于生理、病理、微生物、寄生虫等课程由于经常是实体教学同学们兴趣很高，相比之下那时最喜欢上实验课，两个同学就可以分到一只兔子，如此等等恐怕是当今医学院校学生不敢想的。现在回想这些我常常在思考：只有几十个同学的班级上类似这些带有突出实体视觉效果的课尚且还可以应付，而接下来的1979年仅北京中医学院分院就扩招了550名学生，他们哪有条件认真上解剖课、病理课呢？而且这类课程在日后是没有时间、没有机会再补了，由此更加深深地感到了我们的幸运。在短短的一年时间里我们学习了十余门课程，在良好学习氛围的影响下通过自己的努力顺利地完成了西医基础课的学习，为接下来的1979年进入北京市第六医院开始的西医临床阶段学习奠定了较好的基础。

进入医院就是进入一个新的环境，学习与临床同步，授课老师又同时是带教老师，由于宿舍紧邻医院因此晚间的急诊都是有条件参与的。在这里了解了无菌操作程序，掌握了类似注射、导尿、洗胃的步骤，如果赶上紧急情况人手不够我们也有机会上手术台打下手，这些都是大家很期盼的事情。记忆最深的是老师们对病历书写的严格要求：那时不论是什么病人，也不管是首次入院还是再次入院，老师都要求我们在书写中要进行系统回顾，哪怕已经有明确诊断和治疗方案的病例也必须如此，按照这个要求一份大病历基本要书写六七张病历纸的量，而且整个病历涂改的地方不能超过三处，否则必须重新抄写。可以肯定地说如果用这个标准要求眼下的医生那么一定会被扣上一个"偏执、刻薄"的评价，可在当时尽管的确感觉很累（全部是手写）但都按要求完成了任务。现在回忆起此事我感觉这种严格要求是大有益处的，他养成了医生全面整体思考的习惯，锻炼了医生的分析问题能力，培养了细致认真的工作作风。正是在六院有了这段经历，以后到了毕业实习阶段我的书写病历环节很顺手，没有遇到太大麻烦。

四、中医的融入

大学五年特别是进入中医阶段学习的三年多中我比同学们投入了更多的精力，取得了优异的成绩，也因此得以毕业后分配到大家所向往的北京中医医院。

（一）中基中药是铺垫

如果说西医阶段的学习是在教学大纲和课程设置要求下被动完成的话，中医的学习却是自发地、主动地进行着。中医基础课程的学习，听到、看到了之前有印象的词语，阴阳五行、五脏六腑、整体观念等等，那时很容易就将他们的关系理顺了。在最基础的部分结束之前老师留了作业，让大家开动脑筋运用文图将脏腑各自的特性和他们之间的联系展现出来。班里很多同学由于本身就从事过中医因此理解能力自然要胜过我们，交作业的时候真可谓是百花齐放，简洁的文字、清晰的图表、逼真的绘画将中医学的脏腑理论展示得生动形象而贴切，连授课老师都连连称道，良好的开端对后续的学习无疑是有很大益处的。

中药是中医的重要部分，担任中药学的两位老师很有特色，一位是满腹经纶、和善幽默的苏庆英老师，一位是专业精深、风趣健谈的冯贵和老师，二位都是具有多年教学和实践经验的老师，课堂上按照大纲进行讲授，同时将临床贯穿始终，使学生感觉既实用又便于记忆。在授课的同时老师还亲自带我们到药房认药、外出采药，还穿插品药，就是人们常说的尝百草。为了提高授课的趣味性老师在讲授药性、药理、药用的同时还讲了很多药材本身的故事，为我们理解掌握记忆药物的功效加深了印象。至今还能回忆起几个典型的例子。

益母草：传说程咬金的母亲在生他时留下产后瘀血疼痛病，程咬金成人后决心请郎中治好母亲的病，用药后病情果然好转，于是程咬金偷偷跟在郎中后头记住他采的是什么样的药，长在什么地方，然后用此药终于把母亲的病治好了。从此程咬金就给这个药起了个名字叫"益母草"，如今益母草已经广泛用于妇科瘀血之证。

续断的命名与功效的关系就更直接了，相传给断腿之人挖些长着羽毛样叶子、开紫花的野草每天煎服，几个月后伤腿就好了，根据这种药草能续接断骨的作用于是就有了"续断"的名字。

贝母的来由也是很有戏剧性：相传一位孕妇体弱，孩子生下来就晕过去了，待她苏醒时孩子已经死了，连生几胎都是如此，后来按照一个大夫教的上山挖药煎汤喝，最终母子平安，丈夫说："孩子名叫宝贝，母亲又安全，就叫贝母吧！"于是这个名字就流传下来了。

车前草：相传西汉名将霍去病在一次战争中被匈奴围困在一个荒无人烟的地方，时值六月暑热蒸人，水源不足，将士们纷纷病倒，许多人小便淋漓不尽，尿赤、尿痛、面部浮肿。但却发现所有的战马都安然无恙；原来这些战马是吃了长在战车前面的一种野草，霍将军立即命令将士们用这种野草煎汤喝，以后疾病皆奇迹般的痊愈了。因为这种草是生长在停放的战车面前，所以就将这种野草取名为车前草。

三七：很久以前兄弟俩中的弟弟突然七窍出血，哥哥急忙刨了一棵草药煎汤给弟弟服下，连服几剂后霍然痊愈。但是此药必须要长到三到七年时药力才最强，也就是说这种草药是有特定的采挖时间的。

后来，人们就给这种草药起名叫三七，意思是生长三至七年的药效最佳。

凡此种种，仅就几百种中药来说不知有多少故事，虽然都是来自民间传说，但毕竟从一个侧面反映出中药文化，告诉后学中药的名称是有缘由的，绝非凭空想象，因此学习中医必须要学习中医发展史，了解它的历史有助于更好的学习。后来进入临床实习在周志成老师那里在谈到丹参的性味时老师风趣地说：同学们想想一个单身汉是否内心有些苦涩还伴有心寒呢？所以丹参的性味就这样记：单身（丹参的谐音）汉苦微寒，这个例子时至今日仍然记得很清楚。由此可以看出在中药的学习中是有多种方法的，只要便于记忆、贴近临床都是可用的。

现在回想起这些，切实感觉到作为临床医生良好的疗效必须有坚实的中医基础理论和中药学的支撑，如何让学生能在枯燥的学习中融入他自身的乐趣的确要靠老师的水平和技巧。

（二）医古文中的寓意

古文的学习对于中医专业来说是必修课，实事求是地说中学时期接触的古文很有限，但是中医古籍浩瀚如海，没有古文的基础就无法准确理解文字的真正内涵。谈到此处我就想起来多年前一位大学教古文的老师在媒体讲解《内经》中的："高梁之变，足生大丁"时居然解释成：经常食用肥甘厚味的食品足部就会发生疔疮一类的疾病。此种说法完全是字面上的解释，由于她本人不是中医专业教师必然会出现偏差甚至是谬误，而真正准确的解释应该是过食肥甘厚味是足以产生疔疮一类疾病的，两种解释有着不小的距离，因此医古文这门课程的主讲必须是兼通古文和中医学方可胜任。

命运之神的确始终眷顾着我们同学，本课的主讲老师是有着多年医古文教学经验的老师，写着一手好字，每次上课看着黑板上那苍劲有力、行云流水的字体就觉得更加喜爱这门课程。此外医古文的很多篇章都是古代医家传记，因此学习中更有亲切感，从中还可以同时学习很多诊病治病的方法。

学习了华佗传有了如下收获：真正看到对于中医来说无所谓分科，病人是一个整体，不管哪里出现问题都会影响周身，因此真正的中医应该是如今全科医生的概念，而不必要像西医那样划分科室过于精细；中药、针灸是不同的治疗手段，不过是内外有别而已；治病不单纯是开方下药的过程还必须结合情志变化通盘考虑；当年的华佗就已经认识到运动的重要性，五禽戏至今被广为流传，说明早期著名医家对此极为重视。

学习了扁鹊传知晓了两个成语的出处，两个成语各有一个故事，其一病入膏肓，告诫人们疾病的严重程度，其二讳疾忌医，指出隐瞒病情害怕就医的恶果，时至今日我们在临床现实中仍经常遇见此类现象。我接触的熟人就有一些情况：从来不做体检，理由是一旦发现了某种疾病又没有相应治法的时候会增加心理负担倒不如不知道。实际上近年来我们反复提倡疾病的早期发现早期治疗，但总有部分类似情况出现，就此一点来看古往今来还真是极为相像的。此外本文还提出了有重要临床意义的六不治，对指导当今的临床都有着明确的现实意义。目前信巫不信医者有之，要钱不要命者有之，骄横无理者也有之，扁鹊的伟大在于他能在两千年前就清楚地看到了医学的局限，提出了六不治，不得不令人钦佩。

至于为后人广泛流传的孙思邈的大医精诚更是影响深远，是历代中医学典籍中论述医德的一篇极为重要的文献，为习医者所必读。文中明确地说明了医生看病既要敢想敢做当机立断，又要小心谨慎周密思考；既要灵活变通不墨守成规，又要按照客观规律办事不能主观武断，这条具有辩证法思想的创见为历代医学家所推崇。同时强调作为一名优秀的医生不光要有精湛的医疗技术，还要有良好的医德。联想到物欲横流的今天，秉承"大医精诚之心"，全心全意地为患者服务对每一个医生来说尤其有着现实意义。

不失人情论应该是最贴近临床的一篇文章，文中将人情分为三种：其一病人之情，其二旁人之情，其三医生之情。当时在学习的时候似乎没有切身的体会，也无法完全理解作者的用意，后来随着临床实践的进程、关键是随着我国医疗体制改革的不断深化，传统的医患关系已经受到了挑战，此时再回想文中的各种人情才真正感觉到：对于医生来说不要因人之常情而造成治病的失误，然而面对现实的情况又是何等的艰难！因此基于"不失人情论"、坚持"以人为本"的原则，采用"德法并治"的理念处理医患关系，建立良好医疗环境和体制已经成为我国医疗改革的重中之重。

医古文的学习不仅仅使我在古文方面有很大提升，也通过这些古文的学习让我从其他角度看到了作为一个医生所必须具备的条件。从中医学发展的历史中可以清楚地看到，一个中医医生的成长所付出的必然是巨大的，除了医德高尚、医术精湛以外还要了解病人心理、掌握人文科学、有多领域的文化底蕴方能成为中医大家。

（三）经典的深奥

四部经典是学习中医的必修课，在经典的学习中对中医的理解日益加深，特别是日后用其理论去诠释临床中的各种证候才真正领会到了其中的博大精深。《黄帝内经》是中医的渊源，内容十分丰富，集中代表了当时的医学理论水平，它以哲学的思维来解释自然现象，在整体观、藏象学、病因病机、经络腧穴、诊断治疗、养生预防等各个方面都为中医学奠定了基础，产生了深远的影响。尽管各派医家学说不同各有争议，但几乎无不求之于《内经》而为之准绳。因此作为中医学发展的理论渊薮必将成为历代医家论述疾病与健康的理论依据，这也就是新中国成立以来的中医院校学习中医必须攻读此书的缘故，否则不掌握其中要旨将对中医学的各个方面无从理解。《内经》课的主讲邀请到了中医学院的程士德老师给我们授课，程老长期从事中医学基础理论和《内经》的教学、科研、临床工作，老师讲课语速适中，娓娓道来，开篇的"上古天真论"通过老师的讲解使我们了解了远古时代人们养生长寿的意义和方法，说明了不同养生方法的不同效果。仅这一篇我体会就包含了几个内容：原文所说"精神内守"，当指饱满的精神状态，而"独立守神""积精全神"和"精神不散"是其三个不同的程度，但是前提是必须自觉遵守自然法则。此外"肌肉若一"是指人体运动功能的一种良好状态，也有三个不同程度："动作不衰""形体不敝"和"形劳而不倦"，分别是指身体轻盈动作准确；身体没有呈现出松弛和衰老的状态；体力充沛和能够快速消除疲劳。再者"形与神俱"是一种心身健康的最高境界，需要充分的条件才能做到，那就是："法于阴阳，和于术数，食饮有节，起居有常，不妄作劳"。要达到这些目的的关键点就是"美其食，任其服，乐其俗，高下不相慕，其民故曰朴"，印象最深的就是程老师的南通口音，将"朴"发为"帕"的音，后来每当遇到不顺心、不顺利或不如意的时候常常用"其民故曰朴"来提醒自己。《内经》在几千年前就已经告诫人们如何养生长寿，遗憾的是如今的人们恰恰是违背了养生规律才导致疾病缠身啊！我曾经在思考：如果国人都读读《内经》是否能够避免或减缓疾病的发生呢？虽然没有进行过数据统计，但感觉似乎很多中医大家之所以能为百姓长久服务得益于他们的身体健康，这不能不说是《内经》的受益者。

说起《伤寒论》的学习还真有些戏剧性：记得是在一个年末我在图书馆里查阅书籍，遇见了一位师资班的老师，在闲谈中他特别强调在四部经典中最推崇《伤寒论》，他本人从小就熟背此书，而且他的小孩也是如此，他告诉我：伤寒论文字不多但理法方药严谨，创立了六经辨证，听着他的叙说顿时对本书产生了浓厚的兴趣，我试探地问他，背诵此书需要多长时间，回答只要用心半个月应该是可以的。很快到了放寒假的日子，于是开始了我背诵《伤寒论》的计划，那时的确到了痴迷的程度，在寒假过后我真的能够背诵全书了。开学后我在第一时间把这个消息汇报给了那位老师，他听后有些惊讶但很快就转为高兴，嘱咐我要不断强化记忆，最后他说：今后到了临床你会逐步感觉到它的价值的。大约过了一个学期以后我们才开始了《伤寒论》的学习，主讲老师张长恩早年曾师从著名伤寒大家陈慎吾大师，张老师在讲课中几乎每堂课都要提及陈老，也就是那时我们才知道了陈老。前辈陈慎吾一生崇尚仲景学说并以之指导临床，早年以《内经》释《伤寒论》，中年以各家之说注《伤寒论》，晚年以临床实践证《伤寒论》。他认为仲景确立的辨证论治法则，揭示了证、方、药三者之间的关系，指出从方药之间的关系可以看出，有药无方只能治症而不能治病，有方无药不会随证化裁则不能适应临床变化的需要，所以治病必须有方有药。只有掌握了《伤寒论》六经病脉证并治才能以不变应万变，临证得心应手运用自如，《伤寒论》中的方药验之临床无不奏效。至于制方调剂，规律严谨，一药之差，或分量之变，则方义不同，治疗亦因之而异（这些成为我日后"剂量有别主治各异"论文的写作基础）。提出用方应有"方证"，方证就是用方的证据，它既包括了病机又包括病机反映在外的症状。也正是在学习《伤寒论》的过程中我们才知道了1962年为强调中医基础理论研究的重要性，陈老与秦伯未、李重人、于道济、任应秋一起联名拟《对修订中医学院教学计划的几点意见》致信卫生部，对当时中医学院的教学工作提出了看法与建议，成为闻名全国的"五老上书"，提出了代表老一辈中医学者共同心愿的"要先继承好，才能有提高"的口号，为近现代中医教育事业的发展做出了突出贡献。碰巧的是我们班里就有一位同学是陈慎吾大师的后裔叫陈生，当时是班里的学习委员，此时同学们才恍然大悟：难怪平日里陈生对中医的理解总是高于旁人，原来是家传啊！

（现在陈生是连续几届的北京市人大代表，在对男性不育症、性功能障碍、生殖系统感染以及某些性病的中医诊治规律中积累了大量临床经验，受到广泛赞誉）。而且对于后来从事的针灸学科来说六经的理论也是经络辨证的重要途径。

（四）实用的临床课

1. 内科学是基石

内科学是中医临床课中的重要课程，医院又是给我们安排的上午授课下午见习，见习老师分别由周志成、吉良辰、孙伯杨，还有一位姓刘的女老师四位担任，其中三位都是日后的国家级名老中医。因为小时候听说过吉良晨的名字所以作为组长的我特意早早来到门诊抢先要求分到吉老师这组，自然是如愿以偿了，以至于到后来的毕业实习就按照如此安排延续下来了。吉老幼承庭训，师教私塾九年，酷爱方术医药，喜嗜弄拳击剑，尤好道家行气功法，买氏形意四代传人，露蝉门下五世弟子。弱冠兼攻中医经典，博览方书，中医药学业启蒙于其祖父乌里布额尔吉氏程吉顺（子玉），先后拜晚清御医袁鹤侪、民间世医韩琴轩、伤寒大师陈慎吾、金匮大家宗维新为师，并投杨氏太极崔氏（毅士）为师。拜读内、难、伤寒、金匮等经典名著，学业纯属出于家传、师授、自学。吉老汇通诸家，博采众长，师古而不泥古，在长期的临床实践中，形成了独特的、讲究实效的、有创见的学术思想和医疗风格。尤其对内科疑难杂症、脾胃病、男性病等疾患，运用补益肝肾、调理脾胃等方法获得良效，尤对养生保健及延缓衰老之术颇有研究，他把医、武、气三法融于一身，对医疗保健得心应手。即便年逾古稀，仍孜孜不倦忙于诊务、写作、整理书稿。在跟随吉老的日子里发现了老师的诸多特点：首先老师是习武之人，在我们师生相处的若干年中，老师从来都是坐如钟、站如松，保持标准正规的姿态，给人一种严肃认真值得信赖的感觉。其次老师精通古籍方书，属于精方派，其中最擅长的要数仲景派，在日常的医疗中伤寒金匮的汤头常常选用，方子的药物基本在 8~10 味之间，最多也超不过12 味药，而且字迹清晰字体俊秀，那时我们同学都形容吉老的字和印的差不多，也正是如此他要求我们开的方子不允许有一丝潦草，而且要上下左右对齐。在药名的书写上要求保持三个字，如浙贝母、云茯苓、广木香、台党参等等，吉老说中药很重视产地，他与疗效有密切的关系，再有就是炮制的差异也很关键，所以必须明确写清楚方便调剂人员配方，由此不难看出吉老是一位极为严谨的老师。第三老师在书法上同样也很精通，他常说作为一名中医大夫必须要写得一笔好字，古往今来大凡流传百世的名家除了高超的医术令后学受益匪浅，他们的书画也使晚辈赞叹不已，一笔好字能增加病人对医生好感，缩短彼此的距离和陌生感，提升对医者的信任度，这些都是有助于治疗的。现在回想起来，像王乐亭、夏寿人、关幼波、贺普仁等哪一位不是写得一手好字画的一手好画啊！由此再一次说明中医不是简单的医学，其中充满了文化内涵。

跟随吉老见习中我体会最深的是对于男性病治疗的中医理念：那时找吉老求治男性生殖障碍的病人很多，虽然表现的症状不同，但大多来此就诊之前都用偏方治疗过，而且所用治法大体相近，一般均以壮阳为主，参茸几乎是普遍药物，同时日常饮食特别服用狗肉、马肉以及牛羊肉等热性温阳食品，但症状非但没有减轻反而加重。遇到此类患者吉老特别要求我们认真进行舌诊，所观舌质红者占极大比重，舌苔或黄或少苔无苔，也有舌苔黄腻者，凡此种种或为阳热或为湿热体质，无论哪种用大温大热之药治之均属治不得法。吉老认为在众多的男性不育患者中阴虚者不在少数，但由于传统的原因很多病人羞于启齿，不愿到医院诊治而转向偏方求治，其中又多以壮阳为大法，民间也都认可此法，因而以讹传讹竟成为常态，所以诸多偏方越治越坏的结果就可想而知了。遇见此类患者吉老认为以六味地黄为底子强化滋阴藏精的功效，同时根据具体病情进行加减化裁，后来的结果证实了吉老辨证思路的准确。

在此期间周志成老师治疗过的一个外地患者也使我们记忆犹新：病人为中年农村女性，就诊时提了一个竹筐，开始并没有引起他人注意，在叙述病情时了解到暴怒后时时感到饥饿，饭量猛增数倍，说着说着就把竹筐上的盖布揭开，一看筐里全是玉米、红薯一类食品，然后就吃起来，周围人看得目瞪口呆，周老师问过病情结合舌脉认为该病人为暴怒伤肝疏泄太过为本质，因此必须疏肝解郁理气，方用柴胡疏肝散和逍遥散化裁治之，只7剂药一周后来复诊时就不用带吃的了，前后调理不到一月就痊愈了，这个病例在班里广泛流传。对于这个病例以我当时的理解既然是消谷善饥当责之于胃火过盛，属于火化食的范畴，因此肯定是用一派寒凉药来清胃火，却没有考虑到病因为情志所致必须注重疏肝理气，气机调畅脏腑功能正常病情自会好转。这些病例的诊治过程开阔了眼界，同时也进一步说明了中医诊病的复杂，如何善于运用辨证方法做出准确判别是一个长期的过程，必须有坚实的中医功底做积淀，否则是无法在繁杂的病症中辨别真伪的。

在校期间我本人也请周老进行过诊治。事情的起因是有一段时间每当打完排球后我的小臂内侧就有很多出血点，过几天就可恢复，为此我利用暑假找到周老，经检查发现血小板偏低，大约8万左右，周老四诊后认为应属脾虚失于统血伴有心血不足所致，于是以归脾汤的底子进行了化裁，服了一个假期大约6周后复查血小板指标恢复到了正常，以后再没有出现过此种情况。我曾经问过周老，方子中是否有升血小板的药物，回答说没有，关键是辨证治之，我的亲身经历说明中医诊病的思路与西医有很大区别，极为重视四诊的分析，在用药上并不刻意调整所谓指标，但只要辨证准确用药得当在改善症状的同时指标也会发生变化，这一点在我日后的临床中屡屡见到。

当时我们选用的教材都是中医医院组织编写的，在内科学中我们还学习了很多名家的经验和学术思想，印象比较深的有两位，而且后来到医院以后还有幸看过两位前辈临诊，其一是许公岩，其二是王为兰，两位后来同时入选首批国家级名老中医。

许公岩老师自幼钻研中医药学，擅长内科、妇科以及儿科杂病的治疗，尤其精于呼吸系统疾病的诊治，对咳、痰、喘病潜心研究数十年，经验独到自成一家。他对湿证的见解有独到之处，能灵活运用于临床，解决了不少疑难杂证。在药物的把控上也独具一体，其中对甘草的使用结合自己的临床体会许老有如下见解。

用于升陷：清气养生来源于水谷之精微，脾强运健则清气升发，脾虚运差则清气下陷，关键皆取决于脾气的强弱，李东垣的补中益气法重点即是复脾。许老自从对甘草的性能有新的认识以来，对脾虚诸病均以甘草代替参芪，疗效甚为满意。如治内脏脱垂证，以甘草配升麻服后症状立即改善，而且效果稳定，长期服用一般多能巩固。另有短气息促疲乏倦怠，虽饮食尚可而舌淡脉弱者，已表现出脾肺不足波及心肾情况，用大量甘草佐以苍术就能气续力增，这即是甘味归脾的作用，因肺主气实际气来源于谷精，必强脾健运方可来源充足，故甘草之用乃补之以味的措施，所谓苦清气下陷而不升者，服之则能迅升即属此理。

用于培肾：先天之本在肾，肾亏则五脏悉虚，况久病之后，肾藏之精以不断四布充补了五脏，则必有所消耗。复因病情有增无已，于补肾固本之药加入重量之甘草，形证立见好转，此乃振肾兼予温脾之效。许老认为甘草有类皮质激素作用，也属温养肾阳之法，故于各种疾病之依用激素者，无论是暂用或常服重用甘草于对证方药中，颇能代激素而获安。尤其是慢性气管炎患者，已长期服用大量激素不能断离者，予以 30~60g 生甘草，不但服后减轻形证而且亦无浮肿增胖之弊。在长期的临床实践中，许公岩老师潜心研究药物性味，精心筛选比较，总结出各种药物的独特效能。对于苍术、麻黄、甘草、公英、胡黄连、莱菔子、肉苁蓉、仙茅、淫羊藿、五倍子等的药物特点以及他们之间的相互配比关系掌握到了出神入化的境界。如苍术、麻黄二药用量的比例与疗效的关系，胡黄连化湿降浊的独特功效，公英清血分湿热、解肌清热的作用，莱菔子的用量变化与他药配伍在治疗呼吸道疾病中所发挥的独特效能，大量甘草的益气功能在气管炎虚证中的运用等等均属丰富经验的总结。正是由于他对药物性能以及配伍的深入研究，使其方剂大大精简，少则一、二味，多则七、八味，且配伍巧妙用量超常，令医界同行叹为观止。

王为兰老师 17 岁时投师于京城名医李少轩门下，两年下来便能贯通医理用方不凡。以后毕业于北平国医学院，并荣获了北京市中医师资格开始了独立的行医生涯，那一年王为兰年仅 24 岁，王老是中医界为数不多上过中医院校的老中医之一，但他仍然很注重技艺的创造和更新，之后的六十余年王老默默躬耕于杏林，在中医内科、温病学、疑难杂症，特别是治疗痹证方面卓有建树。对于痹证王老是受叶天士的启发，叶天士的经验是：治痹是用搜风剔邪通经活络之品，如蜣螂、全蝎、地龙、山甲、蜂房之类，并非泛泛使用，其掌握的重点有二，一是痹痛病程较长，二是痛痹内伏筋骨，因此叶氏治痹不主张大用发汗之药，指出："羌防葛根再泄其阳，必致增剧，焉望痛缓"。王老基于此论并学习了历代医家的经验，通过临床观察将类风湿关节炎分为急性发作期和稳定期两大类型。他认为本病也是正虚邪实互见、寒热表里并存，错综复杂的局面，临证必须认真辨认。补正是调理阴阳的偏颇，补益气血使机体抗病能力加大以控制疾病的发展甚至使其消灭；祛邪也是为了保存正气达到治疗的目的。需要注意的是：补益不能随便滥用，有峻补、缓补、温补、滋补之分，视病情而定，即便见到气虚当以补气为主也要稍佐行气补血药；见到血虚证当用补血药也要稍佐行血补气药；见到阴虚证用滋阴药也要稍佐补阳药；见到阳虚证用补阳药也要稍佐益阴清热药；凡此种种更能发挥补益的作用。这充分体现了"气血互生""血随气行""阴生阳长""阴阳互根"等中医学独有的特点，也是用补益药在配伍上有疗效的关键所在。而祛邪也不宜过猛，祛邪也需扶正，不可单独、大量、长期使用祛邪药，专事祛邪不但疾病不愈反而体质虚弱、气血受损、阴阳失调，由此可见，补正与祛邪彼此调和才能达到治疗的目的。此外对于本病，因其究属慢性顽疾，因此要告知患者治疗周期较长，一般都在半年以上方有疗效。

这些前辈的经验对我后来的临床产生了极大影响，最大的收获就是明确了中医诊病必须时时把控局部与整体、正邪交争的本质，善于抓主要矛盾，去伪存真，不能只盯住症状更要注意不同的体质，只有这样才能准确的做出判断。

2. 神奇的针灸学

针灸学的学习确立了我此生的专业方向，主讲老师是北京中医药大学（原名是北京中医学院）招收的首批学生王居易老师，期间夏寿人、于书庄、韩福如等老师均参与授课，整个课程条理清晰层次分明，期间还穿插针灸史的内容，同学们听得津津有味，对针灸这门中医独特的技术充满兴趣和好奇。开课后不久就安排了临床见习，看到了诸多病种，知道了原来针灸可以治疗这么多的疾病。那时早上或自习经常可以看到大家在背经络走行，腧穴定位，学校还特意为大家买了中医学院印发的小册子便于放在兜里随时翻阅。随着时间的推移在班里学哥学姐的指导下也互相或各自练习进针，体会针感，从中体会到针灸学是实践性极强的一门课程，必须花费时间进行实操，慢慢地扎针也不很疼了进针也逐渐自如了，为毕业实习进入临床奠定了基础。针灸的毕业实习仅安排了一个月，但我收获颇丰，带教老师钮运铎是金针大师王乐亭的关门弟子，有着丰富的带教经验，就是这个月的实习促成我立志从事针灸的理想。钮老师病人很多，一上午将近

60 个患者，不管多忙只要患者进入诊室他都会主动打招呼进行安排，他常说病人来到这里是把生命交给你了，因此对他们必须有足够的尊重，这样对整个的治疗都是有意义的。正是老师的言传身教也使得我几十年来与患者能够保持良好的医患关系。跟随老师几天后就给我们分配病人，先进行常规的四诊然后老师确定治疗取穴，主穴由老师操作，四肢的穴位我们操作，由于有之前的基本功练习因此大多数病人都能接受我的针灸，由此更增加了自信，也品尝到了快乐，当时还真是有种成就感。一天下午我看到老师在书写着什么，过去一看才知道老师在整理王乐亭老师的针灸配方，不由得拿起来翻了几页，立刻被里面的内容所吸引，全部都是即实用又经典的针灸配穴，每个方子都有各自的名称，主要内容包括方名、腧穴组成、主治病症、腧穴解释等等。第二天就拿来笔记本利用空闲时间进行抄录，在这个过程中像督脉十三针，手足十二针，牙痛四五针，十二透刺，五脏俞加膈俞，六腑俞加膈俞等等都是在这期间深深地印在了脑子里，为后来的针灸临床储备了更多的有效验方。也是在这个时期听说了金针的针具，特别是还能治疗作为西医学也并非有特效的淋巴结核，就是中医所说的瘰疬，金针的粗细类似毛衣针，长约六寸，故又称六寸金针。治疗取穴为曲池透臂臑，是王老总结的治疗瘰疬的关键配穴，以后又有很多人用来治疗急性化脓性扁桃腺炎，疗效都很好。后来参加工作以后的 1984 年《金针王乐亭》这本书终于出版，科里为每个医生买了一本，至今还收藏着，相比 21 世纪出版的第二版来说最大的区别就在于全部是干货，没有一点的水分，也正是这个原因更显出它的弥足珍贵。在实习中每天能亲自接待病人十余个，基本上都按照老师确定的方案完成，当然在这个时期还是以针刺四肢头部穴为主，躯干和面部的穴位还是要老师来做，一方面自己手法还有不小差距更重要的还是要对患者负责。但是相比如今针推系的学生来说我们又是太幸运了，那时的患者都很配合，老师教导有方学生也刻苦认真，所以基本没有出现过医患的分歧。眼下很多针灸专业的学生，不要说本科生即便是硕士甚至博士毕业后都还不会配穴，针灸手法也不到位，取穴还缺乏准确，究其原因很关键的就是在校期间实操的机会不多或者就没有。因此在我们科里才会出现针推系的学生工作十多年没机会出针灸门诊，而病房日常只是选用十几二十个穴位，一扎就是数年，难怪除了中风以外不会治别的，还把中风作为针灸的优势病种。无怪贺老一再告诫大家针灸可以治疗百余种疾病，而中风绝不是优势病种，可见认知层面上有多大的距离啊！一个月的针灸实习我收获满满，从无知到知之，不会到会，一张白纸到有些内容，在感慨他的神奇的同时也看到了他的未来。

在北池子这个小院子里我们还看到了一些解剖标本，上面用红绿的颜色进行了标记，我们一问才知道这是在进行有关经络的研究，也就是在那时第一次听到了"循经感传"这个术语，当时对此的含义基本不太清楚，只是听老师讲经络现象普遍存在于人体当中，为此班里同学还亲自作为受试者进行测试。操作者使用尖头小橡皮锤和医用听诊器，在受试者身上沿古典经脉线进行垂直叩击，叩击时的力量要均匀，发现每当小锤叩击到经脉线上时，就会听到一个音量加大、高亢洪亮、如叩击在空洞地方那种空空的声音，老师把它叫做经络的高振动声，把这些点叫做高振动声点，并用蓝点标记。待把所有蓝色振动点连成一线时，恰好又和前面的红色、绿色的测试线重合在一起。通过这个实验证明古典经脉线的客观存在，对在两千多年前我们的古人能如此精确地测绘出复杂的经络循行图，我们不得不感到震惊和敬佩，也正是这种现象深深地吸引了同学，感觉既神秘又深奥。凡此种种让我立志将来要做一名针灸医生。

3. 外科学的特色

进入外科学习之前曾经考虑过中医外科的特点究竟如何体现，除了手术以外外科还能做些什么？但是真正听了老师的讲课后才认识到中医的外科太有特色了。主讲老师是高益民和张金茹老师，在100学时的授课中从普外到糖尿病足、丹毒、乳痈、肠痈等等，这些常见病的治疗中充分彰显了其中的优势，也正是在本门课的学习中知晓了著名的皮肤外科大家赵炳南。赵老曾回忆说："我的童年生活饱尝了人间的痛苦与疾病的折磨，是今天的少年儿童难以想象的"。特殊的人生经历使他深深懂得生命的珍贵，在幼小的心灵里已播下了立志做一名为他人解除病痛的医生的种子。6岁时赵老便进入私塾开始了他的读书生涯，但因家境清贫他的学习仅勉强维持了6年便中断了。少年时期的赵老目睹饥寒交迫、在死亡线上挣扎的劳苦大众，心灵受到极大震动，这更加坚定了他立志做一名医生为民众解除病痛的信念。1912年13岁的赵炳南开始在北京德善医室从师于名医丁德恩，学习中医皮肤疮疡外科。在短短的几年里他研读了《外科准绳》《疡医大全》《外科启玄》《医宗金鉴》《本草纲目》等数十部医著，他刻苦努力孜孜不倦的精神深深打动了丁老先生，故尽得其传。对于一些外科基本功如熬膏药、摊膏药、搓药捻、上药面打丹等等赵老都掌握的很娴熟，所有这些都为日后中医院的皮外科发展打下了坚实的基础。民国年间溥仪患右鼻"白刃疔"（鼻疖），唇颊部红肿热痛，赵老经人介绍前去诊治，交谈中了解到溥仪希望免除手术，因此赵老就采用了中医的提疗法，外用药捻加盖黑布化毒膏，内用清热解毒托里透脓的中草药，治疗一周基本痊愈没留瘢痕。还有一次吴佩孚的儿子有一条爱犬尾巴被人剁了疼得打哆嗦也找到了赵老，赵老察看了伤情后撒上了用冰片调制的药面后很快痛止，疮面痊愈。1956年北京市第一所中医医院——北京中医医院诞生了，在党的中医政策感召下，他毅然离开了苦心经营多年的医馆参加了医院工作，并把自己的药品、医疗器械、制药用具、办公家具以及医馆部分设备无偿地捐献给国家，受到人民政府的热情赞扬和鼓励。赵老说过，疮疡虽形于外而实发于内，没有内乱就无外患，皮肤病损的变化与阴阳之平衡、卫气营血之调和、脏腑经络之通畅息息相关，因此治疗必须从整体观念出发方可奏效。在外科痈疽的治疗中赵老极为重视化腐托里生肌的临床应用，本法是中医传统的治疗方法之一，就是在疮疡破溃之后以外治法为主配合托里的内外治结合，使坏死组织脱落、肉芽组织新生、促进创面愈合的一种方法。本法实际上一方面是加速局部的腐化过程，从理论上讲是符合"祛瘀生新"的原理，另一方面促使局部和周身的气血经脉循环，扶助正气解毒或托毒外出，时至今日本法在我院皮外科还被广泛应用。

除了赵老我还认识了房芝萱老先生。房老是著名中医外科专家，出身中医世家，祖父为清朝御医，其父为北京外科名医，幼年熟读中医经典，有着深厚的中医根底，但他没有任何门户之见，重视西医的学习和应用，在临床诊疗过程中，首先从中、西医两个角度给疾病进行定位。一方面进行中医的望、闻、问、切，另一方面依据各项现代检测指标进行诊断，如脱疽根据其病程和严重程度定义为西医的血栓闭塞性脉管炎Ⅲ期或坏死期，瘰疬相当于淋巴结核，附骨疽相当于化脓性骨髓炎等，治疗时除了使用各种中医治疗手段，还根据需要应用西医的治疗措施。治病求本是内科治疗的普遍原则，房老对此加以重新阐述并把它应用到中医外科领域，扩展到某一具体病症的各个治疗阶段，且加以强化为治病必求其本。他认为治病时不能只看局部不见整体，特别是肝郁气滞、肝肾阴虚、气血双亏等证型的治疗，"病在局部，根在脏腑"。例如，慢性瘰疬的治疗，房老根据病程将其分为四期，即硬结期、脓肿期、破溃期、愈合期，治疗上相应地采用消、托、补、防四法，但每一步又都不忘治本。在硬结期，以舒肝解郁治本为主，软坚散结治标为辅。在脓肿期，托法是应用药物托毒外出，分透托法和补托法两种：透托法适用于脓肿已成而正气未衰者，常用药物如炒山甲、炒皂刺、白芷、桔梗、生甘草等；补托法用于脓肿已成而正气已衰者，常用药物如生黄芪、党参、当归、赤芍等，以调理肝脾、补益气血，二法关系密切经常配合使用。房老把透托法比作水，补托法比作火，水没有火就不能沸腾，脓肿形成以后之所以不溃破，是气血不足之故，用补益脏腑的方法促其穿透，以排脓透毒外出。破溃期，脓肿破溃则成鼠疮，疮周皮色紫暗，疮内腐肉灰白脓水清稀，常夹有败絮状物，一时不易排尽，多形成慢性瘘管或此愈彼溃，日久可致气血双亏。此时治疗宜用补法，补益气血，托里生肌，常用八珍汤加味，并重用黄芪。愈合期，房老强调要用防法，以巩固疗效防止复发，基本原则是扶正，扶正即是治本。而扶正的具体方法就是调理脏腑，补益气血。

房老尤善治血管病，对血管病中的麻木、酸痛、肿胀、热痒等有独特的用药方法。房先生学术渊博，造诣深厚，尊古而不泥古，如对古籍中所记之头疽，认为"虽名为疽，而实为痈"，并分析了原因和理由，依法治疗，效果颇佳。其治疗疔、痈、瘰疬等仍以消、托、补、防四法施治，研制定型的方药甲字提毒粉、痈疽膏、生肌止痛散已经作为中医外科的常用药物。房老特别对脉管炎（属于中医的脱疽）有独到见解：从病因来说寒冷潮湿是外因，肾虚阳气不足为内因，在治疗上早期可见趺阳脉微弱或消失，此时治疗以温经通络活血散寒为主，可用桂附、桃红、参芪以及牛膝等引经药，早晚可以少量饮酒以助血行；二期可见局部紫暗欲溃，治疗以活血通络解毒镇痛为主，加用双花、连翘、公英等，本期不宜饮酒或温热洗泡以免热腐化脓；三期疼痛剧烈难忍，破溃更甚且溃后流脓甚至筋烂伤骨，治疗以活血解毒镇痛防腐为主，加用归芍、川楝、米壳、甘草等，破疮面外用止痛生肌散。

在外科的学习中知道了很多院内制剂，如：化毒散膏、芙蓉膏、紫色消肿膏、黑布药膏、红纱条、药捻儿、烫伤1号、2号以及除湿丸、清热除湿汤、土槐饮、除湿止痒汤、健脾除湿汤、荆防方、疏风清热饮、润肤丸、多皮饮等，这些都是赵老等老前辈多年临床经验总结提炼而成，具备了丰富的内涵，至今仍广泛用于临床。

在临床课中我们还领略了肝病的关幼波、肾病的姚正平、血液科的宗维新、痹证的王大经、消化的鲍友邻、眼科的丁化民、妇科的刘奉五、儿科的祁振华、骨科的成业田等大师的风采，每一位老师都是一座丰碑，正是由于他们的融入北京中医医院才有实力和资本享誉京城，也成为京城百姓看中医的首选。现在很多后学对中医之所以没有我们当年如此高涨的学习热情，究其原因我认为其中很重要的原因是他们没有机会领略到大师们的风范，更不可能亲自聆听他们的教诲。实事求是地说北京中医医院这些前辈每一位都是一部历史、一部史书，跟随他们临诊的过程本身就受益匪浅，从他们那里听到、看到的点点滴滴够吾辈受用终身。日后在1990年国家中医药管理局启动的遴选国家级名老中医项目中只要是在世的都光荣入选，跟随他们临诊就如同站在巨人的肩膀视野顿时开阔，思路顿时打开。

总而言之，进入到临床见习后几十位同学分散到各科也不过是星星点水，绝看不到如今诊室内一位老师同时带教十多个学生的场面。特别是当时见习课的针对性极强，上午讲课的病种就是下午要看的病种，科室会提前把所需的病种合理安排，半天下来不过就看5、6个患者，初起是跟着老师随诊，以后是在老师的指导下临诊，因此有足够的时间去消化课堂上的内容。由于是恢复高考后的首批学生且数量不大，各个院校高度重视，选派的都是最优秀的老师任教、带教，其中绝大多数成为日后的国家级名老中医。

三年多的中医临床课的学习，使我如入浩瀚的海洋，她是那么广阔，那么充实，她给予了我无穷的养分，让我尽情地在其中遨游，享受着其中的快乐，我真为自己的选择而庆幸，也切实感受到了中医的博大精深。

（五）梦想成真

时间到了 1982 年第四季度，紧张充实、丰富多彩的校园生活即将结束，我们迎来了毕业教育、毕业分配的阶段，那时的我们不用担心找工作，都是国家统一分配，按照分配计划班里同学基本都是到各区县的中医医院以及知名的综合医院，而大家向往的北京中医医院只有 8 个名额，这个比例对于 46 人来说相对还是比较低的，因为大家经过了 3 年半的学习、见习、实习，对这家医院已经有了很深的情感，更重要的是这里名医荟萃，中医氛围非常浓厚，能在这种环境下工作对学术的发展、技能的提升无疑是极为有益的，我和班里同学的心情一样，期盼命运之神再次光顾我。在焦急的等待中终于迎来了宣布分配结果的日子，当听到我被分配到北京中医医院的时候那种激动、高兴的心情无以言表，当天我跑回家中把这个消息告诉了家人让她们分享我的喜悦，接下来我曾幻想如果能分配到针灸科就更好了，因为针灸是中医学中极具特色的学科，针药并用才是完整的中医学。按照规定我们 8 位同学于 1982 年 12 月 21 日到医院报道，那天来了很多医院职能处室的领导和科室主任，先给我们介绍了医院的一般情况以及培训的计划和要求，然后就开始宣读分配科室的安排，我如愿以偿的分到了针灸科，其实事先并没有征求过本人意见，难道真有心灵感应吗？那时我在想从上大学、选导师、选医院直至选专业都是按照我的期望实现的，看来我的中医路从一开始就如此平坦顺畅、随心所愿，我将始终不渝坚定地走下去，迎接新的岗位带来的新的机遇和挑战。

第二章　天赐良机　师从贺老

2015 年 8 月 21 日晚当听说贺普仁老师（后简称"贺老"）病危时我立即与相关科室的同事联系询问情况，得到的答复是病情突变需要插管已经转入 ICU 抢救，顿时心情沉重，虽隐约感到些许不祥之兆，但内心期盼不过是虚惊一场。因为在之前的几年里贺老由于身体的原因基本上是住院进行治疗与调养，尽管期间也有病情反复甚至也报过病危但都有惊无险的转危为安了。毕竟是在医院救治的条件还是得天独厚的，况且头一天（8 月 20 日）还在医院的院子里见到老师，贺老的精神状态还是不错的。在煎熬中迷迷糊糊地度过了一个夜晚，22 日上午开始与急诊科的姚卫海主任微信联系，但是没有即刻得到回应，我猜想一定是他正在组织紧张的抢救，大约 9 点钟过后姚主任发来消息：贺老的血压一致下降，用药后也效果不佳情况危急；11 点刚过收到主任的微信：已经开始对贺老进行胸外按压，当时心里咯噔一下，心想坏了，恐怕是凶多吉少，但是还抱着一丝侥幸心理，希望有奇迹出现，遗憾的是一刻钟后接到国医大师贺普仁病逝的消息，为了证实消息的准确性我拨通了医院总值班的电话，刚好是门诊部唐武军书记值班，从他那里得到了肯定的答复。挂下电话的同时眼泪已经不自主地流下了，回想起与贺老相识、相处、师承的日子我百感交集，往事历历在目，记忆犹新，恩师所带给我的普度众生、医者仁心的理念使我获益良多、终身受用。

一、相识贺老

（一）初遇贺老

1982 年 12 月我正式分配到北京中医医院工作，医院对恢复高考后的首批毕业生非常重视，亲自制定了 12 小时工作制的培养计划。按照这个计划第一年我们根据不同专业的需要在院内相关科室进行轮转，这期间我轮转了大内科、外科、妇科、眼科等科室，直到 1984

年才正式到针灸病房上班亲自管理病人。一天上级医生说今天贺主任要来病房查房，直到此时我才知道原来针灸科还有一位贺主任。所查的是一位患中风昏迷伴有高热的病人，贺老对病人进行了诊查后认为该患者属风火相煽上扰神明，必须进行强刺激，用锋针放血以达到开窍醒神的目的，对于高热还可以起到热随血去的作用，因此选择在十宣上放血并亲自操作，只见主任用锋利的三棱针迅速在病人五个手指上进行点刺，在此期间病人是有反应的，查房结束后指示主管医生可以隔天做一次。贺老说话的语速适中，声音不太大但简洁而明确，没有多余的话，给我初步的印象就是一位身材魁梧、待人和善又思路清晰的领导，这就是我第一次见到贺老的情景。下班后我又回忆起这个病例的治疗，也思考过缘由，认为十宣穴所处的位置正好是阴阳经交接的地方，而且手经五输穴的井穴都在末梢，作为神志正常的人如果用十宣一定是极为敏感的，在课堂上老师也曾经提到过本穴主要用于昏迷、晕厥、高热等症，而且由于本穴的位置在刺灸法上也多采用放血的方法，这应该就是主任用本穴的原因吧。此时真正感觉到很多情况下如果没有临床上的特定病例那么对于腧穴的理解和掌握是极为有限的，特别是在大量的门诊中是很少能看到神昏病例的。当时病房医生的工作量比较大，除了负责住院病人的治疗以外还要承担院内会诊、急诊等工作，因此人员是比较紧张的，那时我曾想何时才能有机会亲自跟随前辈临诊呢？如果能实现那么对于针灸方面的收获无疑是极大的，没想到几年后命运会青睐于我，真的让我实现了这个愿望。

（二）跟从贺老临诊

由于工作的需要 1987 年科里安排我到针灸科门诊工作，我们的门诊和医院总部不在一起，而是位于北池子大街 2 号，这个地方是北京市重点文物保护单位宣仁庙的旧址，俗称风神庙。宣仁庙是清雍正六年（1728 年）敕建以祀风神，嘉庆九年（1804 年）重修，其规制仿中南海时应宫，赐号"应时显佑"，庙曰"宣仁"。庙内有清世宗雍正皇帝御书"协和昭泰"匾额，前殿祀风伯，后殿祀八风神。院内宽敞整洁，地面全是砖地，中间有一颗大树。大殿就是诊室，由于是古建筑所以房屋都很高，墙壁也厚，采光极好，是一个典型的冬暖夏凉的好居室，用来做诊室特别是针灸诊室再合适不过了。

那时贺老担任我们针灸科的主任，除了处理必要的日常行政工作以外他更喜欢看病，而且很少说教，我因初来乍到对主任更多的是敬畏也不敢多语。一天来了一个年轻人直接就坐在诊椅上，看样子不到30岁双眼充血，只见贺老走了过去拔开病人的眼睑拿起针照着眼睛快速地进行点刺，当时的情景用"迅雷不及掩耳"来形容决不过分，顿时鲜血就流出来了，我当时真的看傻了，还没等我反应过来病人的血已经逐渐止住了，然后贺老进行了必要的处理，治疗就结束了。我好奇的凑到病人跟前询问：你怎么了？疼不疼？干嘛要做这个治疗？他回答：得结膜炎很长时间了，各种方法都用了但效果不好于是就来找贺老进行针灸治疗，做了几次明显感觉不错。那时曾回忆起在课堂上针灸治疗眼科病基本没讲，当天回家后又翻看了针灸学教材也没有这方面的内容，因此心中存有很多疑惑，虽然无法解释但却大开眼界，啥时我也能用如此娴熟的手法给病人治病呢？

有一天上午贺老照常门诊，诊室里走进来一个身体偏胖的小伙子，进门就和贺老打招呼：贺爷爷好，贺老随即回应说：毛毛好，然后示意他坐在了椅子上。当时我已经感觉这个孩子的举止言谈与他的年龄不符，走路似乎不太稳，脑袋时不时地在摇晃，关键是眼神不集中，说话也不太清晰，只见贺老在他头部、颈部、上肢、腕部和踝部分别选穴，总计大约有20针的样子，病人很配合一直到起针。待他走后问起贺老他的病情才知道是由于精神上受过刺激，西医诊断为精神分裂症，患病初期很狂躁，哭喊打闹摔东西，而且不认人，后来经人介绍到贺老这儿坚持做针灸效果很好。由于病人常来所以和他也熟了，经常会问他：毛毛今天都扎哪些穴啊？基本都能正确说出腧穴的名字，一次我特别问他：为什么要扎"通里"穴啊？回答的就更有意思了—扎了以后我就会通情达理了。以后在师承贺老中这个穴基本是脑瘫、精神障碍的病人必用的，从中可以看出老师组穴的精巧。

记得当年4月份的一天，一个操着河北口音的中年人带着个4岁的小女孩走进诊室，我赶紧迎过去一看，孩子的眼睛有毛病，于是就让贺老诊查，最后诊断为斜视。只见贺老给孩子选取了一个穴——左右臂臑，这个穴不是重点穴，在学校授课时老师也没有讲解，于是我问贺老这个穴的作用，记得当时老师说这是手阳明经的腧穴，阳明多气多血，作为孔窍最重要的是保证气血的充足以濡润孔窍，因此阳明的穴位是最为常用的。但实话实说当时还是无法理解，为何那么多阳明的腧穴偏偏选择此穴呢？这个问题直到多年后作为贺老学术传承人的时候才有了答案。就这样不论刮风下雨每周固定的时间孩子都会来找贺老进行治疗，慢慢地孩子的眼睛逐步好转了。当时贺老说按照正常的周期应该每周治疗2~3次，由于患者家住香河，那时的交通状况较之目前相差很远，每次来都是孩子的父亲骑着自行车过来的，需要几个小时的路程，就这一点已经充分说明了疗效，否则患者不会付出这么大的辛劳。

时间到了9月份，跟着贺老出诊也半年多了，中旬的一天有一位50多岁的女士走进诊室，听她和贺老说话的情景应该是贺老的一个熟人，今天来的目的就是希望解决她手上的冻疮问题：据她描述每到冬季她的手就会起冻疮，等到春天就逐渐好了，病程已经多年，虽多方求医但始终没有解决问题，所以想请贺老想想办法。贺老通过四诊最后给患者只选择了一个穴—中脘穴，同时告诉病人回家配合做艾灸，当时还有一位贺老的研究生王德凤也一同跟诊，我们互相交换了一下眼神，都是比较茫然的样子，不约而同地询问贺老其中缘由，贺老当时未做答复，让我们自己思考。我首先考虑到中脘的特点，位居中焦是个特定穴，临床上主要用于脾胃疾患，因此询问了患者相关的情况，纳呆腹胀便溏乏力，舌体胖大苔薄白，脉象沉滑，是一个典型的脾虚失于键运的征象，可这些与冻疮无论如何是联系不上的啊？过了几天仍然没有理出思路，于是又向贺老请教，此时老师说：要从经脉的循行路线、五脏的生理功能以及经脉与脏腑的关联去考虑，此时我的思路一下打开了：作为十二经脉中的第一条手太阴肺经正是"起于中焦，下络大肠，还循胃口，上膈属肺"，而用腧穴作为中焦的代表穴就是中脘穴。中医理论认为肺主皮毛，脾主四肢肌肉，因此针灸中脘能温运脾胃营养皮肉，的确属于治本之法，经过了两个多月的治疗患者在当年冬季真的未再发生冻疮。

在短短的时间里我看到了这么神奇而有效的病例，这些知识是无法在课堂和书本中得到的，我真切地感受到了针灸的无限生机，同时也体会到了贺老的宽阔思路，对于不同的疾病都可以通过他对针灸医学的独到见解创造了很多的神奇。至于说为何老师能够达到如此境界真的无法想象，而在接下来的师承路程中我终于找到了答案。

（三）贺老教我写书

一天贺老把我们几个医生叫到一起谈到要写一本有关针灸治疗疼痛的书籍，主要内容就是通过中医对疼痛病因病机的理解、疼痛与经络气血的关系、疼痛的病证种类、疼痛的治疗以及古代文献中针灸腧穴治疗疼痛的记载等几个方面进行阐述。我分配的工作有两大部分：其一是古籍文献的整理，其二是根据当时的大学教材将不同部位的疼痛按照病因病机、辨证施治、针灸处方以及穴解进行系统整合。对于第二部分基本参照教材即可，针灸处方的确立完全按照贺老的旨意，穴解也是贺老口述我们记录的基础上进行，因此工作还是比较顺利。但是文献部分的内容就犯难了，关键问题是很多书籍医院图书馆里都找不到，个人就更谈不上了，对此贺老明确告诉我们书不是问题。那个阶段贺老隔三岔五就会带来很多我们从没见过的书籍，很多书都是古版且用宣纸写的，那时我才真正感受到什么是"书的海洋"，在这种环境中开始了我首次"写书"的历程。实事求是地说对于连论文都没有写过的我写起书来真是无从下手，幸得贺老的指点才了解如何下笔。在文献收集整理中大致按照两条主线进行，首先按照腧穴的顺序将文献中与疼痛治疗有关的内容一一排列，例如，中府穴所主病症：胸中痛、皮肤痛、肩背痛风、皮肉骨痛、肩臂痛、咳辄胸痛等，最终形成治痛腧穴一览表。其次按照疼痛的部位从头到脚将能够选用的腧穴一一排列，例如，身痛：尺泽、通谷、束骨、上巨虚、飞扬、天柱、膈俞、涌泉。这样做下来的结果就是非常便于读者根据各自所需有针对性地进行查找，实属一目了然、事半功倍。在此之前还没有哪一部书按照此种体例进行过编排，贺老之所以有那么多好的方法、取得如此好的疗效正是博览群书、汲取各家所长的结果。

后来我才知道贺老非常喜爱藏书，他在北京城南琉璃厂附近的南柳巷居住多年。琉璃厂是北京一条著名的文化街，起源于清代，在这里经营书籍、古玩字画和笔墨纸砚的店铺较多，形成了较浓的文化氛围，直至今日很多外国人来京旅游都要到此一游。这里有中国最大的古旧书店——中国书店，以及西琉璃厂原有的三大书局——商务印书馆、中华书局、世界书局。历史上这块风水宝地是仕人、举人、文人墨客、文化商人、梨园艺人聚居的地方，使得这里有着最为丰富的人文资源，也构成了中国人精神世界里民族灵魂的一部分。当年乾隆皇帝下令编纂《四库全书》时编修者就常到琉璃厂阅读书籍，各地书贾也纷纷在这里设摊出售大量的藏书。小时候我有一次随父亲来过此地，家父感觉家里有一些书虽然自己用处不大但相关职业的人或许有用，就拿到这里的旧书店折价出卖。成年后我也为此来过琉璃厂，只要书店认为有价值就会按照原书的五六折、三四折出手。由于贺老常年出入行走，很多书店的员工都掌握了贺老的喜好，遇到合适的书籍就给贺老留下来，而贺老日常基本上要拿出一半的工资用于买书，天长日久贺老的家基本上就类似书房、书库了，在以后的师承经历中这一点得到了越来越多的证实。

这本书于1987年正式出版，书名为《针灸治痛》，由于与临床关联紧密又有文献内容汇集，因此很畅销，近年来根据市场的需求又有再版。通过对这本书的编写，我不仅学习了多种疼痛的针灸治疗方法，而且对个人文字水平的提高也有很大帮助。感触最深的就是：针灸技能这一独具中医特色的治法所治疗的病种可以说是极广的，涉及多个领域、多个阶段，如果能将经络腧穴理论认真掌握灵活运用，那么针灸治疗的前景将是广阔的。改革开放三十多年的事实是：与其说是中医走向世界，如果更加确切地说应该是针灸首先走出国门的，他以其独特的治疗手段、富有传统中医文化内涵的真正绿色的治疗为全人类的医疗健康做出了不可替代的贡献，这一点已经被国内外的人们所认可、信服。

二、师承贺老

长期的临床实践证明：老中医药专家的学术经验和技术专长是中医药学的宝贵财富，为有独到经验和专长的老中医药专家选配继承人是培养新一代高层次专业人才的重要措施。为了加强对继承工作的管理，根据人事部、卫生部、国家中医药管理局《关于采取紧急措施做好老中医药专家学术经验继承工作的决定》和《实施细则》，1991年国家中医药管理局发布并制定了《老中医药专家学术经验继承工作管理考核暂行办法》。在继承工作中遴选那些有丰富独到学术经验和技术专长的老中医药专家为指导教师，选配具有相当专业理论和一定实践经验的中青年业务骨干为他们的继承人，采取师承方式进行培养。继承工作的任务是研究、继承和发展中医药学术，继承整理老中医药专家的学术经验和技术专长，培养造就高层次中医临床人才和中药技术人才，自此国家将继承工作列入中医药发展的议程当中，为此在全国遴选了 500 位国家级名老中医，此后这项工作一直延续至今。

在这种大环境下转眼到了 1996 年下半年，在总结"八五"期间老中医药专家学术经验继承工作的基础上，为进一步做好老中医药专家学术经验继承工作，科学合理地评价和使用人才，培养造就跨世纪高层次中医临床人员和中药技术人员，经研究决定"九五"期间继续在全国遴选五百名老中医药专家为指导老师，每人选配 1~2 名继承人，按照规定的目标和要求进行培养，以达到继承学术经验和培养人才的目的，这就是大家习惯称之为的第二批继承工作。此次工作的管理办法对继承教学的目标首次提出了严格的量化要求：①继承人基本掌握指导老师的学术经验和技术专长，其临床疗效或技艺技能基本达到指导老师的水平。②继承人应提交反映指导老师临床经验和专长的专科（专病）正规病历 100 份。③在公开发行的学术刊物上，发表整理或总结指导老师学术经验和技术专长的论文 2 篇以上。④继承教学期满，提交全面整理或总结指导老师经验和专长的结业论文。就是在这种形势下经过自主报名、医院选拔、国家局审核的程序我幸运地被"两部一局"确定为国家级名老中医贺普仁教授的学术继承人，开始了以后近 20 年的传承之路。在拜师会结束后医院特意将我们这批继承人召集在一起开会，部署工作的计划和要求，希望我们能够珍惜此次机会将老师的经验继承下来发扬下去。我记得很清楚，当时我们的主管院长王莒生语重心长地说："你们能够被选中作为继承人是很光荣的，不是所有的人都能有这种机会的，若干年之后你们就会感受到今天的经历对于你们来说是多么的幸运。"其实那个时候无论是大家还是我本人对此并不以为然，但是多年以后再回味院长的话时我发自内心感激医院的领导，也庆幸自己是如此走运，"三生有幸"代表了我的心声。接下来的 3 年是我人生的转折，我按照有关规定近距离地与贺老相处并进行学习，面对繁多的疑难病症、不同的针具针法以及贺老独特的辨证思路使我如鱼得水尽情遨游。

（一）贺老小传

贺普仁，字师牛，号空水。他是一位驰名中外的针灸大家，是针灸三通法的创始人，有"天下第一针"之美誉，生前曾任首都医科大学附属北京中医医院教授、主任医师、硕士研究生导师。1926 年 5 月 20 日出生于河北省涞水县石圭村。自 1940 年开始师从京城针灸名家牛泽华先生学习中医针灸，1948 年即在天桥附近的永安路上开设了"普仁诊所"开始悬壶应诊，1956 年调入北京中医医院针灸科，任针灸科主任达 30 余年之久。1989 年因身体原因退居二线，但仍担任着北京中医医院学术委员会顾问的工作。

（1）立志学医

贺老小时候身体不好，自幼偏食，只吃肉不爱吃蔬菜，结果得了慢性胃肠病。经人介绍父母领着他进了北京，找到了当时著名的针灸医生牛泽华，牛老先生果然名不虚传手到病除，很快治好了贺老的病。因此贺老决心追随牛泽华学习中医，那一年他才 14 岁就离开了家乡河北省涞水县来到北京前门外三眼井 49 号牛泽华诊所，投在牛泽华门下学习针灸。起步就在名医门下学徒的贺老，学习刻苦大胆实践，虚心求教认真总结，在从师的 8 年间贺老通读了四书五经，背诵了《内经》等重要经文以及针灸基本理论，贺老学医很有悟性，渐渐于众徒弟之中脱颖而出受到牛老的格外器重，很快就成了恩师钟爱的学生。在此期间他不仅得到了牛泽华的针灸真传，而且学到了老师高尚的医德。"普仁"这个名字就是后来师傅给起的，普是"普度众生"的普，仁是"仁义为怀"的仁，医乃仁术，医德为上。牛泽华对他说："普仁普仁，就是说当医生应该对病人富有同情心！"师父的教诲贺老是用一生去实践的。

贺老曾经讲过，中国古时候的医生在弟子出师的时候会送给弟子两件礼物：一把雨伞和一盏灯笼。雨伞意在教育弟子看病出诊要风雨无阻，只要病人有需要无论雨雪风霜，只要有病人二话不说拔腿就去出诊；灯笼则是告诉弟子，看病不分白天黑夜，即使在深更半夜，只要有人求诊，医生就得应诊，点着灯笼也得去。直到后来贺老在民间收了很多徒弟，在拜师仪式上这两样东西仍然是贺老必须送给徒弟的物品。

（2）习武助医

牛老医师经常告诫弟子在学针灸的同时一定要练功习武，但是弟子们大多半信半疑，觉得练功习武与针灸并无必然联系，贺普仁当时对习武一事也持观望态度并不力行，两年后贺老与师兄弟互相扎针体会针感，发现有的人进针不疼针感强还效果好，而有人则不然，再一询问才知前者都是谨遵师命认真习武者，于是他认识到了武术对针灸有事半功倍的妙处。1944年他结识了尹式八卦掌第二代名师曹钟升的高足张晋臣，张晋臣见他为人诚实厚道且聪明好学是可造之材，就力荐他到曹钟升先生门下学尹式八卦掌。由于他生性开朗豁达，为人仁厚谦逊，学练尹派八卦掌不仅不抱门户之见，而且主动向其他门派求教，正是这样虚心求教勤以励己，贺老才得以不断进步。后来他不仅练八卦掌还练静功，每天都要打坐，继而又学练了十八节刀、八卦连环剑、战身枪等器械，就这样贺老如愿以偿，在武术界这位好老师的门下苦练了8年八卦掌。以后贺老一直坚持练功数十年，身体日渐坚实，学习和工作大见起色。贺老在练功的同时还注意结合针灸专业的特点，注意发挥了八卦掌以掌代拳、以掌代勾、掌拳兼施的锤击之功，正是如此贺老武医兼修、功夫自成，几十年八卦掌的修炼，练就了一身正气。谈起这些经历他感慨地说："在我人生的道路上遇到了两位这么好的名师给我的一生铺平了道路，真是太幸运了，我永远也不会忘记他们。"

几十年的临床实践贺老更加感觉到：从事医学工作，特别是中医针灸、正骨大夫都应习练武术、研究武术，这样不仅可以健身强体还可以进一步提高疗效，我跟师的这些年里多次听老师提到立志做针灸医生的孩子就要从小习武练功。他数十年如一日穷究医理、精研武道，把精妙的医术和深奥的八卦掌原理、拳法、内功有机地结合起来，最终铸成妙法神针，治愈了无数国内外患者。

（3）悬壶开诊

1948年贺老在寒窗8年之后独自创业，在朋友的帮助下租了2间房子开始悬壶应诊，在天桥附近的永安路上开设了自己的诊所—"普仁诊所"。诊所最初只有30平米，当时条件十分艰苦，眼看要开业了，桌子椅子都没有，多亏亲戚朋友帮忙，借钱买下一匹"大五幅白布"做抵押租了下来，每个月的租金是一袋50斤重的白面。天桥一带三教九流，要立足并不容易，当时的诊金是每位3角，诊所不敢招助手，贺老事无巨细全部亲力亲为，他的医术赢得了口碑，第二年他们的门诊从路西搬到路东，面积扩大了一倍有4间房，又过了两年诊所又搬回路西，这回变成了7间房，诊所日益兴隆。

贺老的针灸诊所附近同时有很多知名的中医大夫，在他们中间当时贺老不免显得过于年轻，如何能让患者来找自己看病，贺老对经营诊所自有一套，除了技术求精还要心怀慈悲不分昼夜，此外在诊金上不能太计较。北京天桥一带是穷苦人的聚集地，有一年从端午节到中秋节一拨拨病人没给钱先记着账，几个月下来病人拖欠的金额达到1700元，简直就是天文数字，这个数目病人是不会付的了，贺老更不会追讨权当义诊了，结果名声远播。就是凭着疗效突出服务态度好以及诊费上的不"认真"，他的名声越传越广。名气大了他并没有骄傲，对老大夫仍然是相当尊重，这种态度使得不少有名的老大夫常把病人介绍到他那里去："那里有位小大夫治得不错，你可以去找他。"从此"小大夫"的名号不胫而走，许多家远的病人也慕名而来。

（4）弃私从公

1956 年公私合营，而立之年的贺老毅然关闭了患者盈门的私人诊所，同许多北京地区有名的中医一道聚集到北京中医医院，在针灸科当了一名普通医生。当时贺老以 121 元的工资养活着 11 口人的一个大家，生活也是拮据的，但贺老说："生活困难点是自家小事，走社会主义道路是国家大事。"医院刚刚成立百业待兴，贺老年富力强，技术精良，这个全医院年龄最小的大夫被众多老前辈及医道同仁推选为针灸科的负责人，那年他不满 32 岁，一上任就大刀阔斧干了起来，经过几年的发展医生人数从原来的几个人发展到三四十人，1958 年贺老正式被任命为北京中医医院针灸科主任，一当就是 31 年。31 年来贺老把一生最富有朝气的青年时期及最富有成果的中年时期贡献给了中医事业，为北京中医医院针灸科的建设和兴旺做出了不可磨灭的贡献。在那个时期贺老白天在医院上班，晚上回到家里还要义诊，其实义诊并不是刻意所为，因为过去开过私人诊所名声大，大批病人跟着他过来，唯有利用晚上的时间给寻上门来的病人诊治。那个时期贺家住在原宣武区南柳巷 52 号，单门独院里面有 9 间房，其中一间成了贺老的书房兼诊室。每天吃完晚饭，从 6 点半看到 9 点半一般要看30 多人，主要是帮街坊邻里、亲戚朋友看病，后来病人口口相传来的病人越来越多，他的名声也越传越远。到 80 年代以后开车的人多了，有时候一晚上能开来 20 多辆车，把南柳巷胡同的通道都堵住了，居委会还要进行疏导。为了感激贺老多年的付出，有一年春节有人往他家大门上贴了一副大红对联：真功知吉祥，善门度众生，横批：功德无量。

（5）针灸外交

20 世纪 70 年代贺老曾用放血疗法给前日本首相田中角荣治疗过高血压，获得立竿见影的疗效，因此贺老是"针灸外交"的代表及见证人。1976 年贺老奉上级指派参加了赴西非上沃尔特的医疗队，他是医疗队中唯一的一名中医大夫。当时针灸技术很受外国朋友欢迎，贺老一天的门诊量都在百位以上，有时甚至超过200人，在异国他乡贺老的医术被传为佳话，引得邻国的患者也来就医。看到贺老的医疗成效，总统桑古尔·拉米扎纳将军要求贺老为他的小儿子治病，男孩穆罕默德是个先天狂躁型的弱智病儿，雨天往雨地里跑，平时常在豪华的总统官邸随地大小便，肆意损坏贵重摆设和器皿，总统遍寻名医为之治疗都以失败而告终。这次他抱着试试看的心情找到了中国医疗队里的这位唯一的中医针灸专家。经过贺老的针灸治疗奇迹出现了，孩子知道躲雨、知道找便盆了，又诊治了一段时间后竟然可以和其他小朋友一起做起游戏了，再后来小家伙就上学读书了。对此当地的报纸电台一再为之报道，总统夫妇非常感激贺老同时也非常钦佩贺老高超的医术，为了表达对中国人民的友好感情，总统授予贺老一枚国家骑士勋章，通常这是授予外国元首或政要的一种很高的荣誉，贺老的名声很快就飞出了西非的这个内陆国家。来求治针灸的病人越来越多，有一天治疗的病人竟然多达260人，诊室的门窗都被挤破了。贺老用他那根银针创造的奇迹蜚声海内外，从而奠定了他在针灸界举足轻重的地位。几十年来，贺老曾代表中国针灸界出访过10余个国家和地区，他精湛的医术令中外医学界同仁们赞叹不已，为中国针灸走向世界做出了卓越的贡献。

（二）贺氏三通法

贺普仁老师从医七十余年，精研《内》《难》通览《甲乙》，将多年的临床实践经验不断总结提高，并博采众长，创立了独具特色的针灸治疗学体系—贺氏针灸三通法。贺老认为：疾病的病因尽管有内伤、有外感、有七情、有六淫，还有饮食劳倦、跌打损伤等，但在任何疾病的发生发展过程中，气滞是非常主要的病机之一。气滞则不通，不通则患病，气通则调畅，通调则病愈，因此提出了"病多气滞"的理论。针灸治病从根本上来说是调和阴阳，调畅气机，调和气血，从而达到治愈的目的。贺氏针灸三通法的核心在于"通"，针刺疗法的最终目的也在于"通"，而众多疾病的根结在于"不通"，因此只有使经脉气血能够贯通上下、通达内外、沟通表里，才能保证脏腑经络组织器官的正常功能活动，使人体处于阴平阳秘的平衡状态。贺氏三通法是贺老通过数十年的医疗实践，在其所运用的多种刺灸法中选择出来的三种基本手法。古人曾创制了不同的针具并总结了使用方法，《灵枢·官针》中就有"九针之宜，各有所为，长短大小，各有所施也。不得其用，病弗能移"的记载，从而说明了不同针具各有不同的适应证、发挥不同的效应。

1. 微通法

微通法就是指毫针刺法，毫针在古代称之为"微针""小针"，《灵枢·九针十二原》云："欲以微针通其经脉，调其血气。"微通的内在含义在于毫针微调经气，疏通经脉，好似小河流水，涓涓细流，在临床操作中从持针、进针、行针、补泻直到留针出针各个环节都要求运用正确针法，掌握气机变化的规律，从而真正理解针刺的精微奥妙之处。

在三通法中微通法又是基础，它对从事针灸的医生来说至关重要。大凡刚刚步入针灸实践的初学者最先掌握的和最常用的针刺方法就是毫针刺法，而毫针刺法就是贺老所说的微通法。在临床上我们接触的患者很多，病种也很多样，但是均可以通过毫针的不同刺法以达到微通的效果，从而最终治愈疾病。

（1）微通法之针具

毫针是微通法的重要针具，我们常说只要能刺灸的腧穴均可使用毫针。目前临床上所用的毫针虽然法于古代的毫针，但不论从制针的原料还是针具的规格以及工艺都有较大的差异。现在临床所用的原料多是选用不锈钢丝为主，但也有用金、银各种金属为制作原料，目前毫针的规格主要是沿用了行内的标准进行制作的，不同的规格也主要是指针体的粗细和长短的差异。

（2）微通法的修炼

贺氏针刺手法犹如蜻蜓点水，进针无痛且针感犹如潮起，渐至隆盛至减弱，经他针治后的病人皆有痛苦消失、轻松自如之感。此针法练就非一日之功，必须有正确的方法，勤学苦练持之以恒才能达到。

贺老一直教导后学练针先练指，针刺手法是针灸治疗学中的重要组成部分，左手循按揉切腧穴，右手持针操作这是针灸疗法中的重要手法。疗效好坏皆在于两手手法及功力，主要功力又在于拇指、中指及食指，其运力在于指节并借助腕臂之力，甚至运动全身之力于指端，才能使针体轻了无痛。所以必须先将拇、中、食三指练出一番好功力，方能在临床施术中获得良效。练此功夫宜两手同时练习，若单习一手三指，则不能随心所欲，左右手同时进针。就拇、中、食三指而言，其中拇、食指为主，中指为辅，只要把拇、食指功力练好其功成矣。贺老将其命名为练指功，此功共有四步。

第一步二指禅：练此法首先于桌案之前站稳，吸气使气下沉入丹田，然后两手臂向前抬起伸直，随之弯腰向前，双手拇指指腹搭桌案边上，自觉丹田之气上贯两肩、臂、肘、腕乃至指端，初学时必觉甚为费力，不能耐久，此时可调换食指，按于桌旁边上。如此交替习之，练习日久之后则不觉其苦，至此可以增加练习时间，一般要循序渐进，不可急于求成。初练时每次 5 分钟，每日 1、2 次，根据习者的身体素质不同，以后每日练习时间可增至 15 分钟，大约百天后即可取得功效。入门后不可间断，仍需平日习之，大约习 3 年可大功告成。

第二步顶指法：初练时空手习之，紧并中、食二指，屈成钩形，而以拇指屈置中食二指之间，使三指尖相顶，紧紧扣牢，虎口呈圆形，猛力扣5分钟，每日有空即练，不限次数。

第三步夹木锥：此法用两个小木锥，夹于右手拇、食、中指肚之间紧捏之。木锥长约3寸粗约1寸，根粗尖细，以花梨紫檀质地坚硬为佳。每日有暇即练，半年功可成矣。

第四步捻线法：练习此法不用任何工具，具体做法是：拇、食、中指肚紧贴，虎口呈三角形，三指肚相贴之处以三指的第一节为限，指肚相贴之后乃贯全臂之力于指，拇指徐徐向前捻若干次，然后拇指再向后捻转若干次，其捻转数前后相等。每日不限次数，有暇即练，非常便利。

练习以上诸法不仅有助于提高针灸疗效，对强健身体也有裨益。

（3）微通法的运用

临床治疗时首先根据病情确立治则治法，选择腧穴组成处方，这是完成医疗诊病的基本环节，为微通法应用之纲要。贺老将针灸选穴原则概括为"效、精、便"。"效"就是指所取的穴位对治疗本病要有确凿的疗效。"精"是指穴位要少而精，力争做到取穴最少疗效最著。"便"是指取穴时考虑穴位所处的位置，以方便医生施术。

①选穴方法

腧穴的选择与配伍是处方的前提，选穴依据首要的是通过辨证明确病变所属经络，选择针对病情的经穴，即所谓"辨证归经，按经取穴"。这是针灸处方的规律。其次是根据腧穴的主治作用选取，每一腧穴均有其一定的主治作用，可针对病情选用。三是要注意选用具有特殊作用的特定穴。贺老常用的取穴方法如下。

近取法：包括病变部位及其附近取穴皆属之。

远取法：是指选用离病变部位较远的腧穴。

远取近取结合：近取与远取两法，可以单用亦可合用。对于较复杂或较重的病证往往需要合并使用才能照顾全面取得疗效。

随证取穴：针对全身性的某些疾病，结合腧穴特殊作用的一种取穴方法，如外感发热身痛可取大椎、合谷等。

特定穴的应用：古人在长期的临床实践中，发现许多腧穴的治疗作用既有其特异性又有它的规律，从而总结出一系列的特定穴。这些穴位在临床上应用最广，故为选穴中的重要内容。

②处方原则

针灸治疗选穴首先是根据病情选择针对性强的腧穴，确定主次，随证所宜，制定出结构合理、主治明确的针灸处方。《素问·至真要大论》云："主病之谓君，佐君之谓臣，应臣之谓使。"提出了君、臣、佐、使四个概念，这一理论不仅在中药处方中使用历史较长，严谨见效，同样可以用来指导针灸处方，比如针灸处方中的主穴、配穴，亦可称为君穴、臣穴。君穴是处方中起主导作用的穴位，它针对主证（症）或主病而选用，决定处方的主治作用及治疗手段，是处方中不可缺少的部分。臣穴是为了加强君穴的主要治疗作用而选用的穴位，它与君穴组成处方中的主要配伍。

③施术方法

持针：用拇指在内，食指、中指在外，固定针体调神定息。持针的目的是使针体得以固定，并能灵活地施术，进行捻转、提插等各种动作，故《灵枢·九针十二原》说："持针之道，坚者为宝"。《灵枢·寒热》云："持针之道，欲端以正，安以静。"

进针：毫针针尖透过穴位的真皮称为进针，要求医者心手相合，手眼相合，眼心相合，即针刺三合，这样会使患者不感或少感进针的疼痛。贺老告诉我们临床上引起进针的疼痛有如下因素：病人精神过于紧张；穴位的部位靠近血管或皮肤瘢痕；针尖不够锋利；医者技术不佳或精神不集中，正如《内经》所说"未得其术也"，应努力克服。自古以来，进针的要求并不统一，根据临床习惯大多采用的是单手进针，方法是用拇食二指捏紧针体，微露针尖2、3分置于穴位上，以同手中指按压穴位的旁边，把屈曲的拇、食二指突然坚实而有力地用劲，使针尖迅速透过表皮及真皮。除了一些特定穴（如井穴）大多用这种单手进针法。如手法熟练即可运用速刺法，其要点是手指紧夹针身或针尖，用力迅速将针刺入孔穴。

候气：候气是指针刺后使机体对针的刺激产生反应，患者常常感到针下有异常感觉，术者指下也常有沉紧、吸着等感觉。但由于取穴不当手法操作不适，或者患者气血虚损、经气滞涩不畅等原因这种反应有迟、速的差异，应用一定手段促进反应的产生和显现是候气阶段的内容，临床也叫"催气""导气"之说。

主要的候气法有弹指法、刮针法、飞针法和捣针法。

弹指法

弹扣穴位法：食指与中指相交，食指居上，对准所要刺的穴位，轻轻弹扣数下，弹指用力要均匀。

弹扣针柄法：食指与中指相交、食指居上，或拇指与食指相交，对准刺入穴内的针柄尾部轻轻弹扣，使针体发生微微震颤；也可用食指一指对准针柄弹震，使针体振动。

刮针法

拇指抵住针尾，以食指或中指的指甲轻刮针柄；用拇指、中指挟持针柄，以食指指甲轻刮针柄，由下向上或由上往下。

弹指法、刮针法两法反复操作才能出现效果，不应操之过急、过重。

飞针法

以拇、食二指捻转针柄，旋即放手，再捻再放，如《医学入门》云："以大指次指捻针，连搓三下，如手颤之伏，谓之飞。"此法适用于气血、经气不畅的病人。

捣针法

用右手腕部抖动，使针穴在原部位上下小幅度频繁地提捣。捣与提插不同，捣是在原位上下行针，虽有提插但幅度小频率快且深度不变，一般每分钟可捣 150~300 次。提插则是上下大幅度的升降有明显的深度变化。

④针刺补泻

凡是有助于改善机体虚的状态的手法就可以称为补法，反之则称为泻法。贺老认为针刺以轻、柔、徐为主，刺激量以小、渐、久为主，对机体作用的性质以酸、柔、热为佳，对机体的影响以舒适、轻快、精神振奋为目的的统称为补法。而针刺形式以重、刚、疾为主，针刺质量以大、迅、短为主，对机体产生作用的性质以触电样、快传导的清凉感为佳，对机体的影响以明显触电样麻酥感为佳，从而达到祛邪目的的为泻法。

⑤留针与出针

施用补泻法后，将针置于穴位上停留称留针。目前留针时间一般为 20~30 分钟，但依病情、病种和补泻的不同，刺激形式和留针的时间也应有所不同。贺老用补法时等针穴松动时出针，或重复几次，也在针感消失时出针；泻法则应间断地施以泻法操作直到刺激量达到后出针，亦可一次给足刺激量然后留针至针穴松动时出针。

出针又称起针，是针刺手法中一种重要手技。起得好可以使病人少受痛苦；起得不好则易出血、肿胀、疼痛，甚至产生晕针现象。更不可粗心大意，发生断针。

贺老要求我们在起针时做到。起针必须聚精会神，如思想不集中就容易丢针；漫不经心一抽而出，就会引起出血或造成血肿。出针时押手拿棉球按住穴位，刺手拇、食二指握住针柄往外提拔，然后左手轻轻按揉针孔以免出血。有的穴位组织疏松局部血管多，如头部太阳、听宫、睛明、下关等穴，起针时如不马上按压很容易引起血肿，要特别注意。在运用补泻手法时，为使补或泻得功能状态延续，主张补法起针宜缓，不应在出针时对机体再施以刺激，特别在留针后针下有沉紧感觉的时候，应把针体"顺"至松动后再徐徐出针揉按针孔；

泻法起针宜速，轻轻覆盖针孔即可不必揉按。

微通法被广泛用于临床各科，涉及呼吸、消化、循环、免疫、神经等多个系统的常见病、多发病，以及疑难病症。贺老认为可治疗几百种疾病，其中确切疗效的有约一百多种，不仅适用于治疗慢性疾病如半身不遂、哮喘、眩晕、麻木、皮肤病、月经不调等，也可以治疗一些急症、重症，如晕厥、中风、脑震荡等，有起死回生之效。微通法之毫针刺法是一切针法的基础。

2. 温通法

本法是指用火针和艾条治疗的方法，火针是用烧红的针尖迅速刺入穴内治疗疾病的一种方法。早在《灵枢·官针》中就有"焠刺者，刺燔针则取痹也。""焠"乃火灼之意，"燔针"即火针，是言用烧热的针以治疗痹证的方法。以后的《伤寒论》《千金翼方》《针灸大成》等医籍中均有关于火针的论述，本法具有温经散寒、通经活络的作用，因此临床大多用于虚寒等病证。灸法是针灸疗法中的一项重要内容，能治疗针刺效果较差的某些病证，正如《灵枢·官能》所说："针所不为，灸之所宜，"或结合针法提高疗效。灸法的作用较为广泛，其中最基本的是温散寒邪，《素问·调经论》云："血气者，喜温而恶寒，寒则泣而不流，温则消而去之"，因而灸法同样可用于治疗寒邪为患、偏于阳虚诸证。温通法的特点就是温通，它包括两种治疗方法，即火针疗法和艾灸。火针疗法是将针在火上烧红后迅速刺入人体一定穴位或部位的治疗方法。而艾灸则是用火将艾绒点燃，在一定穴位上，通过不同方法的燃烧来治病。它们的治疗作用都是利用温热刺激温阳祛寒、疏通气血，是通过经络和腧穴的作用来完成的。

（1）火针疗法的操作

①火针针具

火针是用钨锰合金材料制造的，由于火针是在高温加热到针体变红迅速刺入人体一定的穴位或部位,因此要求它的材料应具有耐高温、坚硬挺拔的特点。而且在高温加热的情况下,能保持坚硬不弯曲,具有越烧越硬的性质,这样才能保证针体顺利地穿透皮肤、肌肉组织而针身不弯不折。钨锰合金材料制成的火针能符合以上的要求,所以是理想的针具材料。

我们在临床上用的火针根据粗细的不同可分为三类,种类不同治疗病证也不同。直径为 0.5mm 的火针属细火针,它主要用于面部穴位,因面部神经、血管丰富,痛觉敏感,所以使用细火针可减少痛苦,另一方面不易留瘢痕。除面部外,对体质虚弱及老年人也适宜用细火针。直径为 0.8mm 的火针属于中粗火针,它的适应范围比较广泛,除面部和肌肉组织较薄的部位外,其他的穴位或部位均可使用;而直径为 1.1mm 以上的即是粗火针,主要用于肌肉丰满的部位,还可用于针刺病灶部位,如癥瘕、痞块、疮疡等。

②穴位的选择

火针的运用同样要注意穴位的选择,我们强调根据病人的具体病情、病灶部位,选择适当的经穴、痛点,或在病灶处直接针刺。循经取穴是根据病人的临床症状表现,辨证归经,按经取穴,在经穴上施以火针。痛点取穴,即在病灶部位寻找最明显的压痛点,在痛点上施以火针。此外,还有一种治疗方法即在病灶处或周围进行针刺,火针刺激可使循环改善,组织代谢增强,病灶得以消除,疾病得以缓解。

③火针的施术

火针的针刺方法可分 4 种:点刺法、散刺法、密刺法、围刺法。其中点刺法适用于针刺穴位,而后 3 种方法适用于针刺病灶的部位。

点刺法:根据临床症状和辨证归经,在经络上选择一定的穴位施以火针;或在病灶部位寻找最明显的压痛点在"阿是穴"上施以火针,这都属于点刺法,主要适用于肌肉、关节病变和各种神经痛。

散刺法:是将火针疏散地刺在病灶部位上的一种刺法,通过火针的温热作用温阳益气，改善局部气血运行使经络畅通，从而达到缓解麻木治疗瘙痒，定痉止痛的功效。散刺法的针距一般为1.5cm，多选用细火针，进针较浅。

密刺法：用火针密集地刺激病灶局部的一种刺法。此法主要适用于增生、角化的皮肤病，如神经性皮炎等。针刺时的密集程度取决于病变的轻重，一般间隔为1cm，病重可稍密病轻则稍疏。如病损部位的皮肤厚而硬，针刺时可选用粗火针，反之则用中粗火针。针刺的深度以刚接触到正常组织为好，过浅过深都不适宜。

围刺法：是用火针围绕病灶周围针刺的一种针刺法，可以温通经脉，改善局部气血循环，促进组织再生。主要适用于皮外科疾患。围刺法所用的针具为中粗火针，每针间隔为1~1.5cm为宜。针刺的深浅视病灶深浅而定。

火针的行针方式有其特点：火针疗法以快针为主，大部分情况不留针，进针后迅速出针，整个过程只需要十分之一秒时间，所以快针是火针疗法的主要运针方式。有些病人需要留针，即要求火针刺入穴位或部位后留针1~5分钟然后再出针。在留针期间术者同样可行各种补泻手法，或留针而不行手法待正气自复。在留针期间可使火针的热力慢慢消散，并通过补泻手法使邪气祛除，正气恢复。此法具有祛腐排脓、化瘀散结之功，适用坏死组织和异常增生一类的疾病，如淋巴结核、肿瘤和囊肿等。

具体操作分5个步骤：消毒、烧针、进针、出针和留针。

消毒：在选择的穴位或部位上先用2%碘酒消毒然后用75%的酒精棉球脱碘以防感染。针刺破溃的病灶时可直接用酒精或生理盐水消毒。

烧针：消毒后点燃75%的酒精棉球（目前临床很多都用止血钳夹住的酒精棉球），押手将棉球移近针刺的穴位或部位，刺手以握笔式持针将针尖针体伸入外焰，根据针刺深度决定针体烧红的长度。在使用火针前必须将针烧红，针红则效力强痛苦少，祛疾彻底且取效迅速。

进针：将针烧至通红时，迅速将针准确地刺入穴位或部位，并快速将针拔出，这一过程时间极短，要求术者全神贯注动作熟练敏捷。

出针：火针进到一定深度后迅速出针，然后用消毒干棉球揉按针孔使针孔闭合，防止出血或感染。如需排血或排脓，则应使血或脓出净后，用干棉球擦拭针孔即可。

留针：火针疗法以快针著称，大多数不留针。只有当用于祛瘤、化痰散结时可以考虑留针，时间控制在 1~5 分钟即可出针。

④注意事项

精神过于紧张、饥饿、劳累的患者，以及大醉之人都应禁用火针；患有糖尿病的人，禁用火针，因其针孔不宜愈合，易造成感染；人体的有些部位，如大血管、内脏以及主要的器官处，禁用火针；面部应用火针需慎重，古人认为面部火针后局部有可能遗留小瘢痕，因此主张禁用，但如我们在操作时选用细火针浅刺，则不但可以治疗疾病，而且不会出现瘢痕，因此禁用火针在面部，不是绝对的。在火针治疗期间应忌房事，忌食生冷食物；火针治疗后还应禁止当天沐浴，以防针孔感染。

⑤火针的作用

壮阳补肾、升阳举陷：因火针具有增强人体阳气、激发经气、调节脏腑的功能所以能壮阳补虚、升阳举陷。临床上可治疗阳痿、遗精、胃脘痛、胃下垂、阴挺等病。

疏通经气、宣肺定喘：火针可通过温热作用刺激大杼、风门、肺俞、定喘等穴，温化肺之寒邪，疏通肺之经气，经气宣通则可祛除邪气，邪气出则肺气得以宣发、肃降，而喘息自止。

助阳化气、消癥散结：火针既有温热助阳激发经气的作用，又能助阳化气使气机疏利津液运行，凝滞之痰湿邪气因而化解。临床多治疗腱鞘囊肿、脂肪瘤、纤维瘤、子宫肌瘤、卵巢囊肿等病。如病灶在体内的针刺宜深使癥结消于体内，如在体表的针刺则宜浅使病邪排于体外。

攻散痰结、消除瘰疬：故此病的发生多与痰有关，而火针可温通阳气、攻散痰结、疏通气血、消积化瘀，故可治疗瘰疬。再配合体针，调节脏腑，舒肝解郁则疗效更好。在治疗时一般用中粗火针用点刺法。

祛寒除湿、通经止痛：引起疼痛的邪气多为寒邪，而火针是一种有形无迹的热力，可以温其经脉，鼓动人体的阳热之气，因而可以驱散寒邪，使脉络调和疼痛自止。另外，风、湿、热邪等也可引起疼痛，如为风邪所引起的，也可以利用火针治疗，如因湿邪引起，则可利用火针的通经络、行气血的功能攻散湿邪，或利用它助阳化气的功能，使气机疏利，津液运行，从而祛湿邪，达到治疗疼痛的目的。

生肌敛疮、去腐排脓：临床上治疗脓肿已成而未破溃的，可用火针点刺，一针或多针，使脓排出，脓肿消除。对于脓肿破溃，疮口久不收口，或因其他疾病引起皮肤表面出现慢性溃疡，经久不愈的也可用火针治疗。治疗时多选用中粗火针用围刺法，如疮口大且有腐肉可在中心点刺。

助阳益气、解除麻木：麻木属感觉异常的一种病变，尽管麻木之症复杂多样，但其发病机制都因脉络阻滞，阳气不能使营血濡养经脉肌肤所致。而火针能温通助阳，引阳达络，使气致血通，麻木自除。操作时采用散刺法，选择细火针。

温通经络、祛风止痒：痒多与风邪有关，风邪为外邪入侵或气血生风所致，火针疗法具有温通经络行气活血之功，可促进体表气血流动加强营养，从而驱动风邪无处存流，血足风散则痒止。具体治疗时可用粗火针点刺病变局部，或用细火针，针刺曲池、血海、风市等穴。

运行气血、解痉止挛：火针疗法可促进气血运行，增加局部的血液供给，祛除风邪营养筋脉，则拘急、抽搐自止。多选用细火针，点刺局部。再配合体针，平肝息风、补气祛痰则疗效更好。

引热外达、清热解毒：经过临床证明，火针疗法有引气和发散之功，因而可使火热毒邪外散，达到清热解毒的作用。临床可治疗乳痛、颈痛、背痛、缠腰火丹及疟腮等。

健脾利湿、温中止泻：火针具有增强人体阳气，调节脏腑的功能，可燥湿利湿，临床多用中粗火针快速点刺法。

补脾益气、通利筋脉：临床上火针可以用治痿证。因火针能助阳气行气血，使脾胃气盛，则气血生化充足，筋脉得以润养，肌力增强，肌肉丰满。治疗可选中粗火针点刺法。

通经活络、散瘀消肿：扭伤后局部组织可出现肿痛，火针能温通经络行气活血，故可祛瘀消肿止痛。治疗多选对侧阿是穴，用点刺法。

贺老根据临床需要倡导、挖掘、应用、发展了这一传统的治疗方法，扩大了临床上的适应证，使火针疗法的治疗病种达 100 多种，特别对于一些疑难杂病取得了很好的疗效。如痿躄、耳鸣、耳聋、外阴白斑、痉挛、肌肉跳、麻痹、麻木、湿疹等。

（2）艾灸

①温和灸

温和灸是常用的灸法，比较便捷易行。施灸时将艾条的一端点燃，对准应灸的腧穴部位或患处，约距皮肤 2~3cm 左右进行熏烤，使患者有温热感而无灼痛为宜，一般每处灸 5~10 分钟至皮肤红晕为度。如果觉得大热时即可缓慢作上、下、左、右或回旋之移动，使温热连续刺激。对于局部知觉迟钝的患者，医者可将中、食指分开，置于施灸部位的两侧，这样可以通过医者手指的感觉来测知患者局部的受热程度，以便随时调节施灸的距离和防止烫伤。

②温针

亦称温灸针、针柄灸或热针，它是在针刺后于针尾处点燃艾绒加热针体的一种针刺法。通过艾火之温热以达温通经络、疏行气血的目的，用以治疗寒郁经络、痹阻气血所致疾病，可起到针刺与艾灸的双重作用。对一些慢性消化不良、慢性肠炎也有较好的疗效。

③艾灸注意事项

选穴少而精：贺老在临床上往往只取一两个穴，却能取得很好的疗效。

配穴原则：治全身性或内脏疾病时一般为双侧取穴，治局部病或一个肢体的病可单侧取穴。

灸法的程度：在施灸时要根据病情轻重的不同、部位深浅的不同选用不同的方法。贺老认为灸法既然是一种温热刺激就必须达到一定的温热程度，决不能草率。特别是对于长期慢性且体质偏弱的患者还可使用艾炷灸。

治疗顺序：在治疗时如果上下前后都有配穴，原则上应先灸阳经后灸阴经；先灸上部后灸下部，先背部后胸腹，先头身后四肢。

灸法的疗程：急性病一般一天可灸 2~3 次；慢性病可隔日灸，10~30 次为一疗程。此外施灸法治疗要有耐心，灸同"久"，必须长期坚持下去方能收效。

3. 强通法

强通法指的是放血疗法，是用三棱针或其他针具刺破人体一定部位的浅表血管放出适量的血液从而治疗疾病的针刺方法。三棱针即《灵枢》中所说的"锋针"，其具体刺法有"络刺""攒刺""豹文刺"等不同记载，均属于强通的范畴。该法可算是简捷有效的方法，贺老多用此法治疗血瘀络阻之疼痛病证。《千金翼方》曾云："诸病皆因气血壅滞，不得宣通。"《素问·三部九候论》也说："必先去其血脉而后调之，无问其病，以平为期。"可见刺血疗法在针灸治疗中所处的地位是非常重要的。关于刺血疗法出血量的多少非常值得重视。《内经》屡次提出放血要放到"血变为止"，清代徐大椿亦云："凡血络有邪者，必尽去之，若血射出而黑，必会变色，见赤为止，否则病必不除而反为害"（《医学源流论》）。贺老在运用本法中，突出了一个"强"字，对丹毒、静脉曲张、静脉炎等病临床操作时在地上铺上报纸，令患者将肢体抬起，用三棱针放血让血液自然流出而不用立刻止血，待到血色由紫暗转至鲜红后再进行处理。从中医学"祛瘀生新"的理论来看此种方法属于治本之法。西医学研究发现，放血疗法可以调节人体多个系统，是通过很多途径而治疗疾病的。如放血疗法可改善血管弹性，扩张血管，改进微循环；对神经、肌肉的生理功能有良好调整作用，并可调动人体免疫功能，激发体内防御功能；还可以退热，并对消化、呼吸、内分泌等各方面均有良性调节功效。

（1）强通针具及刺法

①强通针具

临床上所需的常用用具有四种：三棱针、梅花针、火针、火罐等。

三棱针：尖端呈三棱形，针尖锋利，针体较粗，古称"锋针"。一般用不锈钢制成，分大、中、小三号。是临床放血的主要针具之一，一般在需要放血量较多时使用。

梅花针：即皮肤针、七星针，由5~7枚不锈钢针集成一束，或如莲蓬形固定在针柄的一端而成，是在古代镵针的基础上演变而成。适用于浅刺皮肤出血，具有刺激面广、刺激量均匀、使用方便等优点。

火针：火针经烧灼后使用，分为粗、中、细三型。既需使用火针又需放血时最宜。

火罐：可作为放血的辅助用具，刺络拔罐可加强放血治疗的作用。

另外，注射针头、小手术刀片等也可作为放血用具。

②强通刺法

强通的刺法有多种，各有其特点和适用范围。

速刺法：即点刺法。先在针刺部位揉捏推按，使其充血，然后右手持针迅速刺入皮下 0.5~1 分，立即出针，挤压针孔周围，使血液流出，数滴即可，最后以消毒干棉球按压针孔。此法用于井穴、十宣穴及耳尖等末梢部位。面部穴位放血也多用速刺法，如印堂等皮肉浅薄部位可提捏进针，即左手拇食指将针刺部位的皮肤捏起，右手持针，从捏起的上端刺入，点刺即可。

缓刺法：适用于浅表静脉放血，如尺泽、委中等肘窝、腘窝部位放血最宜此法。操作时用橡皮止血带系在所刺部位的上端或下端，施术者右手拇食中三指持三棱针，对准穴位或静脉努起处，徐徐刺入 0.5~1 分深，然后将针缓缓退出，血即随针流出，停止放血时，将橡皮止血带解开，用消毒干棉球揉按针孔，血即可自止。

挑刺法：适用于胸腹背部、头面部穴位及肌肉浅薄的部位，如很多疾病发生时会在身体的不同部位显示出类似丘疹的反应点，挑刺这些反应点即可治疗疾病。施术者押手按压施术部位的两侧或夹起皮肤使皮肤固定，刺手持三棱针将表皮挑破使血或黏液流出，最后行无菌消毒。

散刺法：用三棱针在病灶周围上下左右点刺数针或十数针，然后用手轻轻挤压局部，使之出血。此法多用于痈肿、痹证及皮肤病等。

叩刺法：此法常用梅花针，将针具和皮肤消毒后针尖对准叩刺部位，使用手腕之力将针尖垂直叩打在皮肤上并立即提起，反复进行。根据不同情况分别选用弱、中、强三种刺激强度，可使局部微量出血。神经性皮炎、顽癣等皮肤病，神经性疼痛及皮肤麻木等均宜于此法治疗。

针罐法：多用于躯干及四肢近端等肌肉丰厚处，是一种针刺后加拔火罐的治疗方法。消毒后先用三棱针或皮肤针针刺局部，然后在局部拔罐，5~10分钟后待罐内吸出一定的血液时起之。丹毒、扭伤、乳痈、白癜风、痤疮等疾病可采用此法治疗。

火针法：是一种火针和放血结合的疗法，具有双重功效。将火针烧热后刺入一定的部位使血液流出。此法多用于治疗下肢静脉炎、下肢静脉曲张、血管瘤、疔毒等病。

（2）放血疗法的特点

放血疗法同样需要较强的针刺功底，本法具有副作用少、适应证广，取效快捷等特点，该法无特殊设备要求，紧急情况下即使用普通缝衣针经消毒后也可作为工具使用。但由于属于有创性的方法因此对于消毒的要求比较高，同时根据不同病情需要在治疗前进行有关血小板、出凝血指标的检测，以免造成异常情况的发生。除此之外放血疗法是比较安全的，且不像药物那样有副作用，很多科疾病都可采用放血疗法治疗。目前有报道的，放血疗法所治疗的疾病已达百余种，涉及范围很广，很多疾病采用放血疗法后，可收到立竿见影之效。

（3）放血疗法的作用

退热：张景岳曰："三棱针出血，以泻诸阳热气"，肯定了放血疗法的除邪泻热功效。

止痛：放血疗法直接迫血外出，使气血调和经脉通畅，也即"通则不痛"之意，故临床上很多痛证放血后疼痛可即可明显减轻或痛止。

解毒：放血不仅使毒邪随血排出，还可抑制毒邪扩散理气调血，使机体恢复正常。对红丝疗、毒邪壅盛的疮疡等有满意的疗效。

泻火：对于外感之温热邪火以及心火亢盛之口舌生疮、神昏谵语、肝胆火旺引发的暴发火眼、头晕目眩等症，都宜用放血疗法。

止痒：痒症多与风邪有关，邪气多依附于风而侵犯人体，风邪善行而数变，"治风先治血，血行风自灭"这是治风邪的重要治疗原则。放血后血脉通畅则风邪无所存留，风祛则痒止。因此，很多皮肤科疾病常用放血疗法治疗。

消肿:"肿"大多由气血滞涩经络瘀阻而成,依据"菀陈则除之"的治疗原则,使用放血疗法直接排除经络中瘀血使经络畅通无阻,肿自然可消。

除麻:麻木多因气虚乏力不能使血达于肌肤所致,麻木以肢端最为常见,毫针针刺井穴或十宣穴,放出少量血液,血行则气通,气机得以鼓动而使血液达于肢端,濡养肌肤而麻木自止。

镇吐:放血能泻热降逆疏导气机,调节消化系统,从而使胃气平呕吐止。

止泻:肠胃积滞化热和时疫疠气所造成的泄泻最宜放血治疗。放血可泻热解毒,调畅气机,升清降浊而止泻。

救急:放血疗法有启闭醒脑、凉血开窍之效。《素问·缪刺论》载"尸厥"之证就以刺血为要。凡卒倒、昏厥、狂癫等急症放血均为简便有效的救急措施。

(4)选穴特点

放血疗法临床运用时具有两个特点。

按腧穴取穴:放血疗法选用特定穴较多,因其具有特殊的治疗作用故常作首选,如急性腰扭伤的病人可以选取委中穴放血,急性喉痹可以在少商、商阳放血等。放血疗法选用的奇穴也较多,奇穴对某些病证具有特殊的治疗作用,如耳尖、太阳放血治疗红眼病,高血压的病人可以直接在降压沟进行放血。除常规取穴外放血疗法还经常选用经验穴,如高烧的患者可以选取大椎穴进行放血可降温,耳背血管放血治疗头痛、头晕;身柱、大椎放血治疗疟疾等。

按部位取穴:对于具体病人还要根据疾病种类采用不同部位取穴,概括起来常用的有三种。

取反应点是最常用的,某些疾病的发生发展过程中,在经络循行的通路上或在某些穴位上会有压痛或类似丘疹样改变,这些就是反应点，是体内脏腑之气在皮部的反应。因为十二皮部是十二经脉之气表现于体表的部位，也是络脉之气散布的所在，故在反应点放血，可以调节经脉之气，治疗脏腑病变。例如疼痛、麻木等。

血管的显露处也是常选用的，头面、舌下、腘窝都为静脉显露之处，有些穴位周围的静脉也比较明显。发生病变时，静脉的形态和颜色均可能发生变化，在该处放血既易于出血又奏效快捷。例如静脉曲张就是要选取最充盈最隆起的血管部位。

再有就是取病灶局部，即直接在病灶处放血，疮疡、急性扭挫伤及多种皮肤病都适合此法治疗。例如带状疱疹急性期就要在皮损病灶的两端（龙头龙尾）进行放血。

放血疗法所治疗的疾病涉及范围很广，主要应用于清热泻火、止痛、消肿、治麻、镇吐、止泻、救急危症等方面。可治疗发热、疼痛性疾病、疮疡、口舌生疮、暴发火眼、头晕目眩、呕吐、泄泻、昏厥、狂癫及一些皮肤病等。

4. 三通法的学术思想和思辨特点

（1）"病多气滞"的病机学说

不同疾病的病因有内伤、外感、七情、六淫，还有饮食劳倦、跌打损伤等。但在任何疾病的发生过程中，气滞是非常重要的病机之一。当人体正虚或邪实之时，致病因素干扰了人体脏腑和经络的正常功能，出现了经络不调气血郁滞。经络是病邪由外入内的通道，具体表现为相应经络不调，气血运行不畅。如外邪侵袭，邪入经络，则使经络中的气血运行不畅，病邪通过经络由表入里，则出现脏腑病变，又因气血是脏腑功能活动的基础，气血不和则出现脏腑病变，脏腑病变也可反映在相应的经络上，表现为经络中的气血运行不利。所以说疾病的产生，多由于气血不通。《素问·调经论》："五脏之道，皆出于经隧，以行气血，血气不和，百病乃变化而生，是故守经隧焉。"

《灵枢·经脉》："经脉者，所以能决生死，处百病，调虚实，不可不通。"七情出于五脏，七情过激则能直伤内脏，导致脏腑气机失常而发病，气病及血，气血瘀滞，经络不调。饮食不节、劳倦太过也可使经络空虚或邪气内停，使经络中气血不畅而致病。故疾病之传变均通过经络进行，均表现为经络不调，气血郁滞，故针灸治疗各种疾病的作用在于调气血，通经络。因此在任何疾病的发展过程中，气滞是不可逾越的病机，气滞则病，气通则调，调则病愈，故称"病多气滞"。正如《千金翼方》所云："诸病皆因气血壅滞，不得宣通。"

（2）"法用三通"的治疗法则

"三通法"的关键在于"通"和"调"，"通"是方法，"调"是目的。"通"和"调"表达了"三通法"的理论基础，反映了针刺治疗疾病的基本原理为通经络、调气血。"气血不通"是各种疾病的共同机制，选择适当的针灸方法，通过不同的渠道疏通经络、调节气血，三种方法有机结合，对证使用，称为"法用三通"。疾病不论虚实，皆可用"三通法"，多种不同的治疗方法结合应用是针灸治疗疾病的重要途径。例如，对于实证，可借助毫针的泻法、火针的温热、主升主动、行气发散之性，放血的决血调气之功，共同调气血，激发经气，泄除实邪。虚证是人体阴阳脏腑气血不足而导致的疾病，气血是脏腑经络活动的基础，虚证的本质是气虚血亏，气血运行不畅，可借助毫针的补法，火针的温热助阳益气，放血的决血调气，激发气血来复，达到扶助正气，使气盛血充的目的。故无论疾病发展的不同阶段，无论外感、内伤、寒、热、虚、实，仔细把握病机的演变，将三种方法有机结合使用，运用更加丰富完备的针刺治疗技术，获得更好的疗效。

（三）跟师笔记

从北池子开始到搬回医院总部，贺老的病人总是很多，半天门诊要诊治数十位患者，针灸又与其他科室不同，除了看病更多的时间是要进行治疗，因此比较费时。正式拜师前我印象中贺老最高一次的门诊量是半天时间看了108位患者，工作强度可想而知，每到贺老出诊的那一天在候诊的前台都挤得满满的，这其中有一部分是脑瘫患儿，因此吵闹哭喊的声音此起彼伏。最初我还想象遇到特殊的病例可以随时向老师请教，但几次过后我就打消了这个念头，因为那是根本不现实的，众多的患者让老师无暇回答，一上午经常连喝水的时间都有限，等病人全部散去基本过了午时，看着年过古稀的贺老那一脸疲倦也实在不忍再张口。私下里我向师哥们求教，他们告诉我只有自己认真思考、慢慢领悟是比较可行的，为此在跟随贺老的三年时间里，自己已经养成了随时记笔记的习惯，遇见特殊的病例首先把贺老选取的腧穴、采用的针法以及与病人交谈的内容记下来，然后带着这些问题翻阅书籍查找资料，一般都是当天及时记笔记以免遗漏，虽然不是长篇大论但的确是点滴体会，以致后来所写的论文都是将这些零散的笔迹进行整理加以论述提高而成的。它真实地记录了跟师的每一个细节和过程，也是自己认识提升的一个轨迹，如今回头翻看仍别有一番趣味。

跟师笔记有几个特点：大多数是就随诊中所见病种的病因病机治疗方面的认识，特别突出贺老在诊治全过程中的特色；其次是贺老对某些腧穴的新颖应用，包括所用的针法、针刺的配穴和把握的时机；再有就是对针灸辨证应用的了解和认识。总之是以跟师中所见的病种为中心，像外阴白斑、面肌痉挛、静脉曲张、脑瘫、皮肤病等以及火针的应用都是以往从未见过的或者从不知道可以用针灸进行治疗的。

1997.5.7

中风的临床表现很多，病因也比较复杂，但临床上以阴虚阳亢较多见，所以贺老用四神聪醒脑开窍，肢体穴位疏通经络、平肝息风。而听宫为手太阳经穴，且为手足少阳与手太阳经交会穴，贺老常取之治疗中经络，尤对上肢症状效果明显，列缺为八脉交会穴，常配合听宫使用，环跳则以疏通局部气血见长。在中风的治疗中贺老还不失时机地运用了三通法，除了广泛地应用了毫针刺法以外还配合火针和放血。贺老认为阳明经多气多血，火针刺之可激发经气、行气逐瘀、通经活络、营养经脉，所以在治疗中常用火针点刺患肢相关穴位以达温通血脉之功。

1997.5.9

面瘫的致病原因多由脉络空虚，风寒之邪乘虚侵袭阳明、少阳脉络，以致经气阻滞，经筋失养，筋肌纵缓不收而发病，贺老治疗面瘫的方法为祛风通络通调气血，取穴以面部穴为主，主要有：阳白、四白、颧髎、下关、地仓、颊车、丝竹空、攒竹、承浆、合谷、太冲等穴，取穴以患侧为主，取通调气血之意，合谷散风活络，又为四总穴之一，"面口合谷收"。面瘫病人进针宜浅，尤其在发病早期不宜施以重手法，病程长者可配合火针点刺局部以濡润肌肉温通经络。此外，贺老对面瘫患者特别要求禁欲。

1997.5.16

面痛即三叉神经痛，贺老认为多因外邪侵袭或肝气郁结、肝郁化火或胃火上冲或阴虚火旺等因致面部经气阻滞。治法为祛风散热清肝泻胃，滋补肝肾通络止痛。取穴原则为远近取穴相结合，以面部穴位疏通局部气血，远部穴位进行整体调节。天枢为足阳明经穴又为手阳明募穴，刺之可疏阳明经气祛阳明之邪，面部正为阳明经之分野，故贺老常取之治疗面痛；太溪为肾经所属，善于补阴，阴液充足则虚火自息而疼痛可止。

1997.5.23

在贺老诊治的儿科病证中小儿弱智占很大比例，该病以智能障碍为特征，中医称之为"五迟""五软"。弱智临床表现各异，轻者仅表现为理解能力差，运算困难，略重者吐字欠清，精细动作困难，严重者则智能低下，生活不能自理。贺老治疗弱智的方法为：填髓通督、健脑益智，针刺取穴为：四神聪、百会、哑门、大椎、通里、照海、心俞、谵语等，从穴位的组成可以看到贺老非常重视督脉的作用，他认为督脉"并于脊里""入脑"，故取督脉之穴以通调督脉经气，充实髓海，健脑益智。心俞、谵语为膀胱经穴，贺老取之用于神志疾患，心经络穴通里常与哑门共用以通窍增音，治疗舌强不语，与八脉交会穴之照海穴配用可清心益肾、醒脑开窍，诸穴合用以济填脑补脑通督益智之功。

1997.5.30

临床上耳鸣耳聋患者较多，贺老认为大致可分为实证虚证两类，前者多由肝胆之火上逆，少阳经气闭阻或感受外邪壅遏清窍所致；后者因肾虚气弱精气不能上达于耳所致。治疗法则分别为清泻肝火和补益肾精，主穴为听宫、翳风、中渚，实证可配合谷、太冲，虚证可配太溪、筑宾。三个主穴均为阳经穴，可疏通耳部气血，止鸣复聪，配四关穴清泻火热、开窍启闭；配肾经原穴太溪和筑宾善于滋阴补肾，肾精充足则耳窍得养。

1997.6.6

面肌痉挛可由风寒侵袭，也可由阳亢风动所致，治疗以温散风寒，息风解痉为主，贺老临证时多取阿是穴、局部穴，并运用火针治疗。火针具有温阳散寒、疏通气血的作用，气血调畅，正气充实则邪散风息而面止。治疗时应隔2~3天一次，且不可反复点刺同一部位，以免影响正气来复。除了治疗以外，贺老认为情绪、饮食也应注意，不宜七情过度及过食肥甘。

1997.6.13

中风以半身不遂、语涩等为主要临床表现，根据病因病机的不同治疗方法也不一样，贺老采用的治则是疏通经络、调和气血，清火降逆、启闭开窍，以及回阳固脱。在具体应用时又根据不同症状选用不同穴位。中经络者针刺四神聪、合谷、阳陵泉、足三里、太冲，病在上肢可配合听宫、列缺、肩髃，病在下肢可配合环跳，语言不利者针金津、玉液、廉泉、通里、照海；中脏腑者根据闭证和脱证的不同分别取人中、劳宫、井穴和关元、神阙。

1997.6.20

痹证是以疼痛为主要症状的一类疾病，它可出现在多种疾病中。引起疼痛的病因很多，侵犯人体的方式和途径各不相同，因而疼痛所表现的症状也不尽相同，但是引起疼痛的共同病理基础是一致的，即"不通则痛"，这是导致疼痛的最终原因。不通是指气血运行障碍，包括运行不畅和瘀滞不行，因此气血运行障碍是疼痛的病理基础，疼痛是气血运行障碍的外在表现，二者可以说是现象与本质的关系。针对这类病证贺老在临证时运用三通法进行治疗，效果普遍较好。从多年的临床经验中也证实针灸对疼痛的治疗是一种既快捷又经济的方法。

1997.6.25

针灸科泌尿系结石病人亦较为多见，结石属于石淋、砂淋的范围，贺老认为针灸对于泌尿系结石引起的疼痛具有奇效，而且还具有排石的作用。经常选用的穴位有中封、蠡沟、关元、三阴交、天枢、水道等等。中封、蠡沟均为肝经之穴，蠡沟还是络穴，别走少阳，与三焦相通，两穴合用有疏肝理气、通结止痛利尿的作用；关元为任脉穴，又是小肠经募穴，有增强肾之气化的功能；三阴交可健脾补肾、调气利水；天枢、水道同为阳明经穴，具有理气消滞、通利水道之功；诸穴配伍共达调整气机、培补脾肾、通利水道之目的。除此之外，我体会以上穴位的归经也很重要，肝经过阴器，抵小腹，任脉起于下级之俞，阳明胃经行于腹部，这也是选穴的原则之一。需要强调的是，贺老认为若结石较大，位置较高，或并发严重感染者，则应考虑外科治疗，不可单纯依赖针灸，以免延误病情。

1997.6.27

鼻塞作为一个症状很常见，患者伴有流涕、打喷嚏或者嗅觉减弱，可见于多种疾病，中医学认为主要由于肺气虚弱，卫表不固，外邪袭肺或肾脾气虚，肺窍失养或壅塞而致病。来针灸科求治的病人一般均为其他效果不满意者，故病程比较长，对待这些病人贺老在治疗上以补肺祛邪通利鼻窍为大法，选用迎香、印堂、上星、合谷等穴，合谷善治头面诸疾，通调阳明经气，余穴通利鼻窍。在针刺方法上经常微通与温通并用，即毫针配合艾灸，效果满意。

1997.7.3

皮肤科疾病包括的病种很广，临床上来求助于针灸治疗的患者，大多已经经过了皮肤科、外科或者内科的治疗，由于效果不佳才来到针灸科，因此一般病程偏长，病情略重，治疗起来需要时间。但是从另一个方面也给治疗提供了信息，可以少走弯路。从贺老治疗这类疾病的实践中可以看出，贺老治疗本病除了运用毫针刺法以外更多的是运用火针和三棱针，这主要与皮肤病的病因病机有关。临床较为常见的病大致以湿疹、痤疮、黄褐斑、白癜风以及斑秃为主，从这些疾病的病因看虽有各自的特点，但不外乎风寒袭表、湿热内阻、肝郁气滞、脾胃失和、血虚内热、肝肾两虚以及气血不调等，针对这些情况贺老选用温通法之火针以温通经脉、散寒燥湿；强通法之三棱针以活血化瘀、养血润肤、疏风清热，再配合运用微通法之毫针刺法，获得满意疗效。

1997.7.5

中风病人失语者不少，很多情况下肢体功能已经基本恢复，但语言功能仍较差，对这些病人贺老选用金津、玉液放血。该穴为经外奇穴，点刺出血可调血行气，擅长治疗语言蹇涩、失语等，此外在穴位配伍上贺老还习惯选用特定穴，如配合通里、照海、太溪等穴，通里为手少阴之络穴，络脉系舌咽，相辅相用，利于咽喉；照海为八脉交会穴，通于喉咙；太溪为足少阴原穴，上行之脉沿喉咙上于舌根部，可疏通经脉，以通舌窍。

1997.7.12

消化系统疾病临床表现症状比较多，一般以恶心呕吐，呃逆吞酸，胸腹胀满，纳食不甘以及大便异常为主，在临证治疗中贺老非常重视调补脾胃之气，顾及后天之本，在治疗选穴中注意进行辨证取穴，因此能够收到满意效果。在众多脾胃疾病中，有因情志不遂而致肝郁不疏从而横逆犯胃者；有因饮食不节损伤脾胃而致气机升降失司者；有过食寒凉及油腻而伤及脾胃而令纳呆者；也有年老体弱脾胃失其健运者，因此在临证选穴中要因人因证选择不同穴位，达到治疗的目的。

1997.7.19

颤证是以头部或肢体摇动、颤抖为主要临床表现的一种病证，轻者仅有头摇或手足微颤，尚能坚持工作和生活自理，重者头部振摇大动，两手及上下肢颤动不止。本病多由肝肾阴亏，气血不足，筋脉失养，虚风内动而致；或风火夹痰互阻络道而致。根据"诸风掉眩，皆属于肝"的理论，贺老治疗本病的方法是平肝息风、清火化痰、补气养血，取穴以阳经穴为主，特别是以有阳脉之海之称的督脉穴为主。比较常用的穴位有：四神聪、大椎、长强等穴，用来发挥潜阳平肝、调和气血之用，有时也配合合谷、太冲穴以开窍醒神。

1997.7.26

咳嗽的针刺治疗大法可分为散风祛邪、健脾化痰、泻肝肃肺、益阴清热。主穴为大杼、风门、肺俞，三个穴均为足太阳经穴，太阳主一身之表，大杼为手足太阳经交会穴，风门为风之门户，肺俞为肺脏之气输注之所，三穴共济宣肺止咳之效。临证时还应结合不同证型灵活选配其他穴位，对慢性患者平素可艾灸风门、肺俞等穴。

1997.8.2

目前小儿癫痫比较多，针灸临床上以原发的为主，贺老根据不同情况分别采用醒脑息风、豁痰开窍和扶正补虚、养心安神之法。平素贺老选用较多的穴位有：百会、大椎、腰奇、合谷、太冲等。在具体针刺时要求大椎针尖朝下，腰奇针尖朝上，均将针卧倒沿皮刺，深度为3.5寸。综观这些穴位可以看出阳经穴位为主，究其原因仍应从阳主动阴主静来考虑。此外，贺老强调本病无论在发作期还是在间歇期均应坚持治疗不可间断。

1997.8.6

眼科疾患主要有：视物模糊、羞明、斜视及视力减退等，贺老在临证时实证者用清火祛风明目法，虚证者用补益肝肾养血通络法，经常采用的穴位有：睛明、光明、曲池、合谷等。在急性期时还可配合放血治疗，以散风清热解毒，选用的穴位是耳尖曲池。另外臂臑穴作为治疗眼疾的常用穴，此为贺老的经验穴，文献中已经有多次报道，目前机制尚不明确，但临床效果满意，应该深入研究。

1997.8.13

贺老在针灸治痛方面有独到之处，主要通过三个途径来实现：第一病因治疗，这是贺老常用的临床思路之一，也是治本之法，寒证多用火针艾灸，瘀血多用放血，气滞则用行气，从而使邪去脉通痛止。第二病机治疗，疼痛的病机是不通，贺老运用不同方法使脉道通调，促进气血运行，使其达到"通"的状态，改善致痛的病理条件，起到治痛的作用。第三对痛证的治疗，在针后较短时间内将病因和病理变化消除是不容易的，而取得的即刻效应只能是对痛觉反应的阻断，以达到"住痛移疼"的目的。

1997.8.20

在跟随贺普仁老师的临床实践中发现：贺老在很多时候用穴较少，甚至只选用一个穴进行治疗，而效果却很好。对此我有意进行了观察学习，初步对此种方法有了一些肤浅的了解和认识。对于选用一个穴位进行治疗的方法贺老称之为单穴治疗，目前在针灸界也有人将此概之为"独穴疗法"的名称。《内经》中记载的针灸治疗疾病多以单穴疗法为主，大约有六十种左右的病证采用了单穴治疗，从内容实质上可以看出这种疗法是伴随着针灸学的产生而产生的，最早的针灸疗法多以单穴疗法为主，以后逐渐发展为多穴。

1997.8.27

淋证以尿频尿急或尿痛为主症，多因湿热蕴结下焦使肾与膀胱功能失调所致，治疗时常选用关元、中极、三阴交、水道等穴，关元一穴有较强的壮阳作用，刺之可助阳加强膀胱气化功能，中极为膀胱经之募穴，主治因膀胱不利引起的一切疾患；水道、三阴交可通利水道调节水液代谢，有尿痛时加中封可调畅气机、疏利水道。

1997.9.4

中风后遗症患者的病程较长，人数也多，很多人会出现肌张力增高，关节挛缩等证，而且较难逆转，治疗棘手，贺老运用火针点刺局部可降低肌张力，缓解挛缩，八风、八邪为经外奇穴，可帮助恢复患者的手足功能。临床上贺老还善用放血疗法，对高血压患者用三棱针速刺四神聪，深度为1~2分，挤出血液数滴。四神聪位于头顶部，其功效《圣惠方》云："理头风目眩，狂乱风痫。"《类经图翼》云："主治中风，风痫。"该穴具有平肝息风潜阳之用，故对血压高患者用之有效。综观贺老在中风治疗中运用不同治法可以看出：贺老临证选穴有法有方，穴位配伍严密精当。

1997.9.11

贺老治疗各种疼痛是通过多方面来实现的，在抓住气血运行障碍这一主要矛盾的同时，采用适当的针法，因而取得满意疗效。比较有特色的是：腰部及下肢疼痛常选用养老、伏兔；养老为太阳之郄穴，常用于急性和剧烈疼痛，伏兔为阳明之穴，可鼓舞气血以养肌肉。对瘀血疼痛采用放血疗法无疑可收到事半功倍之效。伴麻木者用火针以温通气血，肩痛者用缪刺以收佳效。

1997.9.15

丘墟是贺老常用的穴，主要治疗肝胆疾患和少阳经分布区域内的病变，如：胆囊炎、胆结石、带状疱疹、疝气等病，同时治疗因肝胆功能失调所致的胸胁胀满疼痛、目痛、耳鸣耳聋等症，收效显著。丘墟为足少阳之原穴，具有清宣少阳郁热、清泻肝胆火热、疏利肝胆之功，故临床上有着较为广泛的应用范围。胆为肝之腑，其脉属胆络肝，与肝相表里，在病理上二者相互影响，故临床上肝胆同病者为数不少。因此临床上因湿热蕴结入侵肝胆，胆汁外溢或脾阳不运湿邪内阻以及肝胆实火、肝胆湿热、肝郁气滞等所引起的局部疼痛、胀满、纳呆、目赤目痛、乏力等均在本穴的治疗范围内。

1997.9.22

伏兔穴归属足阳明经，本穴的命名非常有趣。《会元针灸学》云："伏兔者，伏是潜伏，大腿肉肥如兔，跪时肉起如兔之潜而不伏也，故名伏兔。"用西医学来解释，该穴所处的位置正好是股四头肌处。贺老运用本穴的特点是：令患者采取跪姿进行针刺，对此很多人感到新奇，实际上据贺老讲，古代医籍对此体位有诸多记载，《针灸大成》云："膝上六寸起肉，正跪坐而取之，"其他如《类经图翼》《医宗金鉴》《十四经发挥》也有类似记载。关于这种体位的论述在《针灸大成》中有具体解释："动物中卧伏牢固者，莫过于兔。人当跪坐之时则腿足之气，冲至两膝以上，则两腿股直肌，肌肉绷急，推捏不动，犹兔之牢伏也。"看来学习的内容不单纯是组方配穴，还要学习正确的患者体位。

1997.9.29

贺老在治疗胃肠疾病中常选用内关和足三里作为主穴，前者虽为厥阴经穴但又是八脉交会穴，主理脾胃疾患，后者本为阳明经穴，又是本经合穴、下合穴，五行为土穴，具有较强的补益脾胃、调整气机的作用，两穴相合共奏升清降浊之用。此外还可配合气会之膻中，大肠之募天枢，阳明之络丰隆，对于体弱、气血不足者还可配合背俞穴或肾经穴以扶助正气，诸穴配合以达补中益气调理脾胃之功。

1997.10.8

皮肤病临证选穴仍应根据辨证来选穴，但有些穴位是贺老经常选用的，如：曲池、合谷、三阴交、膈俞、血海以及足三里、太冲等等。这些穴位大都具有散风清热、活血凉血和理气和胃的功用，在治疗皮肤科疾病中往往是作为主穴来选用，此外阿是穴在本类疾病的治疗中也发挥了至关重要的作用，关键在于临证灵活运用。对于皮肤科疾病来说除了治疗以外还要注意饮食的禁忌，情绪的控制和季节的变化对本类疾病的影响。总之，要根据具体情况综合考虑，才能收到满意的疗效。

1997.10.12

近来就有关伏兔穴的针刺体位又看了一些书，体会是：用中医学来解释，这种体位便于穴位隆起暴露，有利于针刺取穴；用西医学来解释，采取这种特定的姿势后使股四头肌隆起，也便于取穴，总之是为了准确定位取穴，利于得气。因本穴为"足阳明脉气所发"（《针灸甲乙经》），又为"脉络之会"（《针灸大成》），故具有强腰益肾、通经活络之用。临床上"主腰脚如冷水，膝寒痹痿不仁"（《新编针灸学》），腰椎间盘突出等病。由于本穴归属阳明经，阳明为多气多血之经，所以对血脉闭阻不通，邪气袭人而导致的经络运行受阻之半身不遂、痹证及下肢静脉炎均有较好的疗效。体会比较深刻的是：针灸作为一种古老又具有显著特色的治疗手段，在临床上除了要注重选穴配穴以外，还要特别重视体位的选择、手法的运用以及针刺的角度和深度，这一点与西医学的服药需注意时间、剂量以及禁忌是同样重要的，必须引起足够的重视。

1997.10.17

贺老在临证治疗选穴中非常重视各个穴位的基本特性和主治性能，在所选用的穴位中可以清楚地看到这一点。因此要想真正理解掌握老师的用穴特点，首要的问题就在于必须切实搞清楚老师的配穴思路和规律。腧穴主治病证较为复杂，如不得要领，往往难以掌握。但腧穴主治有其规律，主要取决于腧穴所处的部位、归属的经脉和属何类别（主要指特定穴），在主治性能上大致表现为普遍性和特殊性。

腧穴主治的普遍性包括：①腧穴所在，主治所在，也就是通常所说的近部取穴；②经脉所过，主治所及，指的是以穴位的归经确定其主治的病证。腧穴主治的特殊性包括：①特定腧穴特定主治，主要指特定穴的独特主治内容；②同一腧穴双向主治，即双向调节作用，如又止泻又通便；又解痉止痛又增强蠕动等等；③主治相同疗效有别，这主要指很多穴位都有相同的作用，但其中必有疗效显著者，了解和掌握了以上内容才能正确配穴。

1997.10.24

带状疱疹中医学又称蛇丹，针刺效果尤为满意，运用三通之强通法，点刺龙头、龙中、龙尾，选穴少，操作易，止痛作用明显，并能阻止病情发展，疗效优于药物疗法。贺老对顽固性后遗痛选用针刺丘墟治疗效果甚佳。

1997.10.31

在跟随贺老临证中发现患痔疮者不少，贺老治疗本病以疏风清热、健脾化湿通腑为大法，主穴为背部痔点，方法为挑刺。一般痔点位于背部五脏俞附近，运用本法可促进血运、活血散结、扶正祛邪、平衡阴阳，临床上再根据证型不同分别配以不同背俞穴，有"治病求本"之意，此外应嘱咐病人少食油腻、辛辣食物及巧克力等，多吃新鲜蔬菜、水果。

1997.11.5

听宫穴归经为手太阳经，因其位居头部，故《针灸甲乙经》认为该穴还为"手足少阳，手太阳之会"。因此贺老在临床上常用其治疗太阳经和少阳经的病变。治疗范围除包括众所周知的耳疾以外，也可用于治疗目疾、癫狂、失音、中风等。《灵枢·刺节真邪》篇云："夫发蒙者，耳无所闻，目无所见……刺其听宫，其中眸子，声闻于耳，此其输也。"《针灸聚英》云："主失音癫痫，心腹满。聤耳耳聋，如物填塞无闻，耳中嘈嘈㤬㤬蝉鸣。"由此可见听宫穴具有益聪开窍、通经活络之功。

1997.11.9

胃痛多因忧思恼怒、饮食不节、肝郁气滞、脾胃失调和中焦虚弱所致，因此治疗选穴要注意从整体出发，贺老常选用中脘、内关、足三里为主穴。中脘为胃之募穴，居于胃脘部，具有和胃疏理中焦气机之功。内关为手厥阴心包之络穴，通于少阳经，少阳乃气机之枢纽，有助于脾胃之气升降。足三里为胃经合穴，是治疗脾胃消化不良的要穴，三穴相合，有健脾和胃理中止痛之功。

1997.11.14

对于听宫穴，贺老多年来一直在进行深入的研究和观察。贺老认为研究穴位既要注意穴位的相对特异性，也不可忽视其普遍性。在临床实践中贺老曾用本穴治疗中风、肢体震颤、落枕、肢端肿胀、耳鸣耳聋、癫痫等多种病症。问其缘由，贺老的思路是听宫属太阳经，太阳为开，开折则肉节渎而暴病起，故暴病者取之太阳；另外从经脉流注上来看，太阳与少阴相交相贯，互为络属，故可调于前而治于后，调于阴而治于阳。因此贺老在临床上不仅喜用听宫穴，而且更善用听宫穴，形成了独特的风格。

1997.11.21

丘墟穴的治疗范围非常广泛，究其原因很重要的一条是该穴为原穴，原穴是特定穴中的一种，作为原穴《灵枢·九针十二原》有其详细说明："五脏有疾也，应出十二原，而原有所出，明知其原，睹其应，而知五脏害矣。"这段经文告诉我们作为原穴可以反映脏腑气血的变化，脏腑出现病理变化后在原穴出现反应，根据这个特点我们不仅可以用该穴进行治疗，还可以用该穴进行诊察，这也就是贺老在用本穴前经常要对患者进行触压的原因所致。

1997.11.28

消化系统疾病表现症状各异，但只要证型一致取穴可以相同或相似，证属肝郁气滞者配足厥阴之太冲，以达疏肝理气、和胃调中之用；若属食积停滞者配足阳明之天枢，天枢为手阳明之募穴，可调理胃肠气机、化食消滞；胃热者用足阳明之梁门，以奏泻热和胃之功；中焦虚寒者在中脘和足三里上加灸，发挥温中健脾的作用。这就是人们经常说的"异病同治"。

1997.12.3

臂臑归属手阳明经，该穴并非是常用穴，但是贺老却经常选用。

关于这个穴位的治疗病症在古代医籍，特别是古代针灸医籍中有不少记载，如头痛、瘰疬、肩臂痛不得举等等，但是唯独没有治疗眼目之疾的记载。而贺老在临床实践中却已经将此穴作为治疗眼疾的常用穴，它能有效地消除病人的畏光、红肿疼痛、视力减弱、辨色模糊、斜视、复视等症状，因此被应用于结膜炎、近视、色弱、视神经等病的治疗。

1997.12.10

从臂臑的特点来看，《针灸甲乙经》谓之为"手阳明络之会"，《针灸聚英》谓之"手足太阳、阳维之会"。阳明经多气多血，手阳明之络，脉入耳中与耳目所聚集之经脉（宗脉）会合，故本穴可以治疗多种眼疾。手足太阳经交会于睛明，阳维起于金门，沿足少阳循经上行，过臂臑后复沿手足少阳经上头，终于阳白。臂臑乃手阳明、手足太阳、阳维之会穴，故用之可通阳泻热而明目，此穴还能疏通经气，促使气血流畅，目得血而得视。

1997.12.14

臂臑用于眼科疾病自临床应用以来效果甚佳，从近年来的文字记载中可以看到，臂臑治疗眼疾已经被越来越多的针灸同行所运用。在《中国针灸独穴疗法》中记载了臂臑治疗结膜炎、角膜炎、眼内异物等病；《中国针灸穴位通鉴》一书中说臂臑主治"眼疾病……在臂臑穴分别向前上方、后下方直刺一寸，每个方向作适量的捻转，可治疗视物模糊、视力下降等眼疾患"。目前对这个穴位治疗眼疾的机制还值得进一步研究探讨，但该穴的疗效却是肯定的。

1997.12.24

在众多的穴位中，如何进行选穴是比较关键而又有一定难度的，从贺老的临证治疗中我体会：老师一般以循经取穴为基础。要做到这一点，首先必须按照经络学说来辨证，分析疾病是属于哪一经或哪几经。清代的《琼瑶神书》中说："医人针灸，不知何经受病，妄行取穴"是针灸疗效不好的重要原因之一，因此针灸选穴的一个重要依据就是要按受病部位来分析病位在何经。对此早在《标幽赋》中就有"既论脏腑虚实，须向经寻"之说。明代张三锡在《经络考》序中也指出："脏腑阴阳，各有其经……明其部以定经，循其流以寻源，舍此而欲知病之所在，犹适燕而北行，岂不愈劳愈远哉。"这实际也是强调针灸治病必须按病变部位来分析，才能选出正确的穴位，真正做到"有的放矢"，这是循经取穴的基本原则。

1997.12.31

脑瘫多属于虚证，但也有少数为虚中夹实或实证，临床辨证要结合病史和病情特点来进行。先天禀赋不足，生而有病者多属肝肾亏虚，后天失养或病后失调者多属心脾不足；病程短者以气血亏虚为主；病程长者以肾精亏损多见；行走活动迟缓多系肝肾亏虚；语迟发迟者多系心肾阴血不足；智力低下者为心肾不足、精乏髓枯，因而本病以补虚益智为基本治则。脑居颅内，乃髓之海，为精明之府，赖心气、脾气、肝阴、肾精所充养，故常用醒神开窍养心益智等法。贺老治疗本病重点突出三个字——"补""通""调"，即补先天以固本，调周身之阳气，通其混沌之清窍，使其脑健神醒。

1998.1.7

通过对几个穴位的临床应用，我从一个侧面了解了单穴疗法的内涵，仅就单穴疗法的突出特点来看，我认为有两个方面的特点：其一是穴位单一；其二是操作方法有特色，如手法、针刺方向和角度以及患者的体位等等。从临床实践中证明：单穴疗法易被患者接受，减轻了患者对针刺的恐惧心理和痛苦，操作方便，更主要的还是疗效好，见效快。

1998.1.14

大家都知道针灸能够治疗牙疼，但是对辨证论治理解不够，一般牙疼属内热者较多见，故常采用清法，然而临床上并非都有效，究其原因在于辨证不清，对于虚火牙疼治疗就应为滋阴泻火、疏通气血，贺老常选用太溪配合行间。贺老认为齿为骨之余，由髓所生，而肾主骨生髓，肾虚髓不足，水不涵木，肝阳上亢，虚火上炎而致牙疼，故取太溪以滋补肾水，取肝经荥穴行间以平肝，行间属火，具有清泻肝火之功，两穴相配既滋肾水又泻肝火，肾水足肝火平则气血调而牙疼自止。

1998.1.21

针对某一主要症状取穴称之为随症选穴，关于随症选穴我理解有两方面的含义：一是根据疾病的病因病机来选取穴位，既要考虑病所与经络的联系，又要根据经络、脏腑的理论酌情选用治疗病因的穴位，此时的选穴就要注重辨证取穴与辨经取穴相结合。二是根据疾病过程中出现的症状来选取穴位。当然前提仍然是以经络学说为指导。实际上中医学史上，特别是针灸史上比较有代表性的对症取穴大多见于特定穴中，其中五输穴最为突出，从贺老的治疗中可以看出，相当多的穴位属于特定穴的范畴，因此深入细致地研究特定穴的应用对提高针灸疗效是非常有意义的。

1998.1.26

辨证是在中医基础理论指导下，通过将四诊所收集的资料进行综合分析，以辨明其内在联系和各种病、证之间的相互关系，从而求得对疾病本质及其证候实质的认识，达到对疾病认识的"多样性统一"。这样，认识的终点已不再是症状、体征杂乱的总和，而是一个有条理地综合起来的认识。另外，证与病反映了共性和个性的辨证关系，对病来说，同病异证时，病是共性，证是个性；对证来说，同证异病时，证是共性，病是个性。因此诊断疾病与辨别证候相结合，将有利于阐明疾病的共性和个性的关系，更深刻地认识疾病的本质。

1998.1.30

青光眼中医学称之为"五风内障"，认为发病与七情有关，如果治疗不及时有失明的危险。贺老治疗本病采用平肝泻火、调和气血、通经活络之法，选用四神聪、曲池、合谷、太冲。四神聪清泻肝火而止痛，曲池行气活血，泻四关具有平肝息风通经活络，调和气血之功。贺老在临床中发现曲池穴有一定的降眼压作用，但对于眼压过高者应以综合治疗为主，以免延误病情。

1998.2.3

落枕常见病因为风寒侵袭，阻滞经脉，局部经气不利而发病，或因睡眠姿势不当，局部气血失于调和而发病，对于以上两种情况贺老在选穴上有所不同。前者取听宫，因为该穴手太阳经穴，又为手足少阳与手太阳交会穴，"太阳主开"，凡外邪侵袭经络阻滞均可从太阳经治；后者取绝骨，该穴为足少阳经穴，又为髓会穴，对于因局部气血失和而致疼痛效果较好。

1998.2.8

颈椎病是中老年人常见病之一，主要原因为年老气血渐衰不能濡养筋骨，功能退化的一种表现，这时因正气不足，腠理空疏，卫外不固，往往风寒乘虚而入，经络受阻，气血不畅。贺老临证治疗以扶阳益气、温通经络为大法，给予局部火针点刺，疗效满意。

1998.2.15

临床辨病辨证和治疗选穴关系十分密切，正确治疗的前提，在于对病情的准确判断。清·汪宏在《望诊遵经》中说："将欲治之，必先诊之，非诊无以知疾病，非诊无以知其治也……因端可以竟委，溯流可以穷源，是故寒热补泻之法，因诊而定；标本先后之理，因诊而分；七方十剂，八法九针，莫不因诊而决用舍焉。"汪宏所说的诊，实质上是指的中医独特的辨病辨证理论。正确有效的治疗取决于正确的辨证，正确的辨证取决于对病证脉因的周密分析和判断，没有正确的辨病辨证，就不可能做出正确的治疗，故它们是正确治疗的前提。

1998.2.22

肘尖穴为经外奇穴，在肘部锐骨处，即尺骨鹰嘴的尖端，贺老在治疗瘰疬时基本为必取之穴，对于这个穴贺老认为是治疗疮疡之验穴，除了可用于瘰疬以外，其他像疔疮、肠痈、痛疽等均可采用。正如《千金方》云："肠痈，屈两肘，正灸肘头锐骨各百壮，则下脓血即瘥。"

1998.2.27

贺老非常强调用穴在精不在多，只有明辨腧穴的功能才能少而精地选配穴位。腧穴配伍与汤方组成同样应该是严谨的，穴有各自之特长，方有合群之妙用。药物的组合成为汤方剂型，腧穴的配伍同样成为精当的处方。因此在临床用穴中必须以脏腑经络学说为基础，结合腧穴特性和临床实践来进行。

1998.3.4

刘某，女性，经前失眠二十年，每于月经来潮前出现失眠，伴性情急躁，有时出现阵发性口苦，面部长痤疮，曾用中药治疗，效果不明显。平素月经量多，无痛经，伴有血块，余尚好。既往曾患缺铁性贫血，血小板偏低。妇女有自己的生理特点，如《灵枢·五音五味》篇云："妇人之生，有余于气，不足于血。"因此常处于阴血亏损状态，每逢经血来潮之时，全身阴血更加不足，脏腑失于濡养，心血亏虚，心神失养故而失眠，气机不调故性情急躁，肝胆失和故口苦。诊为经前紧张综合征。立法：养心安神，取穴：百会、上星、本神、神门、内关、三阴交、隐白。患者针后一般情况好，夜寐安和，月经基本正常。因自诉近来胃脘部有胀感，故针刺选用内关、神门、三阴交、关元、中极。以后睡眠有所改善，但后半夜多梦，自觉面部阵发性发热、发痒。又取内关、神门、三阴交、四神聪、曲池、合谷、下关、地仓、迎香。治疗后诸症皆消，一般情况好，疗效明显，临床治愈。

1998.3.11

一男性患者梁某无明显诱因阵发性肢体抽搐七八年，伴神志不清，口吐涎沫，曾到宣武医院就诊，做脑CT、脑电图，均显示为癫痫，给予对症治疗。口服卡马西平、癫痫安，用药后症状略有好转，但减药或停药时症状反复。每于劳累疲倦及情绪波动时发作频繁。平素纳食不甘，夜寐不安，性情急躁，考虑患者发病与情志、劳累有关，属肝风挟痰上扰，清窍被蒙所致。患者患病已七八年，为禀赋不足神气未充而为。纳食不甘为脾胃失调痰湿内阻所致，夜寐不安为心血不宁所致，故诊为癫痫，拟安神定志、养心通络之法，取穴：四神聪、大椎（向下平刺）、腰奇（向上平刺）、谵语。针刺一周后癫痫发作一次，继续治疗后癫痫未再发作，经过2个多月的治疗病情有明显好转，目前大约1个月发作一次，共治疗3个月患者病情基本得到控制。

1998.3.16

中医对疾病的诊断与辨证，是从整体出发，将病、证结合起来进行综合分析。在临床上，既要对疾病做出确切的诊断，又要辨明疾病所表现的证候性质，才能进行论治。临床上对于疾病名称的确定，有利于诊断和治疗，有助于理论上的深化。在疾病的基础上辨证，是对疾病感性认识向理性认识深化的过程。一般来讲只要确定了疾病的名称和证型，那么证总是受病的制约，证从属于病，病名下属证名。当疾病确定之后，辨证就是临床观察其病变发展的主要依据，这种辨病与辨证相结合的过程是以诊病辨病为基础，以辨证为主导的。

1998.3.20

内关治疗心脏疾患已是众所周知了，而膻中穴在治疗心脏疾患中也发挥着至关重要的作用，该穴位居胸部，为任脉穴，又为气会穴，故膻中具有调畅气机之功，心脏疾患特别是心绞痛常因肝郁气滞、气机不畅而致，故针刺膻中穴可调畅气机，气行则瘀血自通，疼痛自消。贺老常用内关、膻中、然谷配合治疗心脏疾患。

1998.3.25

乳痛的治疗贯穿了贺老的三通法，用毫针之微通达通调经络之功；用火针之温通治疗溃后久不收口，可达消瘀排脓，促进生肌敛疮之功；用放血之强通可达清热消炎、化瘀通乳之功。

1998.4.1

一老年女性吐黏液、口中不爽 30 年，起因为 30 年前生气后出现口吐白色黏液，吐出后自感舒服，若吐不出来自感浑身不适，且伴有呃逆、困倦。患者每于发作时有先兆，头皮疼痛，胸部胀闷，且感觉有气往上冲，胃中有堵闷感，口服中药后黏液吐出，伴随症状即逐渐消失。但此症状经常反复，多年来治疗效果不佳。平素进食尚好，夜寐安和，有时做梦。近来心前区及肩胛骨疼痛，伴有颧红及太阳穴跳痛。既往患高血压病、风心病二尖瓣狭窄、房颤多年，患糖尿病四五年，尿糖（++）。舌质暗边有齿痕苔黄厚，脉弦滑结代。频发早搏。贺老认为患者疾病起于情志，生气后肝失疏泄，气机升降失司，肝木克脾土，脾失健运，水湿不化聚于内形成唾液。胃气上逆故呃逆，痰湿阻于胸中故胀满发闷，气血瘀滞胸阳不振故伴疼痛。应用调畅气机、和胃祛湿之法，取承浆、内关（长针平刺）、中脘、照海。治疗 2 周后症状有所减轻，口吐涎沫明显好转，治疗两个半月患者吐涎沫、口中不爽基本治愈。

1998.4.8

跟从贺老学习约一年了，我体会大凡临床疗效好的医家都是灵活地运用腧穴，合理配穴，而不是受某穴治某病的局限而墨守成方，呆板地配穴。虽然前人对于腧穴的功能及临床应用积累了很多宝贵丰富的经验，但是如果我们不去研究腧穴的功能，不掌握腧穴的特性，只是机械地照搬，死记某穴治某病，某病取某几个穴，孤立地认识疾病，就会使我们在临床上受到限制。特别是遇到复杂疑难病症往往会束手无策，即便是治疗也是取穴不清，治疗不明，病轻不知何因，病重不知何故。

1998.4.15

放血疗法的作用很多，适应证也很广，贺老在治疗皮肤病时几乎都要运用本法。一般说相当多的皮肤病都有瘙痒的感觉，而贺老运用本法恰恰是发挥了火针的止痒作用。贺老讲到痒之一证古人认为是有风气存于血脉中的表现，古人历来就有"治风先治血，血行风自灭"的治疗原则，放血就是理血调气，血脉流通则风气无所存留，而达到祛风止痒的作用。

1998.4.22

火针疗法创立于《黄帝内经》时期，经过长时间的临床运用已经作为一种常用方法被针灸医师所采纳，收到良好的疗效，但是任何事物都有两重性，火针若运用不当同样会出现不良后果，著名医圣张仲景在《伤寒论》中较早的对火针的禁忌和误治后的处理作了详细的论述，共计 16 条，这些对于从事针灸的同行来说是非常重要的。

1998.4.29

在很多情况下，单纯辨别是何病还不能给以整体性的确切论治，例如：确诊为"头痛"，从辨证的角度来看，还要辨明这个"头痛"所反映的是什么证？如辨证为风寒头痛则宜祛风散寒；如辨证为血瘀头痛则宜活血化瘀等，在针灸治病中还需根据头痛部位的不同进行辨经分析，看看究竟是属于阳明头痛还是属于少阳头痛等，所以在临床实践中，对每一个患者的诊断，都包含着对疾病的辨别和证候的鉴别两个方面，二者含义不同却密切相关。

1998.5.5

针灸界对心脏疾患的研究治疗由来已久，选用的穴位也很多，因此如何配穴精当是一个重要问题。贺老选用内关作为治疗本系统病证的主穴。内关归厥阴为络穴，又通阴维脉，早在《难经》中就有"阴维为病苦心痛"的记载，《拦江赋》说："胸中之病内关担"，《千金方》说："心实者，则心中暴痛，虚则心烦，惕然不能动，失智，内关主之"，故选用内关以通畅心络，理气行血。此外在治疗心系病证时，贺老针内关选用 2.5 寸或 3 寸的毫针向上斜刺，属于逆经针刺，取迎而夺之之义，对心脏疾患更为适宜。

1998.5.12

足三里为阳明经合穴、下合穴，五行属土，阳明亦属土，故本穴为土中之真土，具有强壮脏腑、补气养血、疏通经络之功用。临床广泛用于胃肠疾病，但贺老常用它治疗心脏疾患，他认为该病病因病机虽较为复杂，但总离不开气血亏损、脉络不畅、胸阳不振等，因此三里可以发挥特有的作用予以调之。《千金方》说："胸中瘀血……胁膈痛……三里主之。"所以贺老认为内关穴侧重于针对病位、足三里侧重于全身调整，这种组穴方法确有新意。

1998.5.15

从目前临床上看，不管病情多么复杂，我们都是从症状入手的，任何症状总是从属于一定的病和证的，并表现在它们之中，为辨病和辨证提供了依据。特别是主要症状对疾病的诊断和证型的辨别有更加特殊的意义，是决定病或证的重要一环。例如：有消渴症状的并不都是消渴病，但消渴是消渴病的主要症状，没有消渴症状就无须辨消渴病，消渴症在消渴病中具有重要的诊断意义。消渴症在这里即起鉴别诊断的作用，又作为诊断此病的向导。

1998.5.20

贺老从医 50 余年，精研《内》《难》，通览《甲乙》，将多年的临床实践经验不断总结加以提高，并博采众长，创立了独具特色的针灸治疗学体系—贺氏针灸三通法，其内容为以毫针刺法为主的"微通法"，以火针刺法为主的"温通法"，以三棱针放血为主的"强通法"。过去在学校和书本上更多是了解毫针，其他两种针法就比较生疏了。

1998.5.27

伏兔配养老治疗下肢痹痛是贺老的一对独特的对穴，伏兔为足阳明脉气所发，有强腰益肾，通经活络之用，正如《针灸甲乙经》所说"寒疝……膝腰痛如清水，伏兔主之。"《医宗金鉴》说伏兔主"腿膝寒冷，脚气痛痹"。此外又因本穴归阳明经，阳明多气多血，故对下肢痹痛有较好疗效。在选用本穴时仍要患者采用跪姿。养老为太阳经穴，又为郄穴，大凡阳经郄穴以治痛为显效。《类经图翼》说养老："疗腰重痛，不可转侧，起坐艰难，及筋挛，脚痹不可屈伸"太阳经贯通上下，达于四肢，与督脉、阳跷脉、阳维脉相交会，故对于肢体活动障碍甚为有效。两穴相配，一上一下，属上下配穴法。

1998.6.3

贺老认为尽管疾病的病因有内伤、有外感、有七情、有六淫，还有饮食劳倦、跌打损伤等，但在任何疾病的发生发展过程中，气滞是非常主要的病机之一。气滞则不通，不通则患病，气通则调畅，通调则病愈，因此提出了"病多气滞"的理论。

1998.6.6

带状疱疹的治疗贺老多选用龙眼、丘墟透照海，龙眼为经外奇穴，针刺该穴可达清热利湿、活血化瘀的功效，丘墟透照海有疏利肝胆、调畅气机的作用。此外如果溃烂明显则在病灶周围点刺或放血。围刺即是横刺，从皮下穿入，四周对刺，以达清热解毒、消炎止痛，防止病毒扩散，促进疱疹吸收结痂的功效。

1998.6.12

辨病、辨证并非轻而易举之事，需"司内揣外"和"司外揣内"，方能做出准确的判断。正如《医学阶梯》所说："论病不易，论证尤难。而证中论证，难之又难也。凡有病必有证，有证必有论，论清则证明，证明则病易疗。非可以模棱两可，取效于疑似之间也……认病不的，愈治愈深。"这里所说的"论病"与"论证""证中论证"，都指的是从病辨证，其目的在于弄清疾病的本质。

1998.6.19

胸痹发生以心阳不振、瘀血内阻为主要矛盾，又与肝、脾、肾三脏有密切关系。治疗以调补阴阳、理气活血为原则。贺老常取内关、膻中、然谷（放血），可以止痛，缓解症状。然谷是足少阴肾经之荥穴，心经与肾经为同名经，胸部又为肾经所过，刺然谷放血可祛胸中之瘀血，调畅胸中之气机，振奋阳气而止痛。内关是心包经络穴，又为阴维脉之八脉交会穴。《难经》曰："阴维为病苦心痛。"古代医家曾记载："胸胁内关谋"，内关能宽胸理气，治胸部的一切疾患。临床实践证明绝大多数患者针内关后首先感到的是胸中宽畅。膻中为任脉穴，"气会膻中"，故具有调畅气机的作用，气行则瘀血自通，胸痛可消。

1998.6.27

一女青年主诉头痛一年余，开始因受风后左头顶部疼痛，以后发展至全脑疼痛，曾在当地医院就诊，给予针灸治疗配合中药，效果不明显。每于洗澡后头部受风疼痛加重，与劳累及精神紧张无关。颠顶部为厥阴肝经所过，头顶部疼痛为风寒之邪侵袭所致，肝经与督脉会于颠顶，阴寒随经上逆，清阳被扰造成气血受阻而发头痛。肝木挟浊阴之气横逆犯胃，致中焦运化失司，故伴纳呆不欲饮食，且便溏。给予祛风通络止痛之法，选用四神聪、阿是（火针）、头维、中脘治疗

1月余头痛基本消失。

1998.7.1

贺氏针灸三通法的核心在于"通"，针刺疗法的最终目的也在于"通"，而众多疾病的根结在于"不通"，因此只有使经脉气血能够贯通上下、通达内外、沟通表里，才能保证脏腑经络组织器官的正常功能活动，使人体处于阴平阳秘的平衡状态。疏通经络、调理气血是针灸治疗的重要法则，针灸治病就是根据经络与脏腑在生理病理上相互影响的机制，在腧穴部位进行针灸，取得"通其经脉，调其血气"的作用，从而排除病理因素治愈疾病。

1998.7.8

丘墟透照海是贺老常用的一组配穴，像带状疱疹、肋间神经痛、胆结石、胆囊炎等病均为常用的穴位，这些疾病虽然表现症状不尽相同但病位均在胁肋部，该部为肝经所过之处，丘墟为少阳原穴，照海虽为肾经之穴，但因肝胆为表里经，肝肾乃母子关系，故一针透二穴，可以起到疏肝解郁、调气止痛的作用而收效。

1998.7.15

针灸治痛有奇效，疼痛是一个症状，见于很多疾病中，中医学对疼痛早有认识。在《内经》中就已经对疼痛的病因病机以及疼痛的性质等方面进行了论述，为疼痛创立了坚实的理论基础，使后世医家有章可循，有法可依。疼痛的病因包括外感六淫、内伤七情以及饮食劳倦等不内外因，在诸多原因中引起疼痛的共同病理基础究竟是什么呢？我们常说"不通则痛"，也就是说不通是导致疼痛的最终原因，是各种疼痛的病理变化基础。

1998.7.22

阑尾炎又称肠痈，临床上用阑尾穴作为主穴予以治疗，该穴位于足三里与上巨虚之间，乃阳明经脉循行之处，与胃肠之气有密切的关系，是治疗肠痈的经验效穴。贺老体会肠痈可因饮食、七情、寒湿或负重而致病，肠腑不能传化糟粕，气血凝滞，积久而成痼疾，如不理气活血、导滞定痛，症当从何而愈？

1998.7.29

疼痛表现在多种疾病中，症状非常复杂，不论在性质、疼痛持续的时间长短、疼痛的程度等方面都存在着很大差异，认识和鉴别这些疼痛的不同表现，对正确的运用不同的针刺方法有很大意义。《灵枢·九针十二原》云："凡用针者，虚则实之，满则泄之，宛陈则除之。"可见不同的病证治法截然不同，贺氏针灸三通法在痛证治疗中也各有其适应范围。

1998.8.5

《灵枢·刺节真邪》云："用针者，必察其经络之虚实……一经上实下虚而不通者，此必有横络盛加于大经，令之不通，视而泻之，此所谓解结也，"这里所说的"解结"就是疏通经络的意思。贺氏三通法是贺老通过数十年的医疗实践，在其所运用的多种刺灸法中选择出来的三种基本手法，古人在临床实践中创制了不同的针具，并总结了使用方法，《灵枢·官针》中就有"九针之宜，各有所为，长短大小，各有所施也。不得其用，病弗能移"的记载，从而说明了不同针具各有不同的适应证和不同的效应。

1998.8.11

人体在正常情况下，气血在经脉中流行不止，周而复始，经脉作为气血运行的重要通路按照一定的规律发挥着自己的作用，维持人体生命活动的生理需要。在这当中需要几方面来支持，首先在运行的动力方面需要心气的支持，其次肺主气并参与宗气的形成，所以也是不可缺少的，此外肝的疏泄、脾的运化等方面也是至关重要的，任何一方面出现异常都会造成气血运行障碍而表现为疼痛，前者是变化基础，后者是外在表现，二者的关系就是本质与现象的关系，这一点明确了再来谈治疗的问题就易于理解了。

1998.8.16

针灸在痛证中的应用，为国内外医学界人士所关注，大家从不同角度探讨其机制。贺老是从中医学的传统观点来进行研究观察的，并从中摸索出一套治疗规律。病因的治疗是首位的，在审证求因、辨证论治的基础上选配经穴、确定手法是常用的临床思路，这是一种治本、治因、阻断病理变化形成、调整改善平衡的治法，补其不足，泻其有余，纠正一切导致气血运行障碍的倾向。

1998.8.21

病机的治疗是疼痛治疗中又一个侧面，改善气血运行障碍。中医对疼痛的病机已有明确的定律："痛则不通"，针灸可以活血化瘀，通调脉道，通过治疗达到气血疏通的目的，起到治痛的作用。

1998.8.28

针灸治痛的效果单纯用病因治疗和病机治疗来解释还不全面，因为在瞬间将病因病机变化消除是不容易的，而取得的即刻效应只能是对痛觉反应的阻断。抑制痛反应需要心有所感受，阻断和转移心对疼痛性病理变化的感知，使疼痛消失。正如《素问·至真要大论》所云："心躁则痛甚，心寂则痛微。"针刺对痛反应的抑制，不单是缓解症状、解除痛苦，更重要的是改善气血运行，达到"住痛移疼"的目的。

1998.9.2

老年男性，双膝关节以下浮肿五六年，按之凹陷，曾到北大医院就诊，化验检查均不支持肾脏疾病，进一步检查诊为下肢静脉曲张。

曾建议手术治疗，患者未同意，故改用中药治疗，效果不明显，于今日来我科就诊。每于午后症状加重，感觉下肢无力，且夏季尤甚，腰部偶有不适（X片显示：骨质增生），望诊下肢局部肿胀，按之凹陷，辨证为年过五旬正气开始减弱，气血双亏，气虚则血行不畅，血虚则脉道不通，气血运行缓慢，日久则脉络瘀滞。诊为筋瘤，予疏通经络、调畅气血法，治疗火针放血局部，毫针微通丰隆。患者自诉火针放血后当时感觉肢体轻松，行走也较前有力，下肢浮肿有所消退，但过几天后症状又如前，继续火针点刺放血。共治疗近两个疗程，病人症状改善显著，自诉行走基本自如，且下肢肿痛消失，治疗效果满意，基本无不适主诉。

1998.9.9

微通法就是指毫针疗法。毫针在古代称之为"微针""小针"，《灵枢·九针十二原》云："欲以微针通其经脉，调其血气。"微通的内在含义在于毫针微调经气，疏通经脉，好似小河流水，涓涓细流，在临床操作中从持针、进针、行针、补泻直到留针出针各个环节都要求运用正确针法，掌握气机变化的规律，从而真正理解针刺的精微奥妙之处。

1998.9.16

微通法所治疗的疼痛：①痛处发酸，感觉无力之酸痛，多见于虚性的病理变化，如腰痛、四肢肌肉酸痛等。②疼痛伴有沉重感的重痛，多因湿邪阻滞，脾运失职所致，如头重痛、四肢重痛等。③局部兼有胀满感的胀痛，主要责于气机受阻，气滞不通，多见于胸、胁、腹等部位。④感觉心下胃脘之处有痞块堵塞之痞痛，多因气机升降失司所致，如心下痞痛、胃脘痛等。

1998.9.23

在微通法所治的痛证中，大多数表现为疼痛逐渐加重，或时痛时止，或隐隐作痛。多见于久病和虚证之中，为气血不足，失于通调之象。微通法可使营卫调和，脉道通畅，气机升降和顺，从而治痛。本法应用范围非常广泛，是最基本的针刺方法。

1998.9.30

一女性，左乳硬结数年，开始如枣核大小，近来增大如核桃大小，并且下方亦生出小结数枚，有压痛，推之可以移动，曾在外院检查，诊为乳腺增生，平素性格内向，性情抑郁。左侧乳房可触及多个硬结，本病属于中医"乳癖"范畴，中医学认为乳癖乃乳中结核，随喜怒消长，多由思虑伤脾，恼怒伤肝，气血瘀结而生。乳头属肝经，乳房属胃经，肝郁气滞，脾失健运，气血凝聚，阻于乳络，以致历历成核。需疏泄肝胆、散结通络，乳房局部火针点刺，每核 3~5 针。平时忌辛辣，调情志。针后自己感觉局部疼痛有所减轻，一般情况好，乳核有所缩小，疼痛明显减轻，已无明显压痛，共治 1 月余疼痛消失，压痛全无，乳房硬结明显缩小。

1998.10.5

火针是温通法的一种方法，是用火烧红的针尖迅速刺入穴内治疗疾病的一种方法。早在《灵枢·官针》中就有"焠刺者，刺燔针则取痹也，""焠"乃火灼之意，"燔针"即火针，是用烧热的针以治疗痹证的方法。以后的《伤寒论》《千金翼方》《针灸大成》等医籍中均有关于火针的论述，本法具有温经散寒、通经活络的作用，因此临床大多用于虚寒等病证。

1998.10.12

温通法所治疗的疼痛：①重痛一般均配合本法治疗，以达温脾燥湿、温通经脉之功。②痛而喜按之虚痛，多见于内脏的疼痛，如胃痛、腹痛等。③痛无定处，游走不定的窜痛，多因风寒之邪侵袭人体所致，表现在四肢关节。④疼痛来势迅猛剧烈之窜痛，多见于寒证。

1998.10.19

火针的优势与特色在于"温热"刺激，通过火针的火力和艾灸的温热刺激，激发人体的阳气，启动命门之元阳、真火，以疏通经络，即可"借火助阳"以补虚，又可"开门驱邪"以泻实。在运用本法的时候应严格掌握适应证，避免出现不良反应。

1998.10.23

灸法是针灸疗法中的一项重要内容，能治疗针刺效果较差的某些病证，正如《灵枢·官能》所说："针所不为，灸之所宜。"或结合针法提高疗效。灸法的作用较为广泛，其中最基本的是温散寒邪，《素问·调经论》云："血气者，喜温而恶寒，寒则泣而不流，温则消而去之。"因而灸法同样可用于治疗寒邪为患、偏于阳虚诸证，本法也属于温通的范围。

1998.10.29

强通法治疗的疼痛：①局部表现为有节律的一跳一跳的疼痛，多见于痈肿疮疡及肝阳上亢之证。②痛如锥刺，固定不移之刺痛，多见于瘀血内阻之证。③身体或手足筋脉牵掣之掣痛，病变多发生于筋脉，咎其病本，责之于肝。④痛处按之坚硬之坚痛，为有形实邪积聚于病所，使气血结聚所致，如癥瘕，乳癖等等。本法之所以取效，关键在于一个"强"字，通过灵巧的手法，泻其瘀滞，调理气血，疏通经络，最终达到行气活血，化瘀止痛之目的。

1998.11.3

贺氏针灸三通法扩大了传统针灸治疗的范围，提高了疗效。在当今生命科学兴起，提高人类的生命质量和生存质量已为国内外医学界人士所瞩目，因此，贺氏针灸三通法就更有重要的意义，为指导针灸临床实践创立了切实可靠的理论基础。

1998.11.10

强通法指的是放血疗法，针具是三棱针，即《灵枢》中所说的"锋针"，其具体刺法有"络刺""攒刺""豹文刺"等不同记载，均属于强通的范畴。贺老多用此法治疗血瘀络阻之疼痛病证，该法可算是简捷有效的方法。《千金翼方》曾云："诸病皆因气血壅滞，不得宣通。"《素问·三部九候论》也说："必先去其血脉而后调之，无问其病，以平为期。"可见刺血疗法在针灸治疗中所处的地位是非常重要的。

1998.11.17

跟随一年半的时间中，看到贺老治疗了很多小儿脑瘫的病人，因为过去很少接触此病，故对其机制并非十分清楚，所以近来在这方面看了看有关文献。脑瘫即小儿发育迟缓，其主要主要特点为动作、语言、毛发发育延迟，智能障碍，学习困难，中医学将此归于"五迟五软"的范畴。关于五迟早在《诸病源候论·小儿杂病诸候论》中就有"齿不生候""数岁不能行候""头发不生候"等记载，宋代《太平圣惠方》第89卷中又增加了"小儿语迟"，并将"数岁不能行候"概为"小儿行迟"，至清代《张氏医通·婴儿门》将上述各类迟候归为"五迟"，既立迟、行迟、齿迟、发迟、语迟，并指出诸迟之候"皆胎弱也"。

1998.11.24

五软是指头项、口、手、足、肌肉五个部位发生的软弱症状而言，以上述部位的肌肉松弛无力为特征，如握力差、行走不能、肌肉瘦削无力等等。从临床观察来看各种症状并见者极少，而各类症状单发或几个症状联合发生者较多，但无论单发还是多发都表明小儿发育迟缓。

1998.11.30

关于刺血疗法出血量的多少非常值得重视。《内经》屡次提出放血要放到"血变为止",清代徐大椿亦云:"凡血络有邪者,必尽去之,若血射出而黑,必会变色,见赤为止,否则病必不除而反为害。"(《医学源流论》)。贺老在运用本法中,突出了一个"强"字,对丹毒、静脉曲张、静脉炎等病临床操作时在地上铺上报纸,令患者将肢体抬起,用三棱针放血,让血液自然流出,一般不用立刻止血,待到血色由紫暗转至鲜红后再进行处理。从中医学"祛瘀生新"的理论来看此种方法属于治本之法。

1998.12.4

脑瘫的病因较为复杂,一般以先天因素为主。正如《圣济总录·小儿门》所云:"自受气至于胚胎,由血脉至于形体,以至筋骨毛发脏腑百骸,渐有所就而后有生,盖未生之初,禀受本于父母。"先天因素可因父母自身有遗传缺陷,精血虚损,胎儿禀赋不足,或怀孕期间母亲调摄失宜,精神、起居、饮食、用药等不慎而损伤胎元,使其宫内不能正常发育,先天未充,引起胎儿发育缺陷。

1998.12.10

引起脑瘫的后天因素有分娩时难产、窒息缺氧,颅脑损伤出血,或出生后患脑炎、癫痫、外伤、高烧等病损害心脑,或哺食养育不当致长期营养不良,进而脏腑失养,影响生长发育。此外也有因产时羊水胎粪吸入而致新生儿窒息,产时损伤颅脑等原因。

1998.12.16

小儿发育迟缓从根本上来说是因心脑失司所致。脑髓赖脾胃生化气血之精汁以充,依肝肾所藏之阴精以生,若气血亏虚,髓海不足或肾精无以生髓充脑,或其他原因而致脑髓不满,失其所用,就可发为迟软及智能低下。因此提示我们在治疗中应考虑从醒脑健脑入手。

1998.12.23

临床上常见的发育迟缓主要表现在头发、语言、行走动作和智力等几个方面：①头发：较早而易见的是发迟，婴儿出生后既可发现。发迟之候与肾、肺和血有关，如《片玉心书》所说："发乃血之余，肾之苗也"又因"肺主皮毛"，说明肾、肺和血的亏虚直接影响到毛发的生长。②语言：言为心声，由辩声、咿呀学语至语言流畅、丰富，反映了小儿心血充、智能明的过程，肺成声，声音的洪亮、清楚反映了肺气的充盛。若先天心肺禀受不足，后天失于充养，则神机不利，语言迟缓，声音含糊不清。临床上主要表现有不能用语言表达意识，说话明显迟于同龄儿，甚至只能无意识的发音。

1998.12.30

③行走动作：主要表现在肢体活动上，肢体活动由筋骨肉产生。肝主筋、脾主肉、肾主骨，肝血不濡则筋失所养，脾气不足则肉失所养，肾精不足则骨失所养。这部分患儿坐、爬、站、行均低于正常儿，有些患儿到了4~5岁尚不能行走。需要指出的是，虽然行走运动由筋骨肉产生，但却为神明所主，脑为元神之府，心为五脏六腑之大主，故神明在心，灵机出脑，因而肢体运动与心脑功能有密切关系。④智力低下：表现为精神发育迟缓，不能达到同龄儿的水平，适应能力低，学习困难。心血亏虚，神失所藏，肾精不足，脑失所养，元神无主而失聪。患儿表现为神情呆滞、两目无神、张口流涎。

1999.1.2

胁痛也是一个症状，胁位于侧胸部，指腋部以下至十二肋骨部分的统称，因肝居胁下，其经脉布胁肋，胆附于肝，其脉循胁里，过季肋，故胁痛与肝胆的关系甚为密切。针刺治疗胁痛有极显著的疗效。贺老常用丘墟透照海来进行治疗。丘墟为足少阳经脉之原穴，照海为足少阴经穴，肝胆为表里关系，肝肾为母子关系。母能令子实，亦能令子虚，故一针透二穴，丘墟透照海，虽非肝经本经之穴，但均与肝有关，运用泻法，起到疏肝解郁、调气止痛的作用。

1999.1.9

小儿发育迟缓的临床表现各有侧重，但均与脑有关。《灵枢·海论》说："脑为髓海。"这不但指出了脑是髓汇集而成，同时还说明了脑与髓的关系，脑髓充足，方能主其精明之职。《内经》中认为：视觉、听觉及精神状态的病理变化与脑有密切关系，李时珍明确指出了脑与精神活动有关，王清任在《医林改错》中对脑的功能做了较为详细的论述，将记忆、视、听、言等感官功能皆归于脑，从而对脑的认识有了很大提高。

1999.1.15

三叉神经痛是一种很顽固的疾病，针灸对其有较好的疗效。该病疼痛的部位为阳明经之分野，所以贺老治疗时以阳明经穴为主。天枢为足阳明经穴，又为手阳明大肠之募穴，故调节阳明经脉的功效较强，刺之可祛阳明之邪，疏阳明之经气，从而颜面痛可愈。若患者面部出现水肿，贺老用火针点刺水肿之处，水肿即很快消退，且有止痛作用。

1999.1.22

中医的藏象学说将脑的生理和病理统归于心而分属于五脏，认为心乃"君主之官，神明出焉"，因此小儿发育迟缓从根本上来说是因心脑失司所致。脑髓赖脾胃生化气血之精汁以充，依肝肾所藏之阴精以生，若气血亏虚，髓海不足或肾精无以生髓充脑，或其他原因而致脑髓不满，失其所用，就可发为迟软及智能低下。

1999.2.2

对于肩周炎的病因大多比较重视外邪，而贺老提出该病的病机首先是正气虚弱，结合《素问》中"背为胸中之府，背曲肩随，府将坏矣"的论述可以看出如果失去正常的生理功能基础则外邪才会乘虚而入，由表及里，阻滞经络气血的通畅，导致"不通则痛"的病理表现。因此贺老选用条口治疗。条口为足阳明胃经之穴，阳明多气多血，如其平调，内外得养，五脏皆安，故刺该穴能鼓舞中焦之气，令其透达四肢、濡筋骨、滑关节、祛邪气、通经脉而止痛。

1999.2.9

在治疗与神志有关的疾病中贺老非常重视督脉的作用。督脉为奇经八脉之一，《难经·二十八难》云："督脉者，起于下极之俞，并于脊里，上至风府，入属于脑。"《奇经八脉考》云："督……与手足三阳经会合。上哑门，会阳维，入系舌本。上风府，会足太阳、阳维，同入脑中……经素髎、水沟，会手足阳明，至兑端，入龈交，与任脉足阳明交会而终。"督脉是阳脉之海，张洁古云："督者都也，为阳脉之都纲。"由于本经上头属于脑，且头为诸阳之会，故督脉能统督诸阳，充实髓海，健脑益智。

1999.2.13

在治疗肩周炎的病人中对那些比较顽固的情况贺老选用膏肓穴，沿着肩胛骨后缘下方向肩部斜刺，局部配合火针点刺。实际上该穴治疗肩周炎在针灸文献中的记载并不多，贺老主要是根据膏肓俞有治疗"诸虚百损"的道理在刺法上加以改进，用于临床实践中取得了满意的效果。我体会膏肓俞既有很好的扶正作用，还有祛邪的功能，因此对正虚感受外邪的肩周炎最为适宜。

1999.2.23

疼痛的原因很多，临床上可以通过疼痛时间的长短进行鉴别。疼痛剧烈来势凶猛多为实痛；疼痛渐渐而来，徐徐而重或始终隐隐作痛多为久病体虚；阵发性疼痛时作时止多见于气滞；疼痛持续无缓解之时且痛如针刺，多为瘀血所致。辨别了疼痛的种类方能采用正确的治疗。

1999.2.27

贺老在治疗脑瘫中总结出一组有效穴位，它们是：四神聪、风府、哑门、大椎、心俞、谵语、通里、照海，穴位的分布遍及头部、四肢和躯干，属于远近配穴法的范畴，其中督脉穴及太阳经穴占了很大比例，可见贺老对督脉的重视。

1999.3.5

大椎是手足三阳经和督脉的交会穴，督脉作为阳脉之海，其中很重要的原因是其在大椎穴处与六阳经相交会，从而发挥调节全身阳经经气、统摄全身阳气的作用。由于全身阳经经气都交会于大椎穴，因而大椎也就与手足三阳经有互相连通的关系，因此本穴具有振奋阳气、温阳通督、调畅经气、醒脑益智的功效。又因该穴有治疗诸虚劳损的作用，所以《类经图翼》将本穴称为"百老"。

1999.3.24

哑门有散风息风、通关开窍的作用。哑门还是回阳九针穴之一，是治疗喑哑失语、神志病和督脉病的常用穴。哑门穴入系舌本，穴下深部是延髓，语言发育障碍及喑哑失语与延髓、喉、舌的功能障碍和大脑发育不良有密切关系。小儿发育不良，气血亏虚，髓海不足不能上奉脑髓，音窍失养，故而语言不利或迟缓，因此对小儿语迟，表达意识障碍等均可取哑门穴，以达益脑增音，开宣音窍，清脑醒智之功效。

1999.3.31

眼疾取臂臑；截瘫火针点刺督脉、膀胱经背侧沿线、足三阳经沿线；上肢痹证常取对侧相应部位（缪刺）；内关治疗心脏疾患用长针平刺，治疗胃部疾患用短针直刺；顽固性面瘫火针有奇效；皮肤病治疗挑刺不可少。

1999.4.4

一位63岁老年男性胃脘部不适数年，时有呃逆、烧心感觉，于去年六月下旬出现恶心呕吐症状，遂到积水潭医院急诊并住院治疗。在该院进行胃镜检查后诊为：胃息肉。经西药治疗后症状无明显改善，故又到北大医院复查胃镜，结果显示胃内有2cm×2cm×2cm大小息肉，建议手术治疗，因患者不同意手术治疗故来我科就诊。治以健脾和胃、化瘀散结。选用梁门、内关、阴都、足三里，配合汤药乌贼骨15g、山药15g、砂仁10g、厚朴10g、鸡内金10g、扁豆10g、陈皮10g、半夏10g、炒莱菔10g、水蛭10g、苏木10g、昆布10g、夏枯草10g、川贝10g。

1999.4.11

二诊：针药治疗后患者烧灼感减轻，但呃逆症状仍作，且自觉口干欲饮，喉中有痰，纳可，寐安，便调。针刺取穴同前，中药在前方基础上加花蕊石10g。三诊：患者针药治疗后各种症状明显减轻，烧灼感基本消失，中药停用，取穴同前。四诊：患者治疗后自我感觉良好，病情平稳，在前穴的基础上加照海。五诊：患者胃脘部症状消失，贺老嘱咐患者复查胃镜，针刺取穴不变。六诊：胃镜结果：未发现胃内息肉，本病例经治疗痊愈。

1999.4.16

风府穴在《针灸甲乙经》又称"舌本"，《灵枢·海论》云："脑为髓之海，其输上在于其盖，下在风府"，《素问·骨空论》云："风府，调其阴阳，不足则补，有余则泻。""髓空在脑后三分，在颅际锐骨之下。"王冰注："是谓风府通脑中也"。因此风府对小儿反应迟钝、神情麻木及语言障碍尤为适宜。

1999.4.22

哑门、风府都是督脉与阳维脉的交会穴，阳维的维含有维系、维络之意。《难经·二十八难》云："阳维、阴维者，维络于身，溢蓄不能环流灌溉诸经者也。"阳维脉维络诸阳经，交会于督脉之风府、哑门，在生理状态下阴阳维脉对气血盛衰起调节溢蓄的作用。《奇经八脉考》云："阳维起于诸阳之会……"阳维脉循行于肩背、头项的诸阳分部位，其所交会的是诸阳经，包括六阳经和督脉，故称诸阳会。

1999.4.27

小儿发育迟缓的表现有多种多样，但依据阳主动阴主静的理论来看均属阳气不足，故选择与阳维脉相交会的哑门、风府二穴来治疗脑瘫，配合大椎穴是有针对性的。四神聪是经外奇穴，位居颠顶，其中前后两点均在督脉循行路线上，有宁心安神、明目聪耳之功，与督脉相交会，故临床中常与督脉穴相配，以达健脑益智之功。

1999.5.5

瘰疬除用抗结核治疗以外，通过针刺疗法可以促进病愈，起到散结消肿、通经活络的作用。肘尖穴为经外奇穴，常用于治疗瘰疬、痈疽等疾病，发挥疏通经络、调和气血之功，使经气舒畅，以达疏散郁结、清泻风热之功。瘰疬严重者可加手阳明之曲池，足阳明之肩井。曲池为足阳明之下合穴，具有泻热解毒、散结通络之功，肩井穴可通经活络、疏散郁结。此外，对于顽固不愈者用火针点刺局部有温散郁结、化痰通络的作用。阴虚津亏者可配合足少阴之照海以滋肾养阴。

1999.5.12

心俞、谚喜是贺老治疗脑瘫的对穴，均归属足太阳膀胱经，位居后背部，从足太阳经穴的主治特点来看，两穴均具有调理心肺之功

99

用，可改善小儿气血失调。《针灸大成》认为心俞主治"小儿心气不足，数岁不语"，心俞为背俞穴之一，脏腑经气输注于背俞穴，因此背部与脏腑相应命名的腧穴对改善该脏腑的功能有重要作用。心俞为心经经气输注于背部之处，与心脏有内外相应的联系。二穴相配具有振奋心气的功效，能养心神、通心络、开心窍。

1999.5.19

一老年女性气短数年，善太息，时感背痛、乏力，曾在外院做相关检查，未见异常。平时病人动则气短，纳食欠佳，夜寐欠佳，有时四末发凉，有高血压病史。考虑患者年近古稀，气血亏虚，表现在肺时则出现气短善太息，甚至动则尤甚；表现在脾则出现纳食欠佳；背部属阳，阳气虚弱则四末发凉气机不畅则疼痛。故温补阳气、调理气血，取内关、足三里、三阴交、中脘、气海，配合中药黄芪30g、党参20g、当归15g、炒枣仁10g、茯苓15g、熟地15g、川芎10g、炙甘草20g、白术10g、白芍10g、附子10g、山萸肉10g、干姜5g、山药10g、肉桂5g，针药治疗后自我感觉尚可，无不适感觉，用药后四末发凉症状有所减轻，且能做轻度体力劳动，但负重时仍感体力欠佳，患者治疗接近2个疗程，效果较为显著，目前一般情况好，病情平稳，无特殊不适主诉。从患者的变化来分析，与季节也有一定关系，眼下正值春夏之交，气候温暖，气温适宜，对老年患者比较有利。嘱患者夏季也要注意保暖，特别注意合理使用空调，以避免感冒。

1999.5.24

一患者近年来经常自感全身不适，伴夜寐不安失眠，胸部堵闷，有时出现头晕烦躁，几年前曾在外院进行检查，诊为脑缺血，给予对症治疗，今日来我科就诊。患者家属反映病人经常烦躁抑郁，有厌世念头，曾在安定医院就诊，诊为神经抑郁证，给予镇静药物治疗。患者有高血压病史，平时间断服用降压0号。病人烦躁，颧红，回答问题尚准确，分析为病人患病数年，年近七旬，肾气衰弱，冲任亏虚，天癸已竭，精血不足，阴阳平衡失调，从而导致脏腑功能失调。加之病人素有高血压病史，为阴虚阳亢体质，阴血不足，心神失养故夜寐欠佳失眠，虚阳浮越故颧红、头晕烦躁，气机阻滞胸阳不振故胸部堵闷。诊为脏躁，立养心安神、通调脉络之法，选用四神聪、神庭、神门、内关、足三里、中脘、三阴交，治疗后颧红消失明显，精神好，面色红润，情绪稳定，血压130/75mmHg，针刺加膈俞、肾俞。患者治疗一个疗程，症状大有改善，全身情况良好，精神饱满，无特殊不适主诉，继续巩固治疗后痊愈。

1999.5.31

口腔溃疡主要表现在口舌疮疡或溃烂的一种病证，常反复发作，久久不愈。很多人治疗本病大多采用清热泻火之法，殊不知本病看似症状单一，但如若不抓住根本也很难奏效。贺老在治疗本病时，并非将此看作局部病变，而是认为与脏腑有密切联系，因此在治疗时注意调整全身，局部与全身并重，收效甚佳。

1999.6.2

贺老选择劳宫配照海是借鉴了前人的治疗经验总结出来的。《内经》中明确指出"诸风疮疡皆属于心"，舌为心之苗，《寿世保元·口舌》说："口疮者，下焦阴火也，六味地黄丸主之"，所以选用心包经劳宫穴，肾经照海穴。劳宫为五输穴之荥穴，五行属火，照海归属足少阴，该经五行属水，水克火，两穴相配既滋肾水，又清心火。照海通阴跷脉，肾经脉气归聚于此而生发于阴跷，因此这组穴有补有清，既刚又柔，充分发挥了协同作用，达到了互相补充配合的目的。

1999.6.9

通里穴是前人依其手少阴经之络脉，从此别出，循经通达于里，入于心中而得名。该穴是手少阴之腧穴，具有养心宁神，通调舌络的作用。心主血脉，为人体生命活动之中心，血液行于脉中营养机体，维持各脏腑器官的正常功能活动。心气通于舌，舌为心之苗,《灵枢·经脉》云："通里……循经入于心中，系舌本。"《千金方》云："通里主不能言"，故用本穴可达补心养舌通络之功。在治疗小儿发育迟缓、癫痫、癫狂等病时均可选用。

1999.6.14

一般语言迟缓的患儿均有智力低下，故选用通里穴还可奏醒神养血、宣窍通络之用。本穴为络穴，一般"初病在经，久病在络"，血、气、痰、湿等邪积聚，每每由经入络，故凡由内伤引起的诸种慢性疾病均可选取有关络穴治疗。

1999.6.20

临床上最常用的火针针刺方法是点刺法，其他针法均以点刺为基础，只是针刺深度、用针密集程度和所刺部位的不同。本法即将针烧红后迅速刺入所选穴位，主要用于缓解疼痛及治疗全身性疾病。

1999.6.27

贺老在治疗皮肤病时常采用火针，像神经性皮炎、白癜风、先天性色素沉着等，这时需要运用密刺法，即火针密集地刺激病灶局部，一般每针相隔1cm左右，病情重的还可以更密。密刺法可以蕴积足够的热力，流通气血，促进组织再生。

1999.7.2

贺老在选穴组方时注意将阴阳、脏腑、经络、气血等学说贯穿始终，针灸处方的适宜与否，也就是针灸临床治疗的实施方案是否切实可行，直接关系着治疗效果的好坏，历来为医家所重视，正如《千金翼方·取孔穴法第一》中所说："良医之道，必先诊脉处方，次即针灸。"只有这样才能最大限度地发挥针灸的作用，取得最佳的治疗效果。

1999.7.9

照海穴的"照"字是光及之象，"海"为水归聚处，穴归足少阴肾经，又为阴跷脉所生，位居然谷之后。然谷为肾经之荥火穴，有水中龙火之象。龙火光照所及，故名为"照"；肾经脉气归聚于此而生发于阴跷，故以"海"为名，照海之义即此而来。

1999.7.16

《奇经八脉考》云："阴跷脉者，足少阴之别脉……"跷字有足跟和跷捷之意，阴跷脉从下肢内侧上行头面，具有交通一身阴气调节肢体运动的作用，故能使下肢灵活自如；又由于阴阳跷脉交会于目内眦，入属于脑，因此跷脉的功能正常与否直接关系到人体的活动与睡眠。《难经·二十八难》云："阴跷为病，阳缓而阴急"，也就是出现肢体外侧肌肉迟缓而内侧拘急的疾病。

1999.7.21

从主治上看，《标幽赋》云："取照海，治喉中之闭塞。"《通玄指要赋》云："四肢懈惰，凭照海以消除。"《八脉交会八穴歌》云："阴跷照海膈喉咙"，因此照海对语言障碍较为有效。《难经·二十八难》云："阴跷脉者……交贯冲脉。"冲脉贯穿全身，为总领诸经气血的要冲，由于冲脉与督脉相通，其脉气在头部灌注诸阳，在下肢渗入三阴，因此能调节十二经气血，故有"十二经之海"和"血海"之称。冲脉起于胞中，渗诸阳灌诸阴，交会三阴，主持血气濡养全身经络之作用，又滋养肾之精气以荣发充鬓。

1999.7.27

乳痈多由于乳汁瘀积、肝气郁结等原因造成，贺老治疗乳痈的方法是清热解毒、疏肝理气、通调经络，选用曲池、足临泣以达疏肝消瘀、退热消炎之功。曲池为手阳明之合穴，针此穴可以退热消炎，足临泣为足少阳之输穴，该穴具有疏肝理气、消瘀止痛的作用。乳痈周围放血可达清热消瘀、消滞通乳之目的。若溃后久不收口，可用局部火针，达到消瘀排脓，助人体阳气回复，促进生肌敛疮之功。仅在这一个病中就运用了三通法。

1999.8.3

治疗小儿脑瘫需要注意患儿智能低下，不会与医者进行配合，且疼痛及刺激会使其更加辗转翻腾，所以进针要稳、准、轻、浅、快；即持针要稳、刺穴要准、手法要轻、进针要浅且快，力争无痛进针，同时不留针，即快针疗法。治疗多为头部及四末之穴，针之方便，坐之可取，易被患儿及家长接受。

1999.8.10

治疗目赤肿痛贺老常选用耳尖穴放血，他认为其有清热解毒、泻火止痛及清泻肝胆火热地功能。究其原因仍与经脉循行有关，因为胆经的循行是起于目锐眦，上抵头角，下耳后……从耳后入耳中，出走耳前，至目锐眦后，而肝开窍于目，肝胆为表里，故耳尖与肝胆关系密切，因此凡目疾属实证者疗效甚佳。具体操作时用三棱针快速点刺放血，一般均取患侧。

1999.8.17

金津、玉液为经外奇穴，临床上常用来治疗中风之失语证，效果满意，贺老除此之外还用本组穴治疗口疮，仍然采用放血方法，其机制是脾胃位居中焦，开窍于口，心开窍于舌，舌为心之苗，二穴放血可以散瘀、清心脾积热，这种治疗选穴的方法确实有特色。

1999.8.24

贺老在治疗下肢静脉曲张多选用中粗火针，操作时用散刺法，在患肢找较大的曲张血管，将火针烧红后迅速准确地刺入血管中，随针拔出即有紫黑色血液顺针孔流出，此时不用立刻止血，待血流尽或血色变红后再用棉球将血渍擦净及按压针孔。

1999.8.31

火针有祛邪除湿、通经止痛的功能，由于火针具有一种有形无迹的热力，对于因寒湿侵袭经络引起筋挛血瘀的筋瘤，用之可以祛散寒邪，使经络调和，疼痛缓解；火针还有散瘀消肿、生肌敛疮、祛腐排脓的功用。用中粗火针散刺可以使瘀血随针外出，起到放血的作用，还有祛瘀生新之意。

1999.9.5

阴痒是一种妇科疾病，临床上主要分为湿热型和阴虚型，贺老治疗本证分别采用疏肝清热、利湿止痒，或滋阴清热、养血止痒的方法。选用委中点刺出血，本穴为血之穴，善治血分病证，适用于阴痒属于湿热型。中极属于任脉，为任脉和足三阴之会，又是膀胱募穴；三阴交为足三阴交会穴；蠡沟清肝经虚热而止痒。有时可以局部火针解毒祛邪，通调气血以止痒，对肝肾阴虚者还可配合肾经原穴太溪，肝经荥穴行间。

1999.9.11

临床上扭伤患者很常见，治疗时首先要排除骨折、脱臼等情况，然后再进行治疗。贺老治疗时运用中粗火针速刺法，点刺扭伤对侧阿是穴。左右交叉源于"巨刺""缪刺"法，《素问·缪刺论》："故络病者，其痛与经脉缪处，故命曰缪刺。"由于经络循环周身，左右对称，可互通气血，故取对侧阿是穴以行气活血，又无损害伤处之弊。

1999.9.16

面肌痉挛是一种顽固性疾病，轻者只是眼角周围抽动，重者牵涉口角和面部，病人非常痛苦，贺老治疗本病常选用细火针速刺局部，以发挥温阳散寒、疏通气血的作用。气血调畅、正气充实则邪散风息而痉挛自止。贺老认为面肌痉挛日久较难治愈，尤其是面瘫未愈者，若用毫针刺激抽搐部位反而会加重，而火针则有明显的息风止痉作用。治疗时不可长时期多次、反复点刺同一部位，每次治疗应间隔2~3天，以免影响正气来复。

1999.9.22

外阴白斑是妇女外阴部皮肤黏膜色素脱失，呈白色，伴瘙痒，以及大小阴唇萎缩，临床上以中年妇女为多，目前尚无满意治疗方法。贺老治疗的法则是温通止痒。选用粗火针以点刺局部隆起处，可以通调局部气血，阴部得以濡养，以达痒止斑消。

1999.9.28

很多妇女在面部长有蝴蝶斑，呈对称分布，本病与肝郁气滞、脾虚血瘀、肾阳不足有关。在治疗中贺老常选用背部痣点挑刺拔罐吸血。挑痣法正是利用了经络的这一生理功能，从治疗体表入手，再挑刺肝俞、脾俞、肾俞，进而调整相关脏器的生理功能，使五脏六腑之阴阳相互协调，加拔罐可促使局部气血出血，达到经气通畅、营卫调和、祛瘀生新的目的。

1999.10.5

贺老认为疝气有虚实之分，实者多为寒凝气滞，虚者多为气虚下陷。临床上寒湿者多取肝经穴位治疗，并可加灸，以暖肝疏气，通调经脉。《医学正传·疝气》云："疝气者，睾丸连小腹急痛也。有痛在睾丸者，有痛在五枢穴边者，皆足厥阴之经也。"《丹台玉案·疝气门》云："疝气……所属者厥阴肝经也。人之一身，惟胁与少腹以致阴囊睾丸，皆统于肝，肝主筋，而脉循阴器，阴器者，筋之宗也。"足厥阴经起于足大趾，上行饶阴器，故疝气必取足厥阴经穴。

1999.10.12

头痛见于各种疾病中，是临床上最常见的自觉症状，目前治疗方法虽多但疗效往往不理想。贺老在临床实践中首先以按部辨经与辨证相结合的思路搞清病变所存何经，然后制定出相应的治疗原则，选择适当的穴位和针灸手法来治疗。故而获得满意疗效。我准备在下一阶段系统对贺老治疗的头痛进行分类总结。

1999.10.18

足厥阴之井穴大敦、经穴中封、合穴曲泉常组方治疗疝气。大敦疏肝行气、散结止痛，是贺老治疗疝气的要穴；中封理气通络止痛；曲泉调畅气血、缓急止痛，也可配合灸肝俞。气虚者可针足三里、大敦，灸脐三角（脐左右下侧各一寸处）。

阳明为宗筋所聚，为肝脉所主，肝脉失气血之濡养，则弛纵下陷而导致疝痛，而足阳明为多气多血之经脉，合于宗筋，故针足三里和大敦可疏调经脉、补养气血。灸脐三角可温补中阳以升下陷之气。

1999.10.24

后头痛为风寒之邪侵袭足太阳经所致，常出现头痛时作，痛连项背，并伴有一系列风寒表证的症状。通过临床观察发现冠心病患者和脑力劳动过度者常出现一侧后头痛，治疗以疏风散寒、调和气血、通达经络。依上病下取的理论，取足太阳膀胱经经气所出之井穴至阴以止头痛，此种取法有"越远越效"之理论。此外临床观察到脑力劳动者出现的一侧后头痛，针刺至阴穴同样可以获得较好的疗效。

1999.10.29

在治疗脑瘫中，贺老认为小儿为"纯阳"，生机蓬勃，活力充沛，反应敏捷，所以在生长发育过程中从体格智力以至脏腑功能均不断向完善成熟方面发展。相对而言，年龄越小生长发育速度越快，这就提示我们小儿之病要早发现，早治疗。

1999.11.5

前额痛一般由阳明胃热所致。若为外邪化热转入阳明者，可伴有阳明经热的四大症状，如素有胃火炽热，嗜食辛辣者，可伴有口臭、牙龈肿痛等症状。治疗均以泻阳明胃热，调理气血为法，取中脘用毫针泻法。前额痛为足阳明经之患，中脘虽属任脉之穴，但为胃之募穴，是胃腑之气注输于胸腹之处，故泻中脘可清胃腑之热，调理阳明之气血，从而止前额痛。

1999.11.13

围刺法也是火针的一种，是用火针围绕病灶周围进行针刺的方法，一般围刺法以用中粗火针为宜，这种针法可以改善局部血液循环，多用于治疗皮科、外科疾患，如带状疱疹、臁疮等。若局部红肿者贺老就直接用火针刺络放血，进针间隔以 1~1.5cm 为宜。

1999.11.20

在血栓闭塞性脉管炎的治疗中贺老选用足十宣穴点刺，该穴是贺老治疗本病之经验穴，位置在十趾距趾甲 1 分处。本身三棱针点刺具有清热解毒、活血通络的功能，而四末得阳气而温。经络是气血运行的通路，针刺具有疏通经络的作用，针刺足十宣同样有此功能。刺之可使气血达于四末，肢体的远端得到气血的温煦濡养，故取之还有温通经络、荣养肌肤的调整作用。

1999.11.26

颠顶痛为足厥阴肝经感受风寒所致，肝阳上亢亦可出现此证，肝经与督脉会于颠顶，阴寒随经上逆，清阳被扰或阳独亢于上，两者均能造成气血受阻，治疗以四神聪、合谷、太冲相配。合谷具有和胃化湿之功，太冲为肝经原气所汇聚，可疏肝理气，两个原穴相配称之为"四关穴"，共济疏肝散寒、降逆化浊、疏通经络之功。肝阳上亢者采用四神聪锋针点刺放血，可即刻奏效。

1999.11.30

牛皮癣又称银屑病，因确切病因不明故治疗比较棘手，贺老运用清热解毒、润燥止痒之法，选用委中作为主穴放血。我们都知道委中为血之穴，善治一切血分病证，具有祛风清热、凉血活血的功能。所以凡血分有病，又感受风热之邪引起的各种皮肤病皆可治之，也是治疗皮肤病的常用穴。

1999.12.3

在治疗脑瘫中要注意几个问题：①本病为顽疾故要坚持治疗，疗程一般需要半年至一年；②辅以食疗，多食补心养脑之品，如动物脑、鱼类、核桃等等；③对患儿耐心进行教育辅导，加强智力开发，诸法兼施，方能提高疗效。本病患病率较高，病因复杂，临床表现多样，治疗较为棘手，所以积极预防显得格外重要，同时要加强婚姻指导和计划生育，预防孕妇及婴幼儿各种传染病，以避免小儿智力迟缓。

1999.12.10

瘀血头痛是为久病入络、血瘀气滞、瘀血内停、阻塞脉络所致。采用局部放血或火针点刺常可使瘀血祛除，经络疏通而痛止。

1999.12.17

偏头痛的病因虽比较复杂，但其病位均在少阳。贺老集多年临床经验，选出具有宣散手足少阳，疏风止痛的一组有效穴位，即：丝竹空透率谷、合谷、列缺、足临泣。这组穴可以作为治疗各型偏头痛的基本配穴。

1999.12.24

火针的散刺法是用火针疏散地刺在病灶部位上的针刺方法，一般每隔1.5cm刺一针，以浅刺激为主，本法可疏通局部气血，具有除麻、止痒、定痉、止痛之功，多用于治疗麻木、瘙痒、拘挛、疼痛等。

1999.12.30

从治疗偏头痛的方义上说丝竹空为足少阳经气所发之处，也是手少阳经脉的终止穴，穴位本身就可以治疗偏头痛，沿皮透致率谷，更加强了疏通手足少阳经脉的作用，这是因为率谷不仅是足少阳经脉的穴位，主治偏头痛，而且它又是足少阳、足太阳二经的会穴，具有疏散少阳风热使其循太阳经脉达表的作用。因此丝竹空透率谷是治疗一切偏头痛的有效主穴。

2000.1.5

合谷是手阳明经之原穴，有广泛的治疗作用，具有安神镇静止痛之功，据五行属性，本穴属木，所以它对疏通少阳更有突出的效果。手太阴肺经的络穴列缺，据《马丹阳天星十二穴治杂病歌》记载："列缺善疗偏头患"，与合谷相配更有原络配穴的意义。足临泣是足少阳胆经腧穴，按五行性质亦属木，因此在疏泻少阳风热方面有很好的效果，而且它位于足部，具有远离病所，引热下行的作用。

2000.1.12

若为外风型则多见头侧持续性胀痛，遇风寒加重，项部拘紧等，常可配风池、曲池、绝骨等穴治疗。若为肝胆实热型可见头侧瞤动疼痛，痛如刀割，面赤等，常配丝竹空、内迎香放血，针刺四神聪、行间等穴，这四个穴在平肝疏风方面有显著作用。

2000.1.19

对于脾胃虚弱型多见偏头痛，胀闷如裹，脘闷纳少等症，常配悬颅、颔厌、中脘、足三里或丰隆、气海针灸并施。悬颅、颔厌均位于颞颥部，除了在经脉循行上对偏头痛有突出效果外，还是足少阳、足阳明相交会之穴，并有疏导胃腑、振奋中阳的作用。中脘、足三里配丰隆使健脾化痰之功更强，气海疗诸虚百损，用来培补下焦，则中土自受补益，加用灸法就更增加了温补的效果。

2000.1.26

全头痛可见于痰湿阻络证，肾精不足证和气血两亏证，其典型症状和治疗各不相同。痰湿头痛者，可取中脘穴，任脉总任一身之阴，水液代谢也与任脉有关，故针任脉之中脘穴以燥湿化痰降浊，使痰湿无可生之机，痰湿祛则经络通。

2000.1.31

肾虚头痛者，治疗可取百会、上星、关元以滋补肾阴，濡润脉道。百会、上星都为督脉之穴，百会又为三阳五会与上星都位于头，可以引气血精髓上达于脑，营养脑络，促进血行。关元为补肾要穴，补关元可以滋补肾元，肾元足则脑髓得养，头痛自止。

2000.2.2

气血两亏而致头痛时可取中脘用补法，并灸神庭。脾胃乃气血化源，中脘可以强健脾胃，促进气血生化。神庭为督脉之穴，督脉总督一身之阳，灸神庭可补阳，阳气盛则促进气血运行。神庭位于前发际边，灸神庭可以改善气血运行，两穴相配补养气血，改善气血运行而止痛。

2000.2.9

火针的施术方法有很多，适应证也不同：缓刺法适用于浅表静脉放血，例如尺泽、委中等穴；速刺法可以用于肢端，面部放血也可运用此法；挑刺法适用于胸部、腹部、背部、头面部穴位及肌肉浅薄的部位；围刺法适用于痈肿、痹证。

2000.2.16

密刺法多适应于皮肤病，对神经性疼痛效果也不错；针罐法是针刺后加拔火罐放血的一种方法，适用于病灶范围较大的疾病，如神经性皮炎、丹毒、白癜风等；火针法是一种火针与放血相结合的疗法，多用于治疗疔毒、静脉炎、静脉曲张、血管瘤等；因此在临证时要正确选择。

2000.2.23

临床上肢体末端的麻木常常是病人作为一种主要症状来就诊的原因，一般气滞偏重者症状时轻时重，但少有疼痛；血瘀偏重的兼有疼痛。治疗以祛风护卫、补气养血或行气活血通络为法。贺老治疗本证选用的主穴为十二井或十宣放血，因为十二井是阴阳经交通脉气之处，点刺该穴可祛风散邪，血行风灭，可补益气血疏通经络，活血化瘀调血行气，故可治疗麻木。

2000.2.29

呃逆的治疗一般先选用内关、中脘、足三里等穴，效果不好时还可以选择攒竹、涌泉等穴，贺老治疗时选用章门、合谷。章门为脾之募穴，又为脏会穴，可健脾理气，合谷为多气多血之阳明经的原穴，可补气调气，二穴共济降逆止呃之功。气海为强壮要穴，期门为足厥阴、足太阴与阴维交会穴，膻中为气会穴，诸穴共用以达和胃降逆止呕。

2000.3.3

三棱针的退热作用适用于阳盛发热，因为阳气盛必然导致血盛，放血可减消血盛，以减轻体内的热邪，因而起到退热的作用。人身之气以血为本，同时又随血出入，迫血外出能泄出过盛的阳气，从而改善了阳盛的状态，使机体的气血平衡，而达热自平。

2000.3.8

斑秃即人们常说的"鬼剃头"，病因为素体虚热，脾胃不健，气血化源不足，毛发失养而脱落，也有血虚风燥者，贺老治疗以健脾益肾，养血祛风为大法，取穴为：上廉、中脘、足三里。上廉可调和气血，中脘为胃之募穴，配合强壮要穴足三里益肾健脾、补气养血，治疗本病。

2000.3.15

针灸治疗疼痛非常有效，对于三棱针来说该法可以直接迫血外出，畅通血脉，故疼痛可以立即停止，临床上有很多急性病证，如：急性扭伤、咽喉肿痛、带状疱疹疼痛、偏头疼等。临床运用时要注意对于有出血倾向的患者要避免使用。

2000.3.22

放血疗法是三通法中的强通法，具有解毒泻火的作用。对机体正气不足，功能障碍时毒邪内窜如毒火攻心的"红丝疗"，以及毒邪侵淫而生的疮疡等都有很好的疗效。放血不仅使侵入机体的毒邪随血排出，更重要的是通过理血调气使机体功能正常，抑制毒邪的扩展和再生。中医历来认为心属火，如果心阳过亢就会出现一系列的火证，而心又有主血脉的功能，所以放血可以减轻心阳过盛的状态，达到泻火的目的。此外中医学还认为肝胆内为相火，肝藏血，因此放血也能治疗肝胆相火妄动的疾病，如暴发火眼，头晕目眩等症。

2000.3.29

放血疗法对治疗高血压有一定效果，贺老曾进行过观察，大部分病人经过金津、玉液三棱针放血后会出现收缩压和舒张压不同程度的下降,以收缩压为显著。同时还进行了微循环的观察,具体方法是利用聚光光源 45 度角落入甲皱放大 60~80 倍镜下观察毛细血管管襻数目、长度、畸形情况、血流情况等变化,结果发现:管襻迂曲、静脉紧张度下降,动、静脉管径相等,管襻数目减少或紧张度升高。用现代科学手段观察放血确实可以不同程度地改善机体状态,调节微循环,达到降压的目的。

2000.4.5

贺老临证治疗取穴除了注意与辨证相结合以外,还非常重视病程的长短,根据具体情况进行穴位的调整。比如治疗坐骨神经痛方法为驱散外邪、通经活络。在具体治疗时则采用早期用昆仑,晚期用伏兔,早期施泻法,晚期施补法。昆仑为足膀胱经穴,恰与坐骨神经所循相符,故刺激该穴可疏通膀胱经经气而止痛。晚期用伏兔是因为该穴为足阳明经经穴,阳明多气多血,可濡润筋骨关节,疏通经气,有攻补兼施的效果。

2000.4.12

从大量的病例中可以看出放血疗法的作用非常广泛,除了以前谈到的还有许多,比如能直接排除局部静脉中"宛陈"的气血和病邪以促进经脉畅通而达到的消肿作用;根据血行气通的理论以鼓励气机使血液达于肢端而使麻木自止的治麻作用;泻热平肝疏导胃腑的镇吐作用;消食导滞升清降浊的止泻作用;以及在治疗危重病人中的解救作用,这些都决定了放血的适应证很宽。

2000.4.19

癔病类似神经官能症,也称"歇斯底里",青年人发作较多,治疗这种病人要疏肝理气解郁,或涤痰开窍。贺老选用素髎、内关、神门、大陵及四关穴为主穴,其中除素髎穴向上斜刺以外,其余均直刺。素髎穴为督脉穴，平时应用不多，该穴针感较强，有开窍醒神的作用，内关治疗神志病，其余几个穴分别是各自经脉的原穴，可宁心安神，疏肝解郁。治疗本病留针时间较长，刺激量也强。

2000.4.26

治疗腹泻、痢疾等病在穴位选择上应注意远近配合取穴，远部为泄热清肠的曲池，健运脾胃的足三里，温化寒湿的中脘、关元，近部为长强，该穴为督脉络穴，善治肠风下血，又在病所处，具有调理肠胃的功用。

2000.4.30

三年的跟师学习暂时告一段落，通过三年的学习学到了很多课堂上学不到的东西，收获的确不小，三年来共完成跟师笔记 180 篇，月记 36 篇，撰写有关继承的论文 6 篇，发表 2 篇，其他论文 1 篇，其中 1 篇获北京市中医管理局继承人优秀论文第一名，另外 1 篇在全国第三届继承老中医经验研讨会上作为大会发言宣读，总结继承病例100 份（包括不同病种共 10 类），作为课题第二负责人承担北京市科委的课题 1 项，完成出师论文 1 篇。今后还有许多东西需要不断学习，使自己的业务水平有新的提高。

三年跟师的最大收获就是真正体会到针灸的治疗范围远远超过了预期，作为一种治疗方法只要运用得当针灸的治疗范围极为广泛，收效也是令人无法想象的。这些内容在我后来的临床医疗实践中帮助我解决了众多问题，激发了自己深入学习的潜能，也使我从中感受到了极大的乐趣。

（四）贺老临证思辨特点

在跟师的三年时间里接触了大量的病例，很多都是以往不曾碰到的，在随诊中学到了很多针灸方法，真正领悟到针灸的博大精深，作为一种治疗方法有着广阔的应用空间，为诸多患者解除了病痛。现在回顾起来的确别具特色。

1. 配方紧扣辨证辨病

在众多的病人中小儿脑瘫占据了很重的比例，基本上占到每次出诊患者的1/3左右，患儿的年龄从1、2岁到11、12岁不等，表现的症状也不尽相同，智能的障碍是普遍的，至于语言、运动、计算等方面不尽相同，但均低于正常儿童。本病是小儿生长发育障碍的常见病，西医学诊断为小儿发育迟缓，而中医学则属于五迟五软的范畴。五迟是指立迟、行迟、语迟、发迟、齿迟，五软是指头项软、口软、手软、足软、肌肉软。五迟以发育迟缓为特征，五软以痿软无力为主症，两者既可单独出现，也常互为并见。中医学早在隋代著名医家巢元方的《诸病源候论·小儿杂病诸候》中即有"齿不生""数岁不能行""头发不生""四五岁不能语"等诸候；清代《医宗金鉴·幼科心法要诀》将"五迟"列为一门叙证论方，即今之五迟五软。五软证，在宋以前述证未详，也有与五迟证并论者。至明代著名儿科专家鲁伯嗣在《婴童百问·五软》中才开始明确立名"五软"，其云："五软者，头软、项软、手软、脚软、肌肉软是也。"明代著名医家徐春甫在《古今医统》中提出："五软证名曰胎怯。"明代著名医家王肯堂的《证治准绳·幼科准绳·五软》还认为本证预后不良，"纵使成人，亦多有疾""投药不效，亦为废人"。因此五迟五软的病因或为先天禀赋不足，或属后天失于调养。

本病在全球范围内都被公认为是社会和医学的"双重难题"，在行医过程中，贺老目睹了此类患儿给家庭、给社会带来的种种压力，每当看到那些不会说、不能走、目光呆滞的孩子，贺老心中总会升起一股难言的苦涩。于是从20世纪60年代开始便潜心研究用针灸疗法治疗智障这一重大课题，为此贺老博览古今医书，采集百家精华，并结合自己多年的临床实践经验，根据中医学的"五迟"证候辨证配穴施治。20世纪70年代受上级指派贺老参加了赴西非上沃尔特的医疗队，在此期间贺老为该国总统患弱智的病儿进行治疗，在此之前病孩已经在多国进行治疗但收效甚微，而经过贺老的精心治疗后病儿穆罕默德最终走进了学校。在此基础上，为了减少患儿在治疗中的痛苦，贺老还开创性地运用"贺氏飞针法"，以气运针，在一两秒时间内迅速完成针灸治疗。经过近半个世纪的艰难探索和反复实践，贺老的针灸疗法日臻完善，受诊智力障碍患儿的治疗取得很好的效果。

经过几年的临床实践确立了治疗的重点：贺老特别强调突出三个字："补"、"通"、"调"，即补先天以固本，调周身之阳气，通其混沌之清窍，使其脑健神醒。在具体配穴上，贺老总结出一组穴位，具体是：四神聪（和百会交替用）、风府、哑门、大椎、心俞、谚语、通里、照海，穴位的分布遍及头部、四肢和躯干，在此组配穴中特别强调阴经腧穴的选用，贺老认为本病不论病因为何，都因髓海不足、心脑失司所致，因此要重点选用阴经以使髓海得以精血充养，我体会这是治本之法，多年以后我曾按照这个思路用来治疗痴呆，同样收到了惊喜的疗效，由此可以看出无论中药还是针灸关键在于辨病辨证，只要辨别准确均可以选用一组穴位，这就是中医最擅长的异病同治。这里要特别提谚语穴，本穴在跟随贺老之前从未用过，在校学针灸课时也没有讲过，从字义来看，这两个字都是言字边，有语言之意，而"意"可以解释为人或事物流露的情态，"喜"在此可以概括为情志的统称，而对于本病的患者来说无论从语言的表达还是情感的反应都有很大缺陷，因此治疗本病特别要关注情感、语言的变化，选用本穴正是此意。由此可以看出针灸腧穴的命名有极深的寓意，它从不同角度反映了穴位的功能主治的内涵，也正是基于此种原因在若干年后我主编出版的书籍中特别对361个腧穴进行了穴名的解释。

2. 选穴精准效专

在跟随贺老学习的期间发现贺老选穴并不多，经常仅选用 1~2 个穴位进行诊治，但疗效却很显著，对此贺老认为：用针同用药是一个道理，正如仲景的方药基本都是几味药组成，但理法方药、君臣佐使具备，因此针灸选穴要追求辨证准、取穴精。下面通过实例加以论述。

听宫为手太阳经穴，所谓听就是"闻声"之意，宫就是"宫殿"之意，本穴是手足少阳、手太阳之会，贺老常用来治疗太阳、少阳经的病变。除了大家熟知的耳疾以外还用来治疗目疾、癫狂等病，问其缘由，贺老的思路是：听宫属太阳经，太阳为开，"开折则肉节渎而暴病起"，故暴病者取之太阳；另外从经脉流注上来看太阳少阴二脉相交相贯，互为络属，故可调于阴而治于阳，从而扩大了该穴的治疗范围，贺老曾撰写文章论述听宫的不同临床应用。

临床上还看到贺老治疗腰痛常选用养老穴，本穴为手太阳经穴，又为郄穴，大凡阳经郄穴以治痛为显效。《类经图翼》云："疗腰重痛不可转侧，起坐艰难，及筋挛，脚痹不可屈伸。"太阳经贯通上下，达于四肢，与督脉、阳跷脉、阳维脉相交会，《素问厥论》："手太阳厥逆……项不可以顾，腰不可以仰……"故对于肢体活动障碍甚为有效。古籍说"腰背委中求"，贺老单取养老治疗腰腿痛，结合一定的补泻手法，手到病除，立竿见影。一般贺老取养老穴，用龙虎交战补泻手法，同时嘱患者活动腰部，行针过程中患者即感疼痛明显减轻，贺老嘱其继续活动腰部及右下肢，治疗持续 1 小时后患者未发作疼痛，且能自己走出诊室。

3. 多种针法灵活运用

贺老对针灸的突出贡献还表现在针法的选用上，不同的疾病、不同的时期选用的针法是不同的，下仅以中风病的针灸治疗为例。

　　中风病在急性期而且属于闭证的时候治疗大法是开窍启闭，此时要用强通法之三棱针点刺放血，选用的腧穴基本以十宣、井穴为主，此类腧穴的特点是分布的部位都在末梢，此处从西医学来说末梢神经分布较为丰富，而从经络学说来看正是阴阳经交接的部位，而闭证的表现大多都为四末厥冷，正是《伤寒论》中所说的"阴阳气不相顺接"之厥证，因此选择此处放血对于醒神开窍复苏意义重大，同时还可以配合人中等穴雀啄强刺激，目的与前相同。在急性期除针灸之外需配合服用安宫牛黄丸，在急性期过后大多采用普通毫针的微通法针刺，此种针法贯穿本病的治疗始终，是最基础的针法，在具体腧穴的选择上则要根据不同病证随机调整。语言不利者针刺廉泉、照海；面瘫者可刺颧髎、下关、地仓、颊车、迎香；足外翻者加丘墟、解溪等，总之随证加减。

　　在后遗症期很多病人或为张力增高，或为肌肉萎缩，无论哪种均可运用火针点刺治疗，点刺的部位基本是在病变的部位，也就是说哪里有痉挛、有萎缩就用火针点刺哪里。对于张力增高的问题在针刺时一定要判断准确，一般上肢表现为屈肌张力高，因此点刺的部位基本是手阴经的部位，而下肢则表现为伸肌张力偏高，所以点刺的部位基本是足阳明经的部位。临床上在此处出现偏差的不在少数，因此有必要特别提出来以惊醒同道。

　　类似此种治法在带状疱疹的针灸治疗中也十分突显，正是由于多种针法的介入，才开辟了针灸治疗的宽阔领域，为众多病患提供了治疗的途径。

4.奇特的体位选择

　　在校期间学习刺灸法时曾学过不同体位的选择，一般常用的不外六种体位，分别是仰卧位、侧卧位、俯卧位、仰靠坐位、俯伏坐位、侧伏坐位，在跟随贺老学习中却看到了另一种体位，而且在我几十年的针灸临床中再没有看到其他医生选用此种体位，谈到这个问题还要从一个病例谈起。那是一位腰椎间盘病变的老年患者，一天他在家人的搀扶下走进诊室，从他那痛苦的表情中不难判断腰部疼痛得很厉害，在询问了病情后贺老让家属帮助患者上了诊床，此时贺老的一句话让在场的人都很惊讶：让患者采取跪姿，就是跪在床上，臀部坐在双脚上，贺老嘱咐患者暴露大腿，开始患者由于腰部疼痛无法坚持这个体位，贺老就让家人在旁边扶着，然后选取了双侧伏兔穴进行针刺，随着留针时间的延长十几分钟过后患者就感觉疼痛明显缓解可以不用家人扶着了，留针半个小时起针后病人就可以自己下床了，虽然仍感觉疼痛但较之治疗前大有改观。当时的我真的感觉太神奇了，就请教贺老您为什么选取这种体位啊？贺老回答道：古籍中早有记载。于是我就开始查阅了相关针灸古籍。《针灸大成》云："膝上六寸起肉，正跪坐而取之，"其他如《类经图翼》《医宗金鉴》《十四经发挥》等均有类似记载。在体位的描述中《针灸大成》有具体解释："动物中卧伏牢固者，莫过于兔。人当跪坐之时则腿足之气，冲至两膝之上，则两腿股直肌，肌肉绷急，推捏不动，犹兔之牢伏也。"后来我仔细观察了本穴在跪姿时局部明显隆起，就像一只兔子俯卧蜷起的样子，而本穴的释名就是"伏"为卧，该处肌肉隆起形似兔状，故名"伏兔"。用西医学解释采取此种跪姿可使股四头肌隆起，便于取穴，更主要的是便于得气，假如只采用平卧位无论从针刺的得气还是从针刺疗效来考虑均有差距。因此贺老用伏兔跪姿治疗椎间盘等病变成为贺老独树一帜的方法，令同行赞叹不已，也使我又学到了一种针灸方法。

5. 临床验案

贺老在临床上灵活运用三通法，辨证论治，治愈了许多疑难杂症。

（1）面肌痉挛

面肌痉挛是指一侧面肌阵发性不自主的抽搐，西医学又称之为原发性面肌抽搐。开始多由眼轮匝肌不定时抽搐，逐渐扩张至颜面下部的肌肉，表现为阵发性不规则的一侧或双侧眼轮匝肌及口角抽动，持续数秒或数分钟，每日发作次数不规律，可因精神紧张、疲劳而加剧，入睡后症状消失。引起本病的原因有精神刺激、过度疲劳、寒冷刺激等。中医学认为属"筋惕肉瞤""面瞤""目瞤"范畴。贺老认为，该病的发生与风寒之邪客于少阳、阳明其邪留滞而经气运行不畅、筋脉收引而致面部肌肉拘挛瞤动，或素体脾胃虚弱，或因病致虚，脾胃受纳功能失常，津液气血之源不足，气血亏虚，肌肉失养，血虚而发；或因年老久病体弱，肾精不足，阴液亏耗，水不涵木，阴虚阳亢，风阳上扰而发。治则为调理气血，通经活络。以局部阿是穴为主。配以地仓、丝竹空、风池、合谷、太冲、足三里、三阴交。面部痉挛抽动部用细火针速刺，余穴毫针刺法。

【病例】陈某，女，58岁。左眼睑抽动20余年，左面部抽动2年。

20年前因意外精神刺激导致左眼睑时有抽动，未予治疗。近2年来症状加重，扩大到左面颊肌肉抽动，严重发作时左眼几乎不能睁开，引颊移口，面部紧涩，有时整个面部不能自主，精神紧张或遇寒冷后症状明显加重，纳可寝安便调。舌质淡、苔薄白、脉弦滑。

辨证：肝郁气滞、气血失调、筋脉失养。

治法：行气活血、养血荣筋、疏导阳明。

取穴：火针点刺痉挛抽动部位，毫针刺角孙、头临泣、丝竹空、地仓、阿是穴、合谷、太冲。

针后患者自觉面部轻松有舒适感。5诊后面部颤动次数减少，望诊已能看到面部抽动频率、次数明显好转，舌脉如前。治疗穴位不变，两个疗程后，患者只诉偶有面部轻微蠕动，望诊肌肉震动已消失，面肌活动自如，原方巩固治疗两个疗程后临床痊愈。

（2）三叉神经痛

三叉神经痛是三叉神经分布区内反复出现阵发性短暂的剧烈疼

痛，无感觉缺损等神经功能障碍，病理检查亦无异常的一种疾病。西医认为本病病因目前尚不明了，分为原发性、继发性。40 岁以上男性居多。中医称为"两颌痛""颊痛"等。贺老认为，该病的发生为风寒之邪袭于阳明筋脉，寒性收引，凝滞筋脉，血气痹阻，遂致面痛。或因风热毒邪，浸淫面部，影响筋脉气血运行而致面痛。《张氏医通》云："面痛……不能开口言语，手触之即痛，此是阳明经络受风毒，传入经络，血凝滞而不行。"亦可为肝郁化火所致，此类患者多属性情急躁。肝胆郁火灼伤胃胆亦可导致本病。治则为疏风散邪、通理面络。取穴合谷、内庭、二间、大迎。风寒挟痰阻滞经络者加风池；风热挟痰阻滞经络者加曲池；肝郁化火、肝火上逆者加行间。毫针刺，大迎放血，三叉神经痛点火针点刺。

【病例】杜某，男，62 岁，右下唇疼痛 3 年。

患者 3 年前拔牙后出现右下唇疼痛，说话则痛，洗面触及则痛，夜不能寐。伴有口干舌燥，小便黄，大便秘结。舌质红，苔薄黄，脉弦滑。

辨证：热入阳明、经脉壅滞、气血失调。

治法：清泻阳明、通经活络、调和气血。

取穴：合谷、内庭、二间、大迎。刺法：大迎放血，余穴毫针刺，行捻转泻法，留针 20 分钟，每日治疗 1 次。火针点刺痛点。

初诊治疗出针后，患者自觉面部轻松，疼痛大减。以手试之，亦无发作感。治疗 3 次后，诸症消失。

（3）子宫肌瘤

此病多发于中青年妇女，尤以 30 岁以上的妇女多见，为女性盆腔最多见的肿瘤，发病率很高，约占 10%~20%，并且肌瘤的恶变在 0.13%~0.39% 之间。西医学认为子宫肌瘤又称子宫纤维肌瘤，是子宫的实性、良性肿瘤，本病的发生可能与雌激素的分泌有关。本病相当于中医"石瘕"一病，贺老认为，该病的发生多由情志失调，忧思过度引起肝脾不和致使冲任功能紊乱，气血瘀积或痰湿凝滞郁久而成积。如久病失血，则气血双亏，出现体虚病实之证。治法为活血化瘀、通经散结。取穴关元、中极、水道、归来、痞根。用火针速刺关元、中极、水道、归来。以毫针刺入腹部穴位 1.5 寸深，痞根用灸法。

【病例】田某，女，45 岁。

患者体检时发现子宫肌瘤，大小如怀孕 4 个月，平素月经淋漓不断，量多，质稀，有血块，身体虚弱乏力，心悸气短，食欲不振。舌质淡，苔白，脉细数。

辨证：气血郁滞、冲任失调，日久致气血亏少之虚证。

取穴：关元、中极、水道、归来、隐白、痞根。刺法：火针点刺中极、关元、水道、归来。毫针刺关元、中极 1 寸半，先补后泻，留针 30 分钟，隐白刺约 3 分，痞根用灸法。

治疗 2 个月，月经正常，妇科检查子宫缩小，接近正常。

（4）带状疱疹

带状疱疹是由病毒感染所引起的一种急性疱疹性皮肤病。可发生于任何部位，多见于腰部，常沿一定的神经部位分布，好发于单侧，亦偶有对称者。本病可发生于任何年龄，以成年人较多。中医称之为"缠腰火丹""蛇串疮""串腰龙""蜘蛛疮"等。贺老认为，本病多由情志不遂，饮食失调，以致脾失健运、湿浊内生、郁而化热、湿热搏结，兼感毒邪而发病。治则为调气解郁、清热解毒。取穴为龙眼、阿是穴、支沟、阳陵泉。发于手臂、颈项者加取合谷穴。

刺法：用 75% 酒精棉球消毒皮损及周围皮肤，不擦破水疱，用三棱针沿皮损边缘点刺，间隔 0.5~1.5cm，病重者间隔小，病轻者间隔大。点刺完毕，以闪火法在其上拔罐 1~4 个，罐内可见少许血液拔出，10 分钟左右起罐。起罐后用消毒棉球将血液擦净。并用三棱针点刺龙眼穴，出血 3~5 滴后擦净。带状疱疹周围火针点刺。毫针针刺支沟、阳陵泉、合谷，施以泻法，10分钟行捻转手法1次，留针30分钟。

【病例】江某，男，58岁，左腰部起起疱疹3日。

患者近日情绪紧张，工作劳累，2天前左侧腰部灼热感，继而出现水疱，呈簇状，以带状缠腰分布，疼痛难忍，不能入睡，伴有烦躁，口苦，咽干，小便黄，大便干。望诊：左侧腰部疱疹呈带状分布，水疱簇集，共五簇，每个疱疹约黄豆大小，内容物水样透明。疱疹间皮肤正常。舌质红，苔黄腻，脉弦滑。

辨证：肝郁气滞、湿热熏蒸。

刺法：龙眼、阿是穴三棱针放血，阿是穴放血后拔罐；带状疱疹周围火针点刺；支沟、阳陵泉以毫针刺，泻法，留针30分钟。患者每日治疗1次，阿是穴放血拔罐隔日1次。

治疗当日疼痛减轻，可入睡；3诊后伴随症状好转；6诊后已感觉不到明显疼痛，疱疹渐干瘪、消退；13诊后皮肤平整，诸症消失，临床痊愈。

（5）下肢静脉曲张

下肢静脉曲张指下肢表浅静脉曲张交错结聚成团块状的病变。中医学称之为"筋瘤"。本病多见于中老年人。贺普仁教授认为，本病是因过度劳累，耗伤气血，中气下陷，筋脉松弛；或经久站立工作，经常负重以及妊娠等因素，使得血壅于下，筋脉扩张充盈；或因劳累之后，血脉充盈，再涉水淋雨，寒湿侵袭，瘀血阻络。也可因肝火亢盛，血涸筋脉失养所致。治法为活血化瘀、舒筋散结。取穴为阿是穴（即凸起静脉处）、血海。刺法：①选中粗火针，以散刺法。在患肢找较大的曲张的血管，常规消毒，再将火针于酒精灯上烧红，迅速准确地刺入血管中，随针拔出即有紫黑色血液顺针孔流出，无须干棉球按压，使血自然流出，"血变而止"，待血止后，用干棉球擦拭针孔。②毫针刺血海，进针后捻转或平补平泻。得气后留针20分钟。

【**病例**】马某，女，42 岁。两小腿静脉曲张 6 年。

患者静脉隆起，颜色青紫、发痒、发胀，走路易疲劳，舌质淡，苔白，脉滑。

辨证：情志不遂，气滞血瘀，经脉不畅。

取穴：阿是穴、血海。

刺法：①选中粗火针，以散刺法。在患肢找较大的曲张的血管，常规消毒，再将火针于酒精灯上烧红，迅速准确地刺入血管中，随针拔出即有紫黑色血液顺针孔流出，无须干棉球按压，使血自然流出，"血变而止"，待血止后，用干棉球擦拭针孔。②血海毫针刺法。

该患者共治疗 15 次，肤色完全正常。

从以上几个病案中不难看出贺老对针灸的把控已经达到了炉火纯青、随心所欲的极高境界，究其原因我感觉很大程度上要归结为贺老对古老针灸技艺的不断创新。贺老虽为耄耋老人但思想却很前卫，他曾根据自己多年的继承体会谈到对创新的认识和做法，特别强调继承与创新是不可分割、共同成长的一个整体，而创新成果恰恰是继承水平的客观体现。也正是由于贺老能够站在如此的高度，才能够在 60 余年的临证中不断完成继承、发展、创新的全路程。

（五）永远的丰碑

1. 针灸干预 SARS 治疗

2003 年春"非典"肆虐之际，贺老在中央领导同志主持召开的名老中医紧急会议上提出大胆建议，用针灸疗法治疗"非典"后遗症，以改善患者生存质量。为了在第一线直接观察治疗效果并不断改进治疗方案，时年 77 岁高龄的他不顾劝阻进入隔离室为"非典"患者施治，不仅取得了良好的治疗效果，其作为医者的执着和勇气也被传为杏林佳话。

为此北京中医医院自 2003 年 6 月 7 日起开设康复门诊，至 7 月 2

日共 4 周时间，接治了 89 例患者。年龄最大的 75 岁，最小的 16 岁；初次就诊时仍口服激素的患者 25 例；住院期间曾经使用无创呼吸机的患者共 20 例，其余患者均使用鼻导管吸氧；胸部 X 线片或肺 CT 异常改变者 44 例；中医证候特点分析，大部分患者平时没有明显的临床症状，均未明显影响其生活质量。针灸治疗的目的首先着眼于改善 SARS 导致的肺纤维化、肺功能损伤，予以益气扶正治疗，改善乏力、气短等症状表现；其次减轻应用激素等所导致的内分泌紊乱、糖代谢异常等副作用。贺老凭借数十年的临床经验和深厚的中医理论基础，率先提出了用针灸治疗非典的思路，在此基础上最终形成了《传染性非典型性肺炎恢复期中医药治疗方案》针灸基本处方，5 月 30号公布了（国中医药办发〔2003〕9 号）建议在全国医疗机构推广使用。贺老认为：针灸尤其是火针在治疗肺部炎症吸收缓慢、肺纤维化方面可能发挥奇效。他指出"人体疾病不论外感内伤，其致病原因虽有各种各样，但病机所在不外气血不通、上下不达、表里不合，火针因其有针有热，故集中了针刺艾灸双重优势，可借助针力与火力，无邪则温补，有邪则胜邪。"火针热力大于艾灸，针具较一般毫针粗，有借火助阳、温通经络作用外，还具有消散结、疏导气血、引邪外出的作用，使经络通畅，气血调和，诸疾自愈。其所消之症结包括气、血、痰、湿等积聚凝结而成的肿物、包块、硬结等。瘀血、痰浊、痈脓、水湿等均为致病性病理产物，它们有形、属阴、善凝聚，一旦形成就会停滞于局部经络，致气血瘀滞，脏腑功能低下，引起各种病症，日久形成痼疾、顽症。应用火针可治本排邪，同时借火助阳鼓舞血气运行，促使脏腑功能恢复，有事半功倍之效。取穴方面，选用大杼、风门、肺俞、膈俞、膏肓俞、脾俞、胃俞、秉风、曲垣、天突、膻中、中府、或中、膺窗、尺泽、大陵、二间、曲池、足三里等穴。针法方面，贺老火针手法独具一格，创立了火针慢针法，即火针刺入后，停留一段时间然后再出针，留针时间多在 1~5 分钟之间，以充分借助烧红的针体带来的热力激发经气、推动气血、通经活络、化瘀散结。针具方面，主要使用贺氏中粗火针（钨钢，直径 0.8mm），根据实际情况亦可用 1 寸毫针代替。最终有 20 例患者接受了针灸治疗，共 100 余人次，全部针刺患者胸部 X 线片均有不同程度改善，取得初步疗效。

典型病案举例

林某，33，女，49 岁。主诉：乏力伴吸气时隐隐胸痛 2 周。

住院期间属重症患者，曾使用呼吸机 1 个月，大剂量激素治疗，肺 CT 显示右肺部分纤维化改变。病前平时常患感冒、上呼吸道感染等，舌淡体胖苔薄白，脉细，中医辨证为肺气不足。贺老用火针点刺大杼、风门、肺俞、膈俞、膏肓俞等主穴同时，配合点刺秉风、曲垣以固表御邪。治疗 1 次胸痛即消失，到 3 周末仍未复发，乏力症状明显改善。

秉风、曲垣二穴归经均属手太阳经，其穴位的命名极具特色：秉有秉受之意，风即风邪，本穴在易受风邪之处，故名为秉风；而曲垣所处的位置弯曲如墙垣一样，曲有隐秘之意，垣即矮墙之状，故名曲垣。对此贺老有独到的解释：SARS 属于瘟邪，火针两穴目的在于温通经络引邪外出，临床上两穴的使用率比较低，很多针灸医生行医一辈子也未必用过，足见贺老组穴高深，对于腧穴的把控已经达到了极致，充分彰显了大师的风范。

2. 贺氏铜人

21 世纪以来贺老多次强调，目前很多针灸医师的临床疗效不佳，其中很重要的原因是取穴不准，因此急需重新铸造符合目前临床发展的针灸铜仁。历史上北宋仁宗天圣年间朝廷命翰林医官王惟一考订针灸经络，著成《铜人腧穴针灸图经》三卷作为法定教本，官颁全国。在书成的次年王惟一又设计并主持铸造了两件针灸用的铜人，铜人与真人大小相似，铜人表面铸有经络走向及穴位位置，胸腹腔中空，穴位钻孔。北宋天圣针灸铜人是世界上最早的人体模型，铜人上总穴位有657个，穴名354个，开创了应用铜人进行教学的先河。这个铜仁既是针灸医疗的范本又是医官院教学和考试的工具，在医学史上有重要意义。大约百年后由于靖康之乱两座铜人散失于民间，后世又铸造了不少针灸铜人，官方修铸的除明正统铜人外，还有明嘉靖铜人、清乾隆铜人、清光绪铜人等。民间所制者亦不鲜见，同仁堂系的乐氏药店在各地有多尊铜人保存至今，其他还有锡、木等材质制成的针灸人体模型散见于民间。朝鲜、日本也有多个产自我国或其自行制造、仿造的针灸铜人，这些都为针灸教学起到了一定作用。贺老经过考证和研究决定自行设计并铸造针灸铜人，希望能对针灸修习和传承起到一定的作用和贡献，这也充分显示了他对针灸事业的一份心愿。2006年贺老经过考证和研究自费十几万自行设计并铸造了针灸铜人，他希望能对针灸修习和传承起到一定的作用和贡献，表达了一位针灸前辈对针灸事业的心愿。这个铜人改变了以往铜人在头部和躯干下部有遮挡的缺陷，是一个完全暴露的人体铜人，更便于寻找腧穴。贺氏针灸铜人高175厘米，重225千克，身高、骨骼、肌肉完全按照1∶1比例呈现，是融和现代人体解剖学和西方人体雕塑学按人体实际比例由青铜浇铸而成的，全身分布经络十四条，穴位名称361个，与古代铜人相比，穴位更贴近现代人体实际，是一件针灸教学的有效工具，为针灸教学的规范化和标准化做出了贡献，具有较高的学术价值和收藏价值。

3. 针灸宝库

贺老博览群书，中医学术功底深厚，尤其嗜好收集各种针灸古籍。多少年来，贺老一直遵循着"读古籍、做临床"的道路，在临床实践中，为了提高针灸疗效遇到需要解决的瓶颈问题，贺老往往求助于古籍。在繁重的临床工作结束后，他最大的乐趣就是在灯下细细研读一部部针灸古籍，仿佛在与众多的前辈切磋针灸技艺，一直到他重病缠身时也未放弃这个习惯。老骥伏枥，志在千里，贺老即便在年逾八旬体力不支的情况下仍然收徒授业，虽已卧病在床仍笔耕不辍，亲自指导《针灸宝库—贺普仁临床点评本》的编写，为近现代针灸文献的系统整理填补了空白。

贺老认为历代古籍中积淀了针灸文化的精华，蕴藏着丰富的临床经验，是一座巨大的"针灸宝库"，针灸工作者当牢牢扎根于这片沃土中，方能探索针灸之奥妙，领悟针灸之精髓。贺老曾说他就像一个充满好奇心的小孩子在不经意间走进了一座古人留下的"针灸宝库"，看到的只是冰山一角，拾起的只是沧海一粟。贺老认为"人与书相遇是一种缘分"，他一生倾注了大量精力财力，几十年如一日孜孜不倦，痴迷于针灸古籍的收集整理，收藏了大量古籍医书，其中不乏善本、孤本。

由于历史久远，针灸医学的大量临床经验及理论精华流散、埋藏于浩瀚的中医古籍之中，贺老一直致力于将所收集的针灸古籍整理出版，将个人收藏变成整个社会的财富，建立一座"针灸宝库"，使热爱针灸的仁人志士能不断地从中汲取营养，促进针灸事业的繁荣成长。因此编著一部完整的《中华针灸宝库》成了老人家多年的夙愿，并为之进行了几十年坚持不懈的努力。但作为一名临床医生，要完成如此大规模、高难度的文献整理工程，难度可想而知。贺老执着的精神鼓励着众多专家共同努力，终于在中共北京市委、北京市中医管理局、北京市卫生局等单位的多方支持下，《中华针灸宝库》于 2005 年被立为北京市哲学社会科学规划项目特别委托项目，本书由贺老任总主编，在马继兴、余瀛鳌、刘保延、张吉、黄龙祥等多位前辈专家的共同主持下，以北京地区为主，遴选了针灸古籍文献、针灸医史专业及具备古籍专业知识的针灸临床一线医师，组成了编纂委员会。此次整理只收录我国现存的成书于明清时期（1368~1911 年）的针灸古籍，以贺老所收藏的明清针灸医籍为主，同时还参考了相关书目著作，兼收了其他单位所藏的针灸典籍古本，收录了近百部古籍。确定了特定的时段之后，还要选择一个特定的观察视角，以往的古籍整理多以文字校正、义理解释为主，而贺老以一个临床家的视角解读古典文献，将学有所得，用有实效的心得体会以注文按语的形式表现，以助临床医生阅读。

2005 年底这项巨大的工程终于得以启动，当时贺老已年逾八十，但他不顾体弱多病，为本书的编写倾注了大量的精力，坚持主持参加每一次编委会讨论，鼓励编者认真阅读古籍完成编写任务。对于编写过程中所遇到的难点给予悉心指导。由于长期重病在身，他就请自己的女儿逐字逐句把稿子读给他听进行推敲，提出宝贵的修改意见，在需要修正的地方做好批注进行修改，正是贺老精益求精的态度和高屋建瓴的指导才保障了本书的编写质量。工作启动后任务的艰巨远远超出预期，首先是《中华针灸宝库》收录了近百部古籍，原书编写比较随意，自身体例不一，此次整理要统一体例。有近一半的古籍属于首次整理出版，难度可想而知，其次，古籍原文常有脱失甚至装订顺序混乱的现象，需要多个版本比对，有时为核对某个字、某句话、某幅插图要查阅多部古籍，在古老的文字中挖掘出对目前针灸有临床指导意义的闪光之处。图书编写过程中获得了多项出版项目的资助，包括"十一五"国家重点图书、国家科学技术学术著作出版基金项目、全国古籍整理出版规划领导小组出版补贴项目、新闻出版总署新闻出版业发展项目库、北京市出版工程项目、北京市新闻出版局出版专项资金补贴项目。经过七年的艰辛工作《中华针灸宝库》终于编写完成，共计千万字，明、清两卷，成 30 分册。

（1）《中华针灸宝库》的组成

其一原文部分：此部分在最大限度维持古籍原貌的基础上，将各刻本、抄本、稿本古籍全部点校为横排简体，书中插图全部重新描绘、细致临摹，图中文字的位置不变，改为现行规范简化字，以方便今人学习和查阅。

其二点评部分：主要由概述、临床应用及参考文献版块组成。

①概述：简略记述三个方面内容，全书概况、作者情况、版本情况。

②临床应用：从临床实用角度出发对该书做出分析评价。

提炼腧穴的功能、主治予以归纳总结，在主治及功用中有独到之处或临床应用效果较好处予以强调，而经临床应用效果不佳者予以记录并分析原因。

刺灸法及注意事项：原文特别注明的刺灸法及注意事项，如深度、角度、补泻手法、特殊手法以及针刺注意事项等。可从现代解剖及生理学角度进行分析，也可阐明这些内容目前的应用现状，如某些已失传、某些有创新、某些有局限等。

对病证的理解及治疗的看法：某些病证可能与现代的某病很相近，其机制、治疗现状、转归及预后，以及某些治疗方法的应用现状及注意事项等。

医案及个案的分析：从病因病机、疗效机制入手进行分析。

③参考文献：注重参考文献的引用以充实此书的内容。

（2）《中华针灸宝库》的特点

①传承古籍

在我国历史上曾有多次大规模的官修医书，如宋代的《太平圣惠方》《圣济总录》，清代的《古今图书集成·医部全录》《医宗金鉴》等，都是对以前历代医方、医籍的整理、校订，大大推进了中医学的发展。然而单就针灸学而言官修全书至今仍是一块空白，致使针灸文献分布散乱、良莠不齐、散佚流失严重。《中华针灸宝库·贺普仁临床点评本（明清卷）》可说是第一部官修的针灸全书，对我国明清时期散在的针灸文献进行全面系统地收集整理，并将不少私人收藏的珍稀古代医籍、流传海外的孤本医籍进行拾遗补缺。这将有益于针灸古籍的妥善保护，使中医针灸薪火相传、生生不息、不断发扬光大，具有划时代的历史意义。

②古籍、临床互为所用

本套丛书从针灸临床的角度进行点评，重视临床应用，突出临床的实用价值，将古籍文献以现代人能接受的形式出版出来，能够方便今人学习、查阅并从中受益，这是第一步。而由博而约，对之进行二次开发才是更重要的。如今不论是理论研究者还是临床工作者都不可能对所有古籍进行学习和研究，因此深入而系统地整理与临床点评必将为我国乃至世界的针灸工作者提供方便而实用的研究信息。"善言古者，必验于今"，可以说文献研究与临床实践是相辅相成的，将文献研究所得应用于临床实践能够加深我们的感性认识，而通过临床实践也能拓宽文献研究的思路，提高文献研究工作者对古、现代文献的鉴别、总结和发掘能力。

③简体横排，方便读者

这套丛书在最大限度维持古籍原貌的基础上，将古籍原文全部改为横排简体，全部图形重新绘制，图中文字亦转为现行规范简化字。相比竖排繁体的古籍文字，更方便读者阅读、学习。

在贺老的记忆里2012年12月16日是个珍贵的日子，当时窗外雨雪霏霏，人民大会堂北京厅内却一派温暖喜庆的气氛，《中华针灸宝库·贺普仁临床点评本（明清卷）》新书首发式隆重举行。曾经支持本书编写工作的北京市老领导、国家中医药管理局领导和北京市卫生局、中医局主管领导和有关专家学者到会出席首发式。本套丛书得到了相关专家的高度评价，认为本书是我国有史以来首部官修针灸全书，规模宏大，收录了多部孤本、善本，首次从临床实用的角度对明清针灸古籍进行全面点评分析，具有极高的临床应用价值、学术研究价值、文化价值和划时代的历史意义。所收录的部分古籍属于首次系统整理，如《针灸问对》《针灸捷径》《采艾编翼》《针灸秘法全书》等均在针灸学史上占有十分重要的地位，因此更加提高了本套丛书的学术价值、历史价值，为系统研究针灸古籍文献提供了宝贵的参考资料。对于本书的出版，贺老感到非常欣慰。发布会上已86岁高龄的贺老侃侃而谈，强调古籍是中医针灸发展的基石，希望为针灸事业的发展继续做出更多的贡献，还提出了更为深远的设想，就是在总结这次整理经验的基础上，再继续整理明代之前以及民国时期的针灸医籍，建造一个完整的"针灸典籍宝库"，虽年逾八旬贺老仍希望为针灸的学术传承和事业繁荣尽自己一份绵薄之力。《中华针灸宝库》凝聚了贺老毕生的心血与智慧，令贺老欣喜的是，越来越多的针灸医生们深刻地认识到比针术更重要的是针道，这正是贺老编写这部丛书所希望的。

4. 贺氏三通享誉国内外

跟随贺老的这些年深深感到老师一生都在深入继承创新发展针灸医学，在最初的悬壶应诊中因深受牛泽华先生的影响，早年间治病贺老主要以毫针及放血疗法为主，救治病人无数，且在临床之余还细细研读中医古籍，仔细体会毫针及放血疗法的微妙深得其精华。毫针疗法以后逐渐发展为"三通法"之微通法，放血疗法后来演变为"三通法"之强通法。然而临证之时贺老渐渐发现对于许多疑难杂症、陈疾旧疴，单纯用毫针及放血疗法并不能取得满意疗效，如何提高疗效、扩大针灸治疗的适应证已是当时迫在眉睫的问题。60年代初贺老开始了对火针疗法的研究和探讨，这一疗法虽自古有之，历代医家特别重视，但发展至当时却很少有人应用，濒于灭绝。贺老发现火针疗法恰能弥补毫针和放血之不足，如获至宝，遂潜心研究，总结发挥治愈了大量的病例，消除了病人对火针的偏见。通过多年的临床实践证明其应用范围广泛，疗效可靠，因此值得普及和推广。老师非常重视火针，将其提升到与毫针同等高度，不但扩大了火针的适应证而且使操作技术有了改进。继《内经》《千金方》《针灸聚英》之后又一次系统总结了火针疗法，火针为主的疗法后来演变为"三通法"之温通法。贺老将毫针、火针、放血三法联用有机结合，或三法结合应用，或独取一法、二法随证选取得心应手，对一些疑难杂症、陈疾旧疴，他主张毫针、火针、三棱针相配合，力求改变以前单针治病的思路，使针灸治疗的病种及疗效有了大幅度的提高。至80年代初贺老将这三种针灸方法归纳总结，正式提出"贺氏针灸三通法"概念。除此之外他精研经典、努力挖掘、勇于创新，对几近失传的火针疗法不断摸索自制针具，使火针疗法在临床治疗上取得了广泛的疗效，在2008年在贺老亲自主持下由北京针灸三通法研究会牵头、以贺老的家人和学术传承人为中坚力量经过反复论证研究共同制定出了火针技术操作规范。在60余年的临床工作中，提出了"病多气滞法用三通"的理论，总结了毫针、放血、火针等不同疗法，于1991年11月在北京创立了"贺氏针灸三通法研究会"，此后又相继在中国台湾香港地区、日本、泰国、新加坡、美国、澳大利亚等国家地区成立了分会，在国内外针灸界产生了广泛影响。贺老还亲自在全国及世界多个国家举办火针学习班及专题讲座，并出版了贺氏三通法光盘，为推动火针疗法的普及及今后的发展产生了深远的影响。国内各地区掀起了"贺氏针灸三通法"研究和应用的高潮。

5. 传承为己任

贺老多年来非常注重学术传承工作，1991年贺老成为首批国家级名老中医药专家学术经验继承人导师，他以"针灸三通法"理论培养了大批优秀弟子及针灸学研究生，先后带教国家级学术继承人6名（徐春阳、王京喜、程海英、张晓霞、谢新才、王桂玲），北京市级学术继承人 2 名（盛丽、崔芮），研究生 3 名（王德凤、谢新才、王可）。其中有 4 人后来到国外发展并将贺氏三通法带向了国际，留在国内的 6 人也在为贺氏三通法的推广默默耕耘。

贺老为人正直、德艺双修，深受同道们的尊敬和爱戴。他非常注重个人修养和文化素质的修炼提高，闲暇时经常唱京剧、习书画、种花草，并精通棋艺，其最大的爱好则是收藏。他收藏古今中外有关针灸的文献、医书，其中不乏孤本、善本，从秦汉至民国的书最多，为国内个人收藏针灸经典医书第一人，在全国都是首屈一指的。贺老还收藏古代的针具，从石头开始，到铜、铁、不锈钢、金、银，各种质地、各个时代的都有。贺老曾任北京八卦掌协会会长，穷究医理精研武道，数十年如一日习武练功，武中求德，造诣颇深，并把精妙的医术和深奥的八卦掌原理、拳法、内功有机地结合起来，铸就神针妙法，治愈了无数的国内外患者。

贺老行医 60 余年来从未离开过临床实践，曾诊治海内外无数患者，上至国家领导人、下至普通老百姓均一视同仁认真诊治。曾给日本首相田中角荣及夫人诊治疾患，使其对中国针灸称赞不已；还因对小儿弱智症的显著疗效获原上沃尔特总统亲自授予的"骑士勋章"，为中国针灸走向世界做出了应有的贡献。贺老以其精湛的医术、完美的医德，在杏林乃至海内外被传为佳话。1991 年 11 月 11 日在人民大会堂贵州厅隆重举行"纪念贺普仁教授从医五十周年及针灸三通法研究会成立大会"，余秋里、王光英、王平、钱信忠、崔月犁、何界生等许多党和国家领导人出席了这次会议，会上肯定了老师的从医业绩、医德医风及"贺氏针灸三通法"。全国政协主席李先念题词"针灸寓深情，拳拳爱人心"。全国人大常委会副委员长阿沛·阿旺晋美题词"造福各族人民"。全国人大常委会委员，全国人大民族委员会副主任委员爱新觉罗·溥杰题词"普度众生，仁术济世"。中顾委委员、原卫生部部长、中国红十字总会名誉会长钱信忠题词"大医精诚，有求必应"。

让中国针灸走向世界造福全人类，是贺老毕生奋斗的最高目标，为了这一目标的实现，1991年11月曾在《人民日报海外版》上撰稿发表《中国针灸发展之我见》。2003年"非典"肆虐之时向中央国务院吴仪副总理上书及向北京市市委书记刘淇、市长王岐山和卫生部副部长兼国家中医药管理局局长佘靖致函，提出针灸参与治疗SARS的建议。其制定的针灸取穴方案被卫生部采用并运用于临床治疗、取得良好的效果。

1990年被卫生部、人事部和国家中医药管理局授予"全国名老中医"称号；1997年被收入英国剑桥名人传记中心第十二版《国际名人录》《澳大利亚及太平洋国家名人录》；1998年获世界知名医家金奖，并荣获二十世纪杰出医学奖证书；2008年被授予"国家级非物质文化遗产代表性传承人"；2009年被北京市卫生局、北京市人事局、北京市中医管理局授予"首都国医名师"荣誉称号。2009年5月人力资源和社会保障部、卫生部、国家中医药管理局联合在全国范围内遴选首批"国医大师"30位，这是共和国诞生以来第一次对国家级名老中医给予如此高的荣誉，针灸界入选两位，其中一位就是我的恩师贺普仁，这是中医界人士获得的最高荣誉，也是对贺老几十年辛勤耕耘的最高褒奖，贺老实至名归、当之无愧。

6. 贺老论中医创新

对于中医学术的继承和创新等问题始终是困惑中医界的棘手问题，究竟应该怎么做，贺老有自己多年传承的体会，贺老特别强调继承与创新是不可分割、共同成长的一个整体，创新的成果必须是继承水平的客观体现。贺老常说："我搞了一辈子针灸临床，其中学习、继承古人和前辈的经验有很多，在很长一段时间里，诊治什么病都是按照他们说的做，不敢'离谱儿'，但是古人、前辈的知识经验也是有限的，不是取之不尽、用之不竭的，尽管我已经记忆得很纯熟了，但有时遇到病人却用不上。随着看病的人越来越多，遇到书上没有记载或其记载方法疗效不好的病也越来越多，于是就必须想办法钻研技术解决问题，否则对不起病人！以火针为例，火针的应用，自古以来记载就很少，《内经》记载火针的适应证是治痹证，没有记载治疗其他病；到了唐朝，才有记载治乳痈、瘰疬；到了宋朝，又记载治胃脘痛、腰痛，也没有记载治其他病。为了想办法治疗白癜风，我就参考古书上治疗的方法，试扎火针，还真就解决问题，病人的皮损很快就恢复正常颜色了。此外火针对于牛皮癣、色素沉着、帕金森氏病等的治疗方法和经验，都是这样创新和积累的。"贺老认为，随着现代社会的发展，病人和疾病的情况以及服务环境都在不断变化，尽管前人没有记载，但我们利用自己所学的知识和积累的经验，获得新的认识、找到新的方法，这就是中医的自主创新。

对于目前中医界一些影响继承创新的深层次问题时，贺老说："中医创新不足，问题出在根源上。现在，支撑中医发展的主要力量是教学、科研和临床三支队伍。这三支队伍自身存在的缺点和问题，影响了创新工作开展。例如，在教学队伍中，有些教师只求自圆其说没人反对就行了；在科研队伍中，有的研究者往往是把研究课题做到成果获奖就完了，至于能否运用于临床就扔到一边儿了；在临床队伍中，由于门诊量过大因此相当一部分大夫没有精力进行深入的疗效观察。因此建立创新意识必须从提高这三支队伍的总体素质和水平上下功夫，改变不求甚解、不愿刻苦钻研和脱离临床实际的作风。在科研方面，现在中医科研片面强调标准化，目的是建立检查机制，进行质量控制。在针灸方面，针具要标准化、手法也要标准化、穴位要取标准穴点，但是不同流派、不同大夫都有自己习惯用的针灸用具、取穴方法和一套行之有效的针灸手法，如何按标准检查和控制针灸大夫的医疗行为呢？如果没有办法解决这些问题，制定这些标准的意义何在呢？有些常用的针灸标准现在已经不适用了，贺老特别以针刺'醒脑开窍'为例，其有效标准是针刺时病人出现'龇牙咧嘴、流眼泪'，也就是要把病人扎得痛到那'份儿上'才行，如果医生都按这个标准治疗不是把病人都扎跑了吗？还怎么让针灸走向世界在国外传播呀？又如，现在大专院校的中医教材很少讲中医古典原著，这怎么能让学生从源头了解和理解中医呢？"所以贺老认为，要想在中医队伍中真正形成继承创新的风气，首先需要花大功夫，动大手术，对三支队伍进行总体的创新改造。总之，中医的创新既离不开继承又必须有发展，而多临证是发展的前提，针灸的科研搞了几十年真正用于临床的凤毛麟角，那种用西医模式进行中医针灸的科研思路不仅不会发展针灸而且将使针灸进入死胡同，所以贺老强调必须脚踏实地地做学问、做临床，只有这样才能使针灸学术不断创新不断发扬。

（六）跟师论文

贺普仁应用单穴治病特点选介

贺普仁老师临证50年，经验丰富，疗效显著，这与他取穴、配穴上有独到见解、形成自己独特的风格有十分密切的关系。如贺老在很多时候只选用一个穴进行治疗。针灸界也有人将此概之为"独穴疗法"。追溯起来，最早的针灸疗法多以单穴治疗为主，《内经》中记载大约有60种病证采用了单穴治疗。从1989年全国第一次单穴临床经验交流会到1992年召开的首次国际单穴临床应用经验交流会可以看出：该法越来越受到国内外针灸界的重视。本文就贺普仁老师应用单穴治疗特点选介如下。

1. 丘墟

本穴治疗肝胆疾患和少阳经分布区域内的病变，如：胆囊炎、胆结石、带状疱疹、疝气等病，同时治疗因肝胆功能失调所致的胸胁胀满疼痛、目痛、耳鸣耳聋等症，收效显著。丘墟为足少阳之原穴，具有清宣少阳郁热，清泻肝胆火热，疏利肝胆之功。临床上因湿热蕴结入侵肝胆，胆汁外溢或脾阳不运，湿邪内阻以及肝胆实火、肝胆湿热、肝郁气滞等所引起的局部疼痛、胀满、纳呆、呕恶、目赤目痛、乏力等症均在本穴的治疗范围内。贺老认为，本穴的治疗范围之所以广泛，重要原因是该穴为原穴，原穴是特定穴中的一种，它可以反映脏腑气血的变化，脏腑出现病理变化后在原穴也会出现反应。根据这个特点贺老不仅用该穴治疗疾病，还常在用本穴前对患者进行触压，以诊察疾病。

2. 伏兔

伏兔穴属足阳明经，贺老运用本穴的特点是：令患者采取跪姿进行针刺。对此很多人感到新奇，实际上据贺老讲，古代医籍对此体位有诸多记载。《针灸大成》云："膝上六寸起肉，正跪坐而取之。"其他如《类经图翼》《医宗金鉴》《十四经发挥》也均有类似记载。用中医学来解释，采取这种体位便于穴位隆起暴露，有利于针刺取穴和针刺得气；用西医学来解释，采取这种特定的姿势后使股四头肌隆起，也便于取穴。关于这种体位的论述在《针灸大成》中有具体解释："动物中卧伏牢固者，莫过于兔，人当跪坐之时则腿足之气，冲至两膝以上，则两腿股直肌，肌肉绷急，推捏不动，犹兔之牢伏也。"本穴为"足阳明脉气所发"(《针灸甲乙经》)，又为"脉络之会"(《针灸大成》)，故具有强腰益肾、通经活络之用。临床上"主腰脚如冷水，膝寒痹痿不仁"(《新编针灸学》)、腰椎间盘突出等病。对血脉闭阻不通，邪气袭人而导致的经络运行受阻之半身不遂、痹证及下肢静脉炎均有较好的疗效。

3. 听宫

本穴归经手太阳经，因其位居头部，故《针灸甲乙经》认为该穴还为"手足少阳、手太阳之会"，贺老临床常用其治疗太阳经和少阳经的病变。治疗的范围既包括众所周知的耳疾，也用于治疗目疾、癫狂、失音、中风等证。听宫穴具有益聪开窍通经活络之功，对此贺老有较深入的研究和观察。他认为，研究穴位既要注意穴位的相对特异性，也不可忽视其普遍性。在临床实践中贺老曾用本穴治疗中风、肢体震颤、落枕、肢端肿胀、耳鸣耳聋、癫痫等多种病症，问其源由，贺老的思路是：听宫属太阳经，太阳为开，开折则肉节渎而暴病起，故暴病者取之太阳；另外从经脉流注上来看，太阳少阴二脉相交相贯，互为络属，故可调于前而治于后，调于阴而治于阳，从而扩大了该穴的治疗范围。

4. 臂臑

臂臑归属手阳明经，该穴主治古代医籍记载为头痛、瘰疬、肩臂痛不得举等，唯独没有治疗眼目之疾。但贺老临床却将此穴作为治疗眼疾的常用穴，可有效消除患者畏光、红肿疼痛、视力减弱、辨色模糊、斜视、复视等症状，故常应用于结膜炎、近视、色弱、视神经炎等病。从臂臑穴的特点来看，《针灸甲乙经》谓之为"手阳明络之会"，《针灸聚英》谓之"手足太阳、阳维之会"。贺老认为：阳明经多气多血，手阳明之络脉入耳中，与耳目所聚集之经脉（宗脉）会合，故本穴可以治疗多种眼疾。手足太阳经交会于睛明，阳维起于金门，沿足少阴循经上行，过臂臑后复沿手足少阳经上头，终于阳白。臂臑乃手阳明、手足太阳、阳维之会穴，故用之可通阳泻热而明目，此穴还能疏通经气，促使气血流畅，目得血而得视。该穴治疗目疾已经被越来越多的针灸同道所运用，在《中国针灸独穴疗法》中记载了臂臑治疗结膜炎、角膜炎、眼内异物等病。《中国针灸穴位通鉴》一书中说臂臑主治"眼疾病……在臂臑穴分别向前上方，后下方直刺一寸，每个方向作适量的捻转，可治疗视物模糊、视力下降等眼疾患"。对此穴治疗眼疾的机制值得进一步研究探讨。

[《北京中医》1999，（2）：43-44]

贺普仁治疗小儿发育迟缓的思路和方法

小儿脑瘫的主要特点为动作、语言、毛发发育延迟，智能障碍，学习困难，中医学将此归于"五迟五软"的范畴。关于五迟早在《诸病源候论·小儿杂病诸候论》中就有"齿不生候""数岁不能行候""头发不生候"等记载，宋代《太平圣惠方》第89卷中又增加了"小儿语迟"，并将"数岁不能行候"概为"小儿行迟"，至清代《张氏医通·婴儿门》将上述各类迟候归为"五迟"，既立迟、行迟、齿迟、发迟、语迟，并指出诸迟之候"皆胎弱也"。五软是指头项、口、手、足、肌肉五个部位发生的软弱症状而言，以上述部位的肌肉松弛无力为特征，如握力差、行走不能、肌肉瘦削无力等。从临床观察来看各种症状并见者极少，而各类症状单发或几个症状联合发生者较多，但无论单发还是多发都表明小儿发育迟缓。

1.病因

本病的病因较为复杂，一般分为先天因素和后天因素两大类，而且以先天因素为主。正如《圣济总录·小儿门》所云："自受气至于胚胎，由血脉至于形体，以至筋骨毛发脏腑百骸，渐有所就而后有生，盖未生之初，禀受本于父母。"先天因素可因父母自身有遗传缺陷，精血虚损，胎儿禀赋不足，或怀孕期间母亲调摄失宜，精神、起居、饮食、用药等不慎而损伤胎元，使其宫内不能正常发育，先天未充，引起胎儿发育缺陷；后天因素有分娩时难产、窒息缺氧，颅脑损伤出血，或出生后患脑炎、癫痫、外伤、高烧等病损害心脑，或哺食养育不当致长期营养不良，进而脏腑失养，影响生长发育。此外也有因产时羊水胎粪吸入而致新生儿窒息，产时损伤颅脑等原因。

2.临床表现

临床上常见的发育迟缓主要表现在头发、语言、行走动作和智力等几个方面。

（1）头发

较早而易见的是发迟，婴儿出生后既可发现。发迟之候与肾、肺和血有关，如《片玉心书》所说："发乃血之余，肾之苗也。"又因"肺主皮毛"，说明肾、肺和血的亏虚直接影响到毛发的生长。

（2）语言

言为心声，由辩声、咿呀学语至语言流畅、丰富，反映了小儿心血充、智能明的过程，肺成声，声音的洪亮、清楚反映了肺气的充盛。若先天心肺禀受不足，后天失于充养，则神机不利，语言迟缓，声音含糊不清。临床上主要表现有不能用语言表达意识，说话明显迟于同龄儿，甚至只能无意识的发音。

（3）行走动作

主要表现在肢体活动上，肢体活动由筋骨肉产生。肝主筋、脾主肉、肾主骨，肝血不濡则筋失所养，脾气不足则肉失所养，肾精不足则骨失所养。这部分患儿坐、爬、站、行均低于正常儿，有些患儿到了4~5岁尚不能行走。需要指出的是，虽然行走运动由筋骨肉产生，但却为神明所主，脑为元神之府，心为五脏六腑之大主，故神明在心，灵机出脑，因而肢体运动与心脑功能有密切关系。

（4）智力低下

表现为精神发育迟缓，不能达到同龄儿的水平，适应能力低，学习困难。心血亏虚，神失所藏，肾精不足，脑失所养，元神无主而失聪。患儿表现为神情呆滞、两目无神、张口流涎。

3. 治疗

本病多属于虚证，但也有少数为虚中夹实或实证，临床辨证要结合病史和证型特点来进行。贺老曾提出治疗本病重点突出三个字——"补"、"通"、"调"，即补先天以固本，调周身之阳气，通其混沌之清窍，使其脑健神醒。在具体配穴上，贺老总结出一组穴位，它们是：四神聪、风府、哑门、大椎、心俞、谚语、通里、照海，穴位的分布遍及头部、四肢和躯干，属于远近配穴法的范畴，我们可以通过剖析每个穴位来了解小儿脑瘫的治疗思想。

大椎、哑门、风府归经均为督脉。大椎是手足三阳经和督脉的交会穴，督脉作为阳脉之海，其中很重要的原因是其在大椎穴处与六阳经相交会，从而发挥调节全身阳经经气、统摄全身阳气的作用。由于全身阳经经气都交会于大椎穴，因而大椎也就与手足三阳经有互相连通的关系，因此本穴具有振奋阳气、温阳通督、调畅经气、醒脑益智的功效。又因该穴有治疗诸虚劳损的作用，所以《类经图翼》将本穴称为"百老"。哑门、风府均有散风息风、通关开窍的作用。哑门还是回阳九针穴之一，是治疗喑哑失语、神志病和督脉病的常用穴。哑门穴入系舌本，穴下深部是延髓，语言发育障碍及喑哑失语与延髓、喉、舌的功能障碍和大脑发育不良有密切关系。小儿发育不良，气血亏虚，髓海不足不能上奉脑髓，音窍失养，故而语言不利或迟缓，因此对小儿语迟，表达意识障碍等症均可取哑门穴，以达益脑增音，开宣音窍、清脑醒智之功效。风府穴在《甲乙经》又称"舌本"，《灵枢·海论》云："脑为髓之海，其输上在于其盖，下在风府。"《素问·骨空论》云："风府，调其阴阳，不足则补，有余则泻。""髓空在脑后三分，在颅际锐骨之下。"王冰注："是谓风府通脑中也。"因此风府对小儿反应迟钝、神情麻木及语言障碍尤为适宜。哑门、风府都是督脉与阳维脉的交会穴，阳维的维含有维系、维络之意。《难经·二十八难》云："阳维、阴维者，维络于身，溢蓄不能环流灌溉诸经者也。"阳维脉维络诸阳经，交会于督脉之风府、哑门，在生理状态下阴阳维脉对气血盛衰起调节溢蓄的作用。《奇经八脉考》云："阳维起于诸阳之会……"阳维脉循行于肩背、头项的诸阳分部位，其所交会的是诸阳经，包括六阳经和督脉，故称诸阳会。小儿发育迟缓的表现有多种多样，但依据阳主动阴主静的理论来看均属阳气不足，故选择与阳维脉相交会的哑门、风府二穴来治疗本病，是有针对性的。四神聪是经外奇穴，位居巅顶，有宁心安神、明目聪耳之功，与督脉相交会，故临床中常与督脉穴相配，以达健脑益智之功。

心俞、譩譆均归属足太阳膀胱经，位居后背部，从足太阳经穴的主治特点来看，两穴均具有调理心肺之功用，可改善小儿气血失调。《针灸大成》认为心俞主治"小儿心气不足，数岁不语"，心俞为背俞穴之一，脏腑经气输注于背俞穴，因此背部与脏腑相应命名的腧穴对改善该脏腑的功能有重要作用。心俞为心经经气输注于背部之处，与心脏有内外相应的联系。二穴相配具有振奋心气的功效，能养心神、通心络、开心窍。

通里穴是前人依其手少阴经之络脉，从此别出，循经通达于里，入于心中而得名。该穴是手少阴之腧穴，具有养心宁神、通调舌络的作用。心主血脉，为人体生命活动之中心，血液行于脉中营养机体，维持各脏腑器官的正常功能活动。心气通于舌，舌为心之苗，《灵枢·经脉》云："通里……循经入于心中，系舌本。"《千金方》云："通里主不能言。"故用本穴可达补心养舌通络之功。此外一般语言迟缓的患儿均有智力低下，故选用本穴还可奏醒神养血、宣窍通络之用。本穴为络穴，一般"初病在经，久病在络"，血、气、痰、湿等邪积聚，每每由经入络，故凡由内伤引起的诸种慢性疾病均可选取有关络穴治疗。

照海穴的"照"字是光及之象，"海"为水归聚处，穴归足少阴肾经，又为阴跷脉所生，位居然谷之后。然谷为肾经之荣火穴，有水中龙火之象。龙火光照所及，故名为"照"；肾经脉气归聚于此而生发阴跷，故以"海"为名，照海之义即此而来。《奇经八脉考》云："阴跷脉者，足少阴之别脉……"跷字有足跟和跷捷之意，阴跷脉从下肢内侧上行头面，具有交通一身阴气调节肢体运动的作用，故能使下肢灵活自如；又由于阴阳跷脉交会于目内眦，入属于脑，因此跷脉的功能正常与否直接关系到人体的活动与睡眠。《难经·二十八难》云：

"阴跷为病，阳缓而阴急。"也就是出现肢体外侧肌肉迟缓而内侧拘急的病症。从主治上看，《标幽赋》云："取照海，治喉中之闭塞。"《通玄指要赋》云："四肢懈惰，凭照海以消除。"《八法交会八穴歌》云："阴跷照海膈喉咙。"因此照海对语言障碍较为有效。《难经·二十八难》云："阴跷脉者……交贯冲脉。"冲脉贯穿全身，为总领诸经气血的要冲，由于冲脉与督脉相通，其脉气在头部灌注诸阳，在下肢渗入三阴，因此能调节十二经气血，故有"十二经之海"和"血海"之称。冲脉起于胞中，渗诸阳灌诸阴，交会三阴，主持血气濡养全身经络之作用，又滋养肾之精气以荣发充鬓。

患儿智能低下，不会与医者进行配合，且疼痛及刺激会使其更加辗转翻腾，所以要求进针要稳、准、轻、浅、快，即持针要稳、刺穴要准、手法要轻、进针要浅且快，力争无痛进针，同时不留针，即快针疗法。本方多为头部及四末之穴，针之方便，坐之可取，易被患儿及家长接受。需要指出的是小儿为"纯阳"，生机蓬勃，活力充沛，反应敏捷，所以在生长发育过程中从体格智力至脏腑功能均不断向完善成熟方面发展，相对而言，年龄越小生长发育速度越快，这就提示我们：小儿之病要早发现，早治疗。在治疗中要注意几个问题：①本病为顽疾，故要坚持治疗，疗程一般需要半年至一年；②辅以食疗，多食补心养脑之品，如动物脑、鱼类、核桃等；③对患儿进行耐心教育辅导，加强智力开发，诸法兼施，方能提高疗效。

4.体会

针灸治病由于是利用针刺艾灸某些腧穴来完成的，所以穴位的选择、处方的组成与临床疗效有着直接而密切的关系。腧穴主治病证虽较为复杂并非轻而易举就能真正掌握，但由于腧穴与人体的脏腑经脉有着密切的联系，所以腧穴的主治又有其规律性。因此在临证中必须结合各个腧穴的特性进行选穴，做到有方有法，灵活多变。

大凡临床疗效较好的医家都是灵活地运用腧穴，合理配穴，而不是受某穴治某病的局限而墨守成方，呆板地配穴。虽然前人对于腧穴的功能及临床应用积累了很多宝贵丰富的经验，但是如果我们不去研究腧穴的功能，不掌握腧穴的特性只是机械地照搬，死记某穴治某病，某病取某几个穴，孤立地认识疾病，就会使我们在临床上受到限制。特别是遇到复杂疑难病症往往会束手无策，即便是治疗也是取穴不清，治疗不明，病轻不知何因，病重不知何故。

对于脑瘫来说临床表现各有侧重，但均与脑有关，《灵枢·海论》说"脑为髓海"，这不但指出了脑是髓汇集而成，同时还说明了脑与髓的关系，脑髓充足，方能主其精明之职。《内经》中认为视觉、听觉及精神状态的病理变化与脑有密切关系，李时珍明确指出了脑与精神活动有关，以后的王清任在《医林改错》中对脑的功能作了较为详细的论述，将记忆、视、听、言等感官功能皆归于脑，从而使对脑的认识有了很大提高。而中医的藏象学说将脑的生理和病理统归于心而分属于五脏，认为心为"君主之官，神明出焉"因此小儿脑瘫从根本上来说是因心脑失司所致。脑髓赖脾胃生化气血之精汁以充，依肝肾所藏之阴精以生，若气血亏虚，髓海不足或肾精无以生髓充脑，或其他原因而致脑髓不满，失其所用，就可发为迟软及智能低下。其中先天禀赋不足生而有病者多属肝肾亏虚；后天失养或病后失调者多属心脾不足；病程短者以气血亏虚为主病程长者以肾精亏损多见；行走活动迟缓多系肝肾亏虚；语迟发迟者多系心肾阴血不足；智力低下者为心肾不足精乏髓枯，因而本病以补虚益智为基本治则。脑居颅内，乃髓之海，为精明之府，赖心气、脾气、肝阴、肾精所充养，故常用醒神开窍养心益智等法。在选穴上应重视督脉的作用，督脉为奇经八脉之一，《难经·二十八难》云："督脉者，起于下极之俞，并于脊里，上至风府，入属于脑。"《奇经八脉考》云："督……与手足三阳经会合。上哑门，会阳维，入系舌本。上风府，会足太阳、阳维，同入脑中……经素髎、水沟，会手足阳明，至兑端，入龈交，与任脉足阳明交会而终。"督脉是阳脉之海，张洁古云："督者都也，为阳脉之都纲。"由于本经上头属于脑，且头为诸阳之会，故督脉能统督诸阳，充实髓海，健脑益智，因此在治疗组方中选用了很多督脉穴。腧穴主治病证较为复杂，如不得要领，往往难以掌握，因此要想真正理解、掌握用穴的特点，首要的问题就在于必须切实搞清楚配穴的思路和规律。在对患者进行针灸治疗时，若辨证已经明确，大法已经确定，配穴处方就是关键的一步了。腧穴主治病证较为复杂，如不得要领往往难以掌握，因此必须强调整体观念，注意审证求因、标本兼顾、辨证论治，方能收到满意的疗效。

［《北京中医》2000，（2）：5-6］

火针为主治疗顽固性面神经麻痹的临床观察

周围性面神经麻痹是由于茎乳突孔内面神经非化脓性炎症所致的疾病，西医学认为该病的确切病因尚未阐明；中医学将此类疾病概括为"吊线风""口僻"以及"口喝"等，常可因感受风寒之邪或久居潮湿之地，工作紧张生活节律改变或季节突变时而发病，在北方本病的发病率更高。在众多的患者中相当一部分患者在患病以后由于不能积极及时地进行治疗或者由于失治误治等原因而导致病情拖延，形成后遗症。笔者近两年来运用贺氏针灸三通法之温通、微通法对这类患者进行了治疗，收到了满意的疗效，提示对该类患者配合火针疗法明显优于常规针刺疗法，现总结如下。

1.临床资料

（1）一般资料

本组病例全部为门诊患者，其中男性33例，女性27例，年龄最大者78岁，最小者9岁，病程最短者3个月，最长者1年，全部病例病位均在单侧。按就诊先后顺序和2:1的比例随机分为治疗组和对照组。

（1）临床表现

①体征：患侧额纹变浅或消失，眼裂不能闭合或闭合不全，鼻唇纹变浅或消失，鼓腮、示齿功能不全，口角下垂且向健侧歪斜，伸舌居中。

②症状：口角流涎，漱口或饮水时尤甚，进食时有塞食现象，部分患者发病时乳突疼痛。

诊断标准参照全国高等医药院校教材《神经病学》拟定。

2.治疗方法

（1）针刺取穴：鱼腰、丝竹空、攒竹、四白、阳白、下关、迎香、地仓、颊车、太阳、头维、合谷、足三里、太冲。

以上面部穴位酌情选用5~6个穴位，肢体穴位必取。

（2）针刺方法

治疗组：选择单头细火针（直径为0.5mm）在患部进行点刺（即将针烧红后迅速刺入选定部位，只点刺而不留针，火针点刺后面部不留斑痕），每次点刺约10个穴，进针深度为1~2分，然后再行毫针刺法，进行小幅度捻转，针刺手法为平补平泻，留针30分钟，隔日1次。

对照组：直接进行毫针刺法，留针30分钟，隔日1次。

（3）疗程：10次为一个疗程，疗程之间不休息，全部病例治疗三个疗程后统计疗效。

3.疗效标准和治疗结果

（1）疗效标准

痊愈：临床症状体征全部消失，面肌功能完全恢复。显效：临床症状基本消失，面肌功能明显恢复。有效：临床症状减轻，面肌功能部分恢复。无效：临床症状和面肌功能无任何改善。

（2）治疗结果　　两组疗效比较　　例（%）

组别	例数	痊愈	显效	有效	无效	总有效率
治疗组	40	24（60%）	9（22.5%）	5（12.5%）	2（5%）	38（95%）
对照组	20	6（30%）	9（45%）	2（10%）	3（15%）	17（85%）

从表中可以看出治疗组痊愈率明显优于对照组，两组间疗效具有非常显著性差异（P<0.01）；总有效率治疗组也优于对照组，两组间疗效具有显著性差异（P<0.05）。

4.典型病例

患者：张某某，男，60岁，初诊日期：1997年10月29日。

主诉：右侧面部活动不利5个月。

患者5个月前进食时家人发现其右口角流涎，同时病人伴有耳后疼痛，到外院就诊，诊为面神经炎，给予对症处理，并行针刺治疗40次，效果不明显故来我科就诊。目前感觉迎风流泪，面部麻木，进食时塞食，饮水和漱口时口角流涎。查体：右额纹及鼻唇沟变浅，右眼闭目露睛，鼓腮示齿功能不全，口角下垂并向健侧歪斜。舌红苔薄白，脉沉细。

诊断：面瘫（后遗症期），证属络脉空虚，经气阻滞，经筋失养，筋脉弛缓不收之证；加之病情日久，耗伤正气，导致气血俱亏。治疗以疏风散寒、温通经脉为大法。运用点刺法对面部患侧进行火针点刺，即将针烧红后迅速刺入所选穴位，然后揉按针孔，接下来行毫针刺法，选取患侧阳白、丝竹空、四白、下关、地仓、颊车、双侧合谷、足三里、太冲；每周针刺3次。治疗3次以后患者自诉口角明显有力，流涎和塞食现象均有好转；针刺6次后额纹开始恢复，迎风流泪现象减轻，进食及饮水也有大大好转；针刺12次后面部活动如常，闭目不露睛，额纹及鼻唇沟恢复，鼓腮和示齿功能正常。该病人共治疗12次即告痊愈。

5.讨论

面瘫多因卫阳不固，络脉空虚，邪气侵入阳明少阳之脉以致经气阻滞，经筋失养，肌肉纵缓不收而发病。一般患病后只要积极治疗，并配合适当休息，大多数患者可获痊愈。但是如果失治误治或病人体质虚弱以及没有很好休息都会遗留后遗症。此时外邪虽去，但正气受损，气血俱亏，对这部分病人如果单纯采用急性期的治法效果均不满意，而火针疗法对温经通络、扶正祛邪有积极的作用。该疗法至今已有数千年的历史，火针疗法创立于《黄帝内经》，该书第一次明确记载了火针疗法的名称、针具、刺法、适应证、禁忌证等内容，并将火针称之为"大针"，在《灵枢·九针十二原》中有"大针者，尖如挺，针锋微圆"的记载，可见此针针身粗大，针尖微圆，适应于高温、速刺的要求，同时也有人认为"大"即"火"字的笔误。《黄帝内经》又将火针称为"燔针"，将火针疗法称为"焠刺法"。火针疗法的特点是将针体加热后刺入人体一定的腧穴部位上，从而借助火力激发经气，调节脏腑功能，使气血调和，经络通畅，火针的治病机制主要为扶正助阳和温通经络。火针具有温热的作用，温热属阳，阳为用，温热可以助阳，人体如果阳气充盛则温煦有常，脏腑功能和组织器官得以正常运转。另外经络具有运行气血，沟通机体表里上下的作用，一旦经络气血失调就会引起病变，因此疏通经络一直是针灸治疗的大法，单纯毫针已经具有这一作用，而火针通过对针体的烧红加热，使这一功能的作用加强，而起到温通经络之效。中医学历来认为阳主动，阴主静，面瘫患者以面部活动不利为主症，治疗以振奋阳气、通经活络为大法；患病日久病程长的患者正气必有耗伤，故采用火针疗法，通过温热之力使得正气充实，卫外固密。正因为火针疗法有温煦机体疏通经络的作用，才能鼓舞气血运行，使筋骨肌肉得养，发挥祛除邪气的作用，最终达到顽症得解的目的。火针疗法经过不断改进发展和完善，已经成为针灸疗法中一种独特的治疗体系。

[《中国针灸》2000，（8）：465-466]

3 年的时间很快就过去了，2000 年修业期满，经过考核我顺利出师。据国家中医药管理局专门管理此项工作的领导说，当时的出师证对于师徒的姓名、职称、专业等关键信息特意请人用启功字体进行手写的，而后来所有的出师证都是统一打印的，因此我们手中的出师证更显得弥足珍贵。出师以后只要有时间我还会经常跟随贺老临诊或到家中向贺老请教，贺老由于年龄的原因每周只能保证一次出诊，所以贺老也会将很多病人转到我这里继续治疗，从中又扩大了我的治疗病种，丰富了临床经验。在跟师的岁月中，贺老以他独特的人格魅力吸引了我、培养了我、造就了我，他对患者总是耐心认真不厌其烦，很多外地患者慕名而来难免比较唠叨、啰嗦，我们已经解释的问题还不放心，要亲自问过贺老后才踏实，对此贺老从未表现出一丝的不快，仍旧予以正面的答复。对一些现代的检查报告如果不太清楚也总会让我们学生过目，并进行必要的解答。在贺老的患者中脑瘫的病人很多，一般每个患儿起码有一位甚至三四位家长陪同，所以诊室内的空气不太流通，次序也有些乱，哭闹喊叫的声音此起彼伏，但是贺老身处其中仍专心致志，不受外界的干扰。虽然老师是针灸大家，但是老师也常常根据病情给患者开中药，而且以经方为主组方严谨，实现了真正意义上的针药并治。老师的言传身教不仅使我茅塞顿开有所感悟，更重要的是让我知道如何做一名像他那样的让患者满意的医生，也使我能够比较好的做了一些传承的工作，为此在 2007 年我荣获了中华中医药学会颁发的全国首届中医药传承高徒奖，这是对我的肯定、褒奖，更是对我的鼓励、鞭策。我十分清楚传承的路很长，也很辛苦，但是也会从中享受极大的快乐和满足，既然是贺老的传承人，那么我就有责任、有义务将这一宝贵的财富不断发扬光大，用它造福社会、造福人类，为中医的传承尽绵薄之力。

第三章　入选优才　学无止境

一、优才项目启动

2002 年 3 月 12 日教育部高等教育司和国家中医药管理局科教司在北京共同召开了中医药人才培养座谈会，会上对高等中医药院校在人才培养中的地位和作用给予了充分的肯定，一致认为高等中医药院校已成为中医药人才培养的主渠道，它标志着中医药教育基本完成了由传统教育方式向现代教育方式的过渡，成绩是主要的。与此同时大家对高等中医药教育存在的问题也进行了广泛的探讨，当前中医药教育在教育结构、教学内容和人才培养模式等方面还存在一定问题，如培养的毕业生基础理论不够扎实，临床动手能力较弱，教师队伍素质有待进一步提高等。针对这些问题，国家中医药管理局决定以提高临床疗效为主线，启动中医优秀人才培养工程，多渠道、多层次培养中医药人才。在这种精神的指导下《国家中医药管理局关于印发优秀中医临床人才研修项目实施方案的通知》出台，本研修项目旨在选拔一批具有扎实专业基础、较高临床水平和培养前途的优秀中青年临床人才，通过项目研修使之尽快成长为新一代中医临床优秀人才。该项目的培养对象为从事中医临床工作十五年以上的具有主任医师专业技术职称的临床医生，学期为三年。

（一）备考

医院在接到通知以后十分重视，鼓励符合条件的人员积极报名，希望大家珍惜这个机会，能够通过自己的努力加入到这个行列之中。我也报名了，在学习了相关文件后进入到紧张的复习之中。那时我的院龄已经二十多年，虽然在日常繁忙的工作之余也会有针对性的查阅书籍，但是系统读书的时间还是有限的，特别是对于四部经典古籍的再学习更是极少，而此次考试中对于原文的考试比重又比较大，因此困难、压力可想而知，但是那种工作后重新跟师学习的巨大吸引力支持着我一定要全力以赴迎接备考。我把大学时期的教材、笔记甚至相关试卷都找了出来，同时到图书馆查阅与之有关的辅导材料专心攻读，在这个过程中深深地感到大学时期学的较为扎实的知识捡起来是比较容易的，正是在大学时有过背诵《伤寒论》全书的经历，因此在复习中花费的时间最少，而对于《金匮要略》中的内容由于贴近临床同时自己又有了临床工作中的一些体会，因此如今理解得就更准确更深刻。在经过了重新梳理归类后，这两本书的主要内容较为清晰，我特别关注了脉证并治、证候类别、方剂化裁、剂量差异等方面的问题，因为经过临床实践发现以上内容都是容易混淆出错的地方，所以必须认真搞清楚。复习的过程也体会到了读书—临床—再读书这个过程所赋予我们的新的启发和收获。温病方面的复习基本从临床到理论，由于大环境的变化我们越来越多地可以看到由此发生的带有明确季节性、流行性、传染性的属于"瘟病"的疾病，而且在我进入复习之中，中华大地经历了一场巨大的瘟病袭击，那就是我们大家都亲身经历的 2003 年春季开始的 SARS 疫情，作为我个人来说才真正了解了祖先所描述的可怕景象。面对最初每天 2 位数的死亡人数着实让大家感到恐慌和忧虑，也正是在此时我的老师贺普仁连同其他老中医专家上书中央请战参与对 SARS 的中医治疗并最终获得认同，更给了我极大的震撼，对于中医治疗急症也就是从此时才真正意识到、感受到他的魅力，也更坚定了学好中医的紧迫感，当然由于客观的原因使我获得了相对充裕的时间进行四部经典的复习。对温病大家叶天士的卫气营血辨证、吴鞠通的三焦辨证也有了全新的认识，因此复习就更加实际、更有针对性了。相比其他三部经典而言，《内经》方面的复习就没有如此明确简单了，似乎理论的东西更多一些。由于在校期间只学了不多的章节，再加上《内经》内容繁多，最主要的是在这些年的工作中除了对有关经络的内容接触较多以外，对于真正的基础方面特别是古籍理论方面还是短板，因此最初的复习没有头绪，显得比较杂乱而收效不大，因此尽管付出的时间不少但在考前心中仍没有底。好在对于病因病机方面、辨证论治方面还时时应用，所以临床体会以及对于相关问题的理解还是有基础的。到了下半年项目人员遴选工作又提到日程，在2003年10月19号我迎来了人生中又一次重要的选拔考试，当时的情景还记得很清楚。为了让大家有一个安静的场所，上级部门提前一天安排考生进入了丰台区一个封闭的区域，时间已经很晚了考生们仍然在进行考前的最后复习之中，次日上午我们走进了考场，开始了别开生面的一场考试。

考试分上下午两场进行，上午是四部经典选择题和临床病案分析为主，既有原文基本功的考查，也有临床思辨能力的展示，下午是一道论述题，至今我还记得很清楚，考试的题目是：结合临床论述"百病生于气"。对于这道题我当时的思路是这样的：

所谓"百病生于气"，正如张介宾在《类经》所说："气之在人，和则为正气，不和则为邪气。凡表里虚实，逆顺缓急，无不因气而生，故百病皆生于气。"气是构成和维持人体生命活动的最基本物质，其功能主要表现在推动、温煦、防御、固摄和气化等方面，而气的运动又是脏腑经络组织功能活动的体现。气布散全身，无处不在，无时不有，运动不息，不断地推动和激发脏腑经络组织器官的生理活动。外感六淫、内伤情志、过度劳伤等因素均可导致气机失常，引起脏腑经脉功能的紊乱，从而发生诸多病证，因而气的运动失常是很多病证发生的内在机制。大致从三个方面论述：首先从脏腑的生理功能入手，阐述五脏与气之间的关系，即肺主气、脾为气血化源、肝主疏泄、肾主纳气、心主血脉且气血同源，五脏与卫气、营气、宗气、元气等的生理关系，五脏失司导致的气虚、气逆、气陷、气乱等气机失调之变；其次五气与五脏的关系带有明显的季节性，风气通于肝、热气通于心、湿气通于脾、燥气通于肺、寒气通于肾，因此不同季节要特别防护；其三情志致病导致气机的紊乱，怒则气上、喜则气缓、悲则气消、恐则气下、寒则气收、炅则气泄、惊则气乱、劳则气耗、思则气结,《素问·举痛论》所论述的"九气为病"中,由情志因素引起占有很大比重,可见情志致病的广泛性,正如《素问·阴阳应象大论》云:"人有五脏化五气,以生喜怒悲忧恐。"情志活动是以五脏气机活动的外在表现,不良情志活动可造成卫外御邪和抗病康复能力的降低,且其致病机制的关键在于扰乱人体的气机。总之,外感六淫、内伤情志、过度劳伤等因素均可导致气机失常,引起脏腑经脉功能的紊乱,从而发生诸多病证,正所谓"百病生于气"。

经过一天6个小时的考试终于结束了,当时我就想:不管结果如何,通过此次特殊的复习,对经典的理解和掌握、对难点的认识以及理论与临床的切合点等方面都有不小收获,对今后的临床是大有益处的。

(二)入选优才

经过考试选拔,来自全国各中医医院、高校及中医研究院的200名学员脱颖而出,学员覆盖了30个省,8个专业。2004年3月18日国家中医药管理局正式启动"优秀中医临床人才研修项目",在启动会上佘靖局长发表讲话,希望学员们"潜心研读中医古籍,吸取精华……既要掌握老师们的学术思想、临床经验和技术特长又要善于学习老师们良好的医德医风。要勤于思考,勇于实践,努力做到理论上有造诣、实践上有提高、临床上有特色。"项目要求学员在名师指导下,钻研中医经典理论、强化中医临床实践,为此国家中医药管理局将为学员们提供《内经》《伤寒论》《温病学》《金匮要略》等四门经典课程的光盘进行再学习,同时组织学员到疾病种类多而复杂的基层或边远地区巡诊和考察,研究疾病发病特点及其流行规律,提高综合解决复杂疾病的能力和水平。

二、聆听名师授课

首批优才三年中最珍贵的就是聆听了邓铁涛、朱良春、任继学、张琪、王绵之、王雪苔、刘景源、陈可冀、吕仁和、戴希文、郭赛珊、唐由之、周仲瑛、李连达、颜德馨、路志正、颜正华、刘弼臣、吉良晨、庞鹤、李德新、李经纬、马继兴、王永炎、庄增渊、张学文、李曰庆、李乾构、陆广莘、郝万山、晁恩祥、焦树德、钱英等百余位中医大家的成才之道、毕生所悟、临床心得,领悟了名师的学术思想和临床精华,建立和巩固了中医临床的思维模式,从而使中医功底更加扎实牢固,中国传统文化知识进一步加强,有效的继承和发展了中医学术流派。很多任课名师日后都入选了国医大师,可见师资队伍的实力是多么的雄厚,每次的听课都是一种享受,都会有很多感悟、很多收获,在此选择比较有代表性的三位老师的授课来充分说明这一点。

(一)邓铁涛论中医诊治传染病

邓铁涛(下文简称"邓老")出生在中医家庭,幼承庭训,目睹中医药能救大众于疾苦之中,因而有志继承父业,走中医药学之路。1932 年 9 月,邓铁涛考入广东中医药专门学校,系统学习中医理论,经过五年的学习,增长了见识,开阔了视野,深深感到中医药学财富甚丰,博大精深,决心为继承发扬中医药学而贡献毕生精力。听邓老的课是在 2005 年年底国家局举办的优才第八期培训班上,当时邓老已年近九旬,由于身体的原因正在住院治疗,但是仍抱病亲临现场为我们授课,可见邓老对培养后学极为重视,令我们甚为感动。众所周知 2003 年的那场 SARS 中医药在其中发挥了重要作用,而且广东是最先发现 SARS 病人的。主办方特意安排邓老给学员讲了"论中医诊治传染病"一课。

1. 中医如何认识传染病

邓老认为中医没有微生物学说，却在病毒性传染病的防治上超过现代西医，似乎不可理解。而按照宋·陈言《三因极一病证方论》的疾病分类，传染病属于所因之外感病类，风、寒、暑、湿、燥、火之感染为外感病的病因，统称外邪。金元时期刘河间创立"六气皆从火化"的新说，这是"温病学说"的启蒙时代。明代吴又可《温疫论》对急性传染病的病因提出"戾气""厉气"之说，最后认为这些"戾气""厉气"有多种多样，因而又提出"杂气"说，吴氏杂气之说已摸到"细菌"的边缘了，可惜当时我国没有光学的发明，而失之交臂！但吴又可创立的"达原散""三消饮"等方为制止疫病流行起到了卓越的作用，2003年也有用"达原散"治疗SARS的病例。如果从传染病学的病因病机来看，在公元1798年吴鞠通"原病篇"已比较完整地提出中医对传染病发病机制的认识，总体概括为：岁气、年时（气候与环境因素）；藏精、冬伤于寒（人体内在因素）；戾气、时行之气各种各样的致病物质。

各种致病因素在大自然环境中早就存在，但要到一定的自然气候和社会环境适合其生存发展时才能横行为害，另一方面在同一个自然气候和社会环境下，不利于人的生存。但最后决定能否成病的关键，是"不藏精"，所谓不藏精是指一切人为之能动摇其精者皆是。也就是常说的"正气内存、邪不可干"，这是中医理论可贵之所在。反观现代西医，把着力点放在致病物质上。

中医学对大自然气候环境的变化方面还有一门"运气学说"，近200年来受到批判的"五运六气"学说，经过2003年SARS之战，已再次为中医学界所注意和重视。2003年为癸未年，是太阴湿土司天，太阳寒水在泉之年。当年邓老曾答记者问，预测6月以后广东疫情将退，因为SARS乃湿邪之疫，6月阳气升发湿当去则疫亦止。因此中医对传染病治疗的优势，不仅在于有多少张验方，更关键的在于有正确的理论指导。据报道广东省中医院实现了SARS零死亡率和零感染率，在当年11月举行的治疗非典的总结会议上邓老谈了李东垣的脾胃学说："甘温除热，用补药退了39~40℃的烧，现代西医对此又怎样解释？这种甘温除大热的成果，到现在还是超过世界水平的"。我在想：正如邓老所说，湿邪之疫理当健脾调中祛湿啊！

2. 战胜传染病的理论与经验

西医以微生物为靶子，千方百计寻找杀灭病菌、病毒的药物，或研制预防疫苗。自抗生素发明以来，对细菌性疾病的治疗取得显著的成绩，但由于抗生素的毒副作用越来越强，尤其是病菌的抗药性比新抗生素的研制更快，不少有识之士十分担心，将来会出现无药可治的细菌性疾病！若论病毒性疾病，近半个世纪以来一再证明如乙脑、登革热、流行性出血热，中医治疗远胜于西医，SARS之战则是众所周知，优势有目共睹不必多言了。疫苗之研制则是西医的优势，但中医药防治亦是优势。中医对传染病治疗的优势，不仅在于有多少张验方，更关键在于有正确的理论指导。中医也很重视"邪气"对人体的伤害，但更重视"正足以胜邪"的把握，在治疗过程中处处注意维护人身的"正气"，故有"留人治病"之原则。"祛邪"是治病常法，其宗旨不单在于杀灭病邪，而重在使"邪气"不得安生而被逐出体外，给"邪"以出路比之"邪""正"两伤更为高明。如果按照西医之模式，所有有效中药方剂通过细菌培养、抑菌试验，大都属于无效的结果。

3. 扫除歧视中医之障碍

对于中医没有细菌学说不能参与传染病的防治，以统计学为准绳抹杀中医之疗效由来已久，例如1956年蒲辅周成功治疗乙脑167人，卫生部却以其使用了98组中药处方不具统计学意义，不承认其疗效；

认为中医药不能重复，怀疑中医药的科学性，不懂中医辨证论治是以人为本，只照西医的辨病如何重复？邓老认为由于社会上重西轻中已成风气，中医教育之偏差，按西医学的观点认为《伤寒论》与《温病学》为几百年乃至一千年前的著作，在 20 世纪已落后了，乃将这两门经典课降低为选修课，致使后学只知细菌、病毒之感染与抗生素之应用，而把中医治疗传染病的精粹丢掉了，这种情况从全国中医院治疗发热病来看，已是普遍现象了。因此必须深研四大经典，以培养真正能用中医药治病救人的"铁杆中医"，实为当务之急也。用参、芪、归、术之类治疗高热，这是中医之绝唱，可惜能掌握此技者少耳！故应大大加以发扬、提倡与普及。

4. 听课感悟

对于感染性疾病特别是病毒感染性疾病，中医历来以其独特的疗效在治疗中占有重要地位。以目前临床最常见的两种疾病（面神经炎和带状疱疹）就可以说明问题。目前西医学都认为与病毒感染有关，在我多年的诊治疾病中清楚地看到，如果能在急性期及时用中医方法进行干预便可以大大提高治愈率、缩短病程、降低后遗症率。很多西医不让患者在面瘫急性期接受中医针灸治疗，认为会加重神经水肿，实际上这本身就是无知的表现：汤药的作用是全身性的，根本没有造成神经水肿的机会，而针灸在急性期只是发挥微通的作用，进针不过1cm 左右如何造成神经水肿，可见完全是偏见。正是这种偏见使得很多患者错过了最佳的治疗时期，很多病人一个月以后才姗姗来迟，这时的治疗难免为时晚矣，这些年经我治疗的急性期面瘫患者均以痊愈化为句号就是最好的说明。至于带状疱疹最棘手的问题就是后遗神经痛，很多病人皮损完全正常但疼痛难忍，究其原因也是早期没有中医干预所致。中医在急性期根据辨证给予强通放血治疗，使热随血去，既能尽快缓解疼痛、降低皮温，又可大大降低后遗神经痛的发生率。

我经治了很多后遗神经痛的病人，来就诊时基本超过 3 个月了，个别在 1 年以上，此时治疗难度大且疗程长，但大多数病人经过火针的温通治疗结果都不错，只是作为医生完全可以大大减轻病人的痛苦，节省医疗开支降低成本的，因此仅就此而言必须加速对"铁杆中医"的培养。邓老说过："许多中医怀有瑰宝而不自知，这是非常可叹的事啊！"半个多世纪以来，邓老始终考虑着"中医出路何在"这样一个大问题，一直为中医学的继承与发展呕心沥血，魂牵梦系，奔走呐喊。国家中医药管理局成立之前邓老曾奋笔疾书，写了一封情真意切、感人肺腑，振兴中医的书信："中医在鸦片战争以后，受尽歧视与摧残，但仍巍然独立，与西医学并存。新中国成立后，受改造中医思想的影响，中医药在相当长的时间里没有得到重视，出现后继乏人、乏术的局面。如果再不花力气去抢救中医学，等现在的老中医都老去，再去发掘就迟了。发展传统医药已明文写入宪法，但我们失去的时间太多了，必须采取果断的措施，使之早日复兴。"这封信，首先徐帅批示，然后胡耀邦、乔石也作了批示，到了卫生部部长崔月犁批示才用了七天。到了 1985 年的 49 次国务院会议，在时任国务院主要领导的重视下，会议决定成立国家中医药管理局。1986 年 12 月，国家中医药管理局正式成立，中医终于有了自己的家，从此，中医发展加快了脚步。对于中医的问题，邓老从不含糊，中医每每遇上风吹草动的事情，他总第一个挺身而出。1990 年国家进行机构改革，邓铁涛听说中医药管理局要被精简，他立即牵头我国各地名老中医再次上书中央，这就是在中医药界著名的"八老上书"（邓铁涛、方药中、何任、路志正、焦树德、张琪、步玉如、任继学），提出国家中医药管理局不能撤销，其职权范围和经费不能减少，另外还建议各个省都设立中医药管理局。一个月后信访局回信，同意"八老"的意见，国家中医药管理局得以保留。第三次上书时刚好"八老"在广州收徒，邓铁涛发现很多中医院准备合并到综合医院，中医学院合并到西医学院。"八老"（邓铁涛、任继学、张琪、路志正、焦树德、巫君玉、颜德馨、裘沛然）又联名上书朱镕基总理，提出对中医、西医不能抓大放小，西医是壮年，中医是少年，你抓大放小，中医就活不了。结果总理批复了，原来有六个中医学院要合并，结果只有两个合并入了西医院校。非典流行期间，邓老第四次上书，随后吴仪在当年5月8号召开的中医座谈会上，强调中医对非典有防治的办法，至此中医才介入到非典的防治中。邓老将个人命运与中医学事业命运紧紧相连，在古稀之年，他把自己日夜思考的中医药问题写成论文《中医学之前途》，提出了中医药学往哪里发展等令人深思的问题，邓老认为一是向历史请教，二是事物发展的根本因素是"内因"，中医之兴亡，将取决于现代之中医，如果目标一致，团结合作，中医的振兴经过艰苦努力是可以做得到的。

（二）朱良春谈治证与治病、中药用量与作用的关系

朱良春（下简称"朱老"）这个名字在中医界享有盛誉，之前虽从未见过，但大师高超的医术早有耳闻，对朱老的经历略知一二。据说1934年朱老因为患肺结核休学一年，在此期间完全用中医药进行治疗将近一年，终于获得痊愈。利用这一年的时间，朱老没有仅仅停留在治病上，而是勤于学习善于思考，最后决定放弃商业中学的学习转而学习中医。朱老从1939年开始从事中医临床工作，是江苏省名中医，他曾使上海淋巴癌患者拳头大的肿瘤逐渐消失，使几近残疾的骨病患者重获新生；他动员浪迹江湖的蛇花子将祖传治蛇毒绝技献给国家；他90岁高龄还四处看病讲学，使中医薪火相传。据医史学家马伯英考证，朱良春是我国最早撰文提出辨证、辨病相结合的学者：他指出，"证"和"病"不可分割，不能为追求统计学意义，就始终使用一个处方治疗，这样会把中医的辨证论治的"活法"庸俗化、机械化。他认为，世上只有"不知"之症，没有"不治"之症，大部分

病证是可辨可治的，关键是要找到"证"的本质。

1. 治证与治病

朱老始终强调辨证论治是中医学的临床特色，但如果在辨证的同时又考虑辨病，有针对"病"的用药，其结果必能提高疗效，也就是说，要将中医的辨证论治和西医学对有关病的认识结合起来。以痹病为例，其辨证有虚实之分，这反映了不同疾病的共性，虚补实泻乃施治大法。痹病的辨病：疾病自身的病理特点决定了不同疾病存在着特定的个性（同一证型可具有不同的临床特征），治疗用药亦应有所差异：如类风湿关节炎属自身免疫性疾病，常用淫羊藿、露蜂房调节机体免疫功能；对血沉、免疫球蛋白、类风湿因子、C—反应蛋白增高而呈风寒湿痹表现者，多选用川乌、桂枝；对湿热痹表现者，多选用寒水石、虎杖等验之临床，不仅可改善临床症状，而且可可降低这四项指标。从病理变化来说，滑膜炎是类风湿的主要病变，滑膜细胞显著增生，淋巴细胞和浆细胞聚集，滑膜内血管增多，肉芽组织形成，血管内皮肿胀，呈血管炎表现，类似于中医瘀血阻络的病机，实验证明，活血化瘀药能够抑制滑膜的增生和血管翳的形成，阻止类风湿滑膜炎症的进展和骨质侵袭，病模实验和临床实际是颇为吻合的。在辨证时参用当归、赤芍、丹参、水蛭、地鳖虫、红花等活血化瘀药确能提高疗效。化瘀药还可改善软骨细胞功能，促进新骨生成及修补。"久必及肾，肾主骨"，加用补肾药如熟地黄、补骨脂、骨碎补、肉苁蓉、鹿角胶、桑寄生等，对骨质破坏、骨质疏松不仅有修复作用，且能巩固疗效，防止复发。有报道说：辛夷的有效成分对类风湿引发内皮细胞多种反应的细胞因子具有明显的抑制作用，从而控制病情进展，其效果不次于氢化可的松，而且还对慢性炎症、特别是对关节滑膜炎等有选择性作用的优点，也印证了文献中辛夷治痹的真实性。《神农本草经》曰："主五脏身体寒热风。"《名医别录》曰："温中解肌,利九窍。"《日华子本草》曰:"通关脉……瘙痒。"对于增生性关节炎,朱老常用骨碎补、补骨脂、鹿衔草、威灵仙等延缓关节软骨退变,抑制新骨增生,同时对于颈椎增生者常用大剂量葛根,腰椎增生加用川续断,以引诸药直达病所。痛风性关节炎属代谢障碍性疾病,常用大剂量土茯苓、威灵仙、萆薢降低血尿酸指标。对于强直性脊柱炎,常用鹿角、蜂房、穿山甲、天南星、蕲蛇以活血通督、软坚散结、除痹起废。对长期使用激素的患者,在逐渐减量的同时,给予补肾治疗,用穿山龙、地黄、淫羊藿等,可尽快撤除激素,防止反跳。

总之,朱老坚持辨证论治与辨病论治密切结合,对于研究疾病与证候的关系,探索临床诊治的规律,拓宽治疗思路,提高临床疗效,都是很有意义的。

2. 中药用量与作用的关系

中药的用量,要根据患者的体质、症状、居住的地域、气候和选用的方剂、药物等进行考虑,由于使用目的的不同,用量也就有所不同。同一药物因用量不同,会出现不同的效果或产生新的功能,所以朱老特别强调中药用量与作用的关系,他常引用日人渡边熙所说:"汉药之秘不告人者,即在药量。"对此朱老认为是很有见地的话。

（1）半夏治疗妊娠恶阻和痰核

生半夏辛温而燥,有毒,所以一般多以姜制,并减小其用量,在临床上用于和胃降逆、燥湿化痰,虽有一定的效果,但对半夏的全面医疗作用来说,则受到大大的削弱。朱老认为:半夏生者固然有毒,但一经煎煮,则生者已熟,毒性大减,何害之有?朱老曾用生半夏9~18g治疗妊娠恶阻,恒一剂即平,历试小爽,从未见中毒及堕胎之事例。而治疗痰核及支气管扩张、疟疾等症,非生用较大量不为功,如片面畏其辛燥而不用,则将有负半夏之殊效,而不克尽其全功,是令人惋惜的。仲景《金匮要略》里就用干姜人参半夏丸治疗妊娠恶阻，并不碍胎；只是后人因《别录》载有"堕胎"之说，遂畏而不用，致使良药之功，湮没不彰。朱老用半夏为主药治疗恶阻，无一例失败。从前均径用生半夏，部分患者有所疑惧，乃改用制半夏，效亦差强人意，但顽固者则非生者不愈。处方：半夏9~18g（先用小量，不效再加；制者无效，则改用生者，并伍以生姜2片），决明子12g（炒打），生赭石15g，旋覆花9g（包），陈皮3g。水煎取一碗，缓缓服下；如系生半夏，则每次仅饮一口，缓缓咽下，每隔15分钟，再服一口，约半日服完，不宜一欲而尽。恒一剂即平，剧者续服之。无有不瘥。

痰之为病，其变化最多，诚如李时珍在《本草纲目》中所言："痰涎之为物，随气升降，无处不到。"倘入于筋膜或皮里膜外者，则将遍身起筋块，如瘤如栗，皮色不变，不疼不痛，或微觉酸麻。一般药治，收效多不满意。朱老除部分用控涎丹治疗外，部分体质较虚者，则辨证施治，随症加味，奏效甚速，一般2~4周左右，可以逐步消失。处方：生半夏6g，白芥子4.5g（炒研包），生牡蛎25g，制海藻、制昆布、大贝母各9g，炙僵蚕12g，生姜2片，每日或隔日1剂，水煎分2次服。痰多者加陈京胆4.5g，海浮石12g。

（2）槟榔杀虫

槟榔是破滞杀虫的名药，一般多配合其他杀虫或消积之品同用，如单味作为驱除钩虫或绦虫用者必须用生者大量始效。朱老曾观察治疗钩虫病的剂量，每次30g固属无效，45g也是无效，直增至75~90g，大便中虫卵始阴转，这反映了用量与效用的关系是非常密切的。但一次服用75g以上时，在30分钟至1小时左右时，有头眩怔忡、中气下陷、面色㿠白、脉细弱等心力衰竭的反应现象，约2小时许始解，也证明了"药不瞑眩，厥疾不瘳"的道理。处方用槟榔75~90g，水浸一宿，翌晨煎汤，空腹温服。如贫血严重体质虚弱者，需先服培补气血之品调理，然后再服此方。

（3）苍耳草治脓胸

苍耳草药性味苦辛而温，能祛风化湿，一般多用于头风鼻渊、风湿痹痛及疮肿癣疥，常用量为 6~12g，但朱老增大其剂量，用于治疗麻风及结核性脓胸，其治麻风的剂量，曾有分为每日 120g，一次煎服；每日 360g 两次分服；每日 960g，二次分服等三种，而其疗效亦随剂量之加大而提高，如果只用常用量，是不会收效的。

（4）总结

朱老对药物的应用以上仅是举例，类似者不胜枚举，如用大剂量的防风解砒毒、桂枝治慢性肝炎与肝硬化、木鳖子治癌、青木香治高血压、鱼腥草治大叶性肺炎、合欢皮治肺脓肿、大蓟根治经闭、枳壳治脱肛等，由此充分地说明中药用量与作用的关系是非常密切而重要的。

中药用量的决定，是要从多方面来考虑，但要它发挥新的作用或起到特定的疗效时，就必须突破常用剂量，打破顾虑，才能达到目的；正如孙志宏在《简明医彀》所说："凡治法用药有奇险骇俗者，只要见得病真，便可施用，不必顾忌。"

为什么增大剂量能加强或产生新的作用呢？原因很多、很复杂，总的方向是否符合"量变质变"的法则呢？从这一法则的推演，可能会发现更多的药理机制，发挥药物的更大作用。不过，加大剂量必须在一定条件下，在一定限度内确定，才能有合理的数量的变化，引起良性的质量的变化，否则缺少一定的条件，超过一定的限度，这种量变转化的质变，就会由好事变为坏事，产生不良的副作用或严重的后果。例如槟榔用 75~90g 是起驱虫作用的，但如再增大剂量，患者的机体适应能力将不堪忍受，而出现休克或严重的后果等。明·张景岳在其《景岳全书》中曾说："治病用药，本贵精专，尤宜勇敢……但用一味为君，两三味为佐使，大剂进之，多多益善。夫用多之道何在？在乎必赖其力，而料无害者，即放胆用之。"这是可以作为我们参考的。戴元礼在《证治要诀》中提到："药病须要适当，假使病大而汤小，则邪气少屈，而药力已乏，欲不复治，其可得乎？犹以一杯水，救一车薪，竟不得灭，是谓不及。"就是这个意思。中药加重用量，产生新的功能，发挥它更大的作用，是值得我们重视的，但在具体应用时，还必须辨证论治，因证选方，随证加味，不能简单草率。例如用大量刘寄奴治丝虫病象皮肿具有捷效，但其专入血分，走散破血，凡气血较虚或脾胃虚弱，易于泄泻者，即宜慎用。益母草之治肾炎水肿，亦宜随证加味，奏效始佳。这是使用中药的一个最重要的关键，如果忽视了这一点，将是最大的损失、原则性的错误。最后还要说明一下的，就是增大药物用量，使之发挥更大作用，要有选择性、目的性地进行，不是所有药物加大了剂量，都会加强和产生新的作用；同时，也不能因为增大剂量，可以加强药效，就忽视了小剂量的作用，形成滥用大剂量的偏向。因为疗效的高低与否，决定于药证是否切合，所谓"药贵中病"，合则奏效，小剂量亦能愈病。"轻可去实"，"四两拨千斤"，就是这个意思。所以戴元礼又说："二者之论（指太过、不及），惟中而已；过与不及，皆为偏废。"是辨证的持平之论，值得深思。当年在庆祝朱老创办的南通良春风湿病医院成立时，卫生部高强部长在贺信中给予了高度评价，称此举对"继承发展祖国中医药事业，满足群众中医药服务需要，提高人民健康水平，具有积极的意义和作用，希望该院办出特色、办出水平、办出声誉，不断造福人民群众"。佘靖副部长亲笔题词"良医悬壶七十载，仁术惠泽万家春"。

我曾经想，如今在临床有多少人用精方？有多少人用精方后有效？听了朱老的课很受启发。目前临床上的药量本身就低于古人的用量，而且在药品的种植、产地、采集、炮制等诸多环节都无法与古时相比，因此在疗效上明显不佳，正因为不佳就不用，长此以往就废了。谈到这里想起了广安门中医院副院长仝小林教授在几年前曾出版了《重剂起沉疴》一书，特别谈到剂量迷失导致的大方泛滥，他在书中写到："总结中医方药剂量应用的现状，可以用'迷、乱、惑'三个字来概括。迷是指经方剂量传承认识不一，正误难辨；乱是指临床剂量应用混乱，实际上是由误引起；惑是指有关中医剂量论述散落于大量古今文献之中，临床上缺乏剂量理论的指导。"目前经常可以看到患者大包小包装了一兜子药，也听到患者抱怨药量太大煎煮不便，究其原因还是没有真正把握住药物的品种和剂量。况且治疗疑难重症，除了辨证精准、处方准确以外，医家对剂量的把握不到位也是症结所在。尤其是需要用重剂时不敢用，剂量不足药效自然减弱。《神农本草经》讲"若用毒药疗病，先起如黍粟，病去即止，不去倍之，不去十之，取去为度"。《金匮要略》甘草附子汤"恐一升多者，宜服六七合始"。因此仝小林副院长认为大剂量用药在拿捏不准时，可以通过试药，投石问路观察反映，然后循序渐进逐渐加量，有效保证用药安全性。

（三）王永炎谈读经典做临床

中医药学是具有中国特色的生命科学，是科学与人文融合得比较好的学科。古代医学科学需要现代化，而如何实现中医药学现代化至关重要。这就必须遵循中医药学自身的规律，只要有中医理论知识的积淀与临床经验的活用，同样能培养出优秀的中医临床人才。

1. 认清形势　创造良好的育人环境

近百余年西学东渐，再加上当今市场经济价值取向的作用，使得一些中医师诊治疾病常以西药打头阵、中药做陪衬，不论病情是否需要，一概是中药加西药，更有甚者不切脉、不辨证，凡遇炎症均以解毒消炎处理，如此失去了中医理论对诊疗实践的指导，则难培养出合格的中医临床人才。回顾 2003 年春季 SARS 的肆虐曾引起人们的恐惧慌乱，依线性科学分析，病源学研究与发病机制的阐释尚不清楚的时候则难以制定出针对这种突发公共卫生事件的防治方案。然而中医药学是纳入到非线性复杂系统科学体系的学科，只要准确地把握整体观念辨证论治，对于起病早中期的患者，根据发热喘憋为主要临床表现的证候要素概括，明确毒热浸淫肺络的病机，运用解毒清热凉血活络的方药治疗，无论服汤药或静脉滴注中药注射液，在此时空阶段均获显著的疗效。后来 WHO 专门派出数位专家调研考察，其考察结果给予了中医中药干预 SARS 防治是安全的，有潜在效能的高度评价。由此可见中医中药防治 SARS 的成绩证实了半个世纪以来证候学研究，以证候要素的提取，病证结合方证相应的治疗，理法方药一致的辨证论治方法体系的科学性。中医中药人才的培养，从国家社会的需求出发，应该在多种模式多个层面展开。当务之急是创造良好的育人环境。为了落实"读经典做临床"培育名医的研修项目，首先是参师襄诊，拜名师制订好读书计划，因人因材施教务求实效。其共性有两点：一是重视"悟性"的提高，"悟性"主要体现在联系临床，提高思想思考思辨的能力，破解疑难病例获取疗效。再者是熟读一本临证案头书，诸如《医家四要》《笔花医镜》《医学心悟》《医宗必读》等可以任选，作为读经典医籍研修晋阶保底的基本功。第二是诊疗环境，建议城市与乡村、医院与诊所、病房与门诊可以兼顾，总以多临证多研讨为主。若参师三五位以上，年诊千例以上，必有上乘学问。第三是求真务实，"读经典做临床"关键在"做"字上苦下功夫，敢于置疑而后验证、诠释进而创新，务必活学活用，最可贵的是取得鲜活的临床经验。

2. 古训今释　诠证创新寓继承之中

中医治学当溯本求源，古为今用，继承是基础，创新是归宿，认真继承中医经典理论与临床诊疗经验，做到中医不能丢，进而才是中医现代化的实施。中医临床医学重视辨证思维指导诊疗实践，而后才是引进汲取各种有效的治疗方法与为我所用的科研方法，不断地完善辨证方法体系，提高防治水平。所谓勤求古训、融汇新知，即是运用科学的临床思维方法，将理论与实践紧密联系，以显著的疗效、诠释、求证前贤的理论，寓继承之中求创新发展。

3. 任重道远　培养中坚骨干是当务之急

通常所言的"学术思想"应是高层次的成就，是锲而不舍长期坚持"读经典做临床"在取得若干鲜活的诊疗经验的基础上凝聚提炼出的精华。综观古往今来贤哲名医均是熟谙经典，勤于临证，发逶古义，创立新说者。凡成中医大家名师者基本如此，即使当今名医具有卓越学术思想者亦无例外，因为经典医籍所提供的科学原理至今仍是维护健康防治疾病的准则。联系今日的优秀中医临床人才研修项目实施的一个关键问题，当是纳入项目计划的主任中医师与广大的中医工作者能否在中医临床工作中坚持运用中国人的思维，走中国人自己的路。中医学以象为素，以素为候，以候为证的辨证方法体系，病证结合、方证相应、理法方药一致的临床治疗学，虽缘于古代医学科学，而至今仍葆其青春，"读经典做临床"具有重要的现实意义。值得指出，培养临床中坚骨干人才，造就学科领军人物是当务之急。它需要强化"读经典做临床"的同时，以唯物主义史观学习易经、易道、易图，与文、史、哲，逻辑学交叉渗透融合，提高"悟性"指导诊疗工作。

优秀中医临床人才研修项目，应重视端正学风，尊重参师教学相长，治经典之学要落脚临床，实实在在去"做"。切忌坐而论道，真正把心思放在患者身上，为患者服务，以患者为师。名医不是自封的，需要同行认可，而社会认可更为重要。

总之在三年的研修过程中，大师们的授课为我们打开了一扇门，这道门是通往明医之门，豁然开朗、茅塞顿开就是当时情景的真实写照。

三、参师襄诊

优才项目给我们提供了极好的平台，学员们可以跨专业、跨地域拜师临诊，这一点的确是极为难得的。正是有了这个平台，在三年的研修中我才得以根据专业特点以及与相关学科的关联跟随了很多老师，进一步拓宽了专业范围，也学习了这些前辈的临床经验。

（一）靳三针创始人——靳瑞

很早就听说广州有一位著名的针灸专家靳瑞（下简称靳老），人称"靳三针"，当时对此就很好奇，想见识一下这位长者，只是没有机会。此次正好借着这个项目来到广州目睹靳老的风采，之前也大致了解了一些老师的经历。靳老自幼秉承家训，随先祖学习中医，一直从事医学教学与临床工作。20世纪60年代曾受广东省卫生厅指派到广东多地区救治乙型脑炎；20世纪70年代带队到广东开平救治流行性脑膜炎；20世纪80年代开展对弱智儿童的治疗研究，他依靠大学完善的科研设备，利用带博士的特有条件，运用高新科技进行靳三针的临床实验研究，发明了"颞三针"治疗中风后遗症，"启闭针"治疗自闭症，"老呆针"治疗疾呆等，因而被国内外誉为"靳三针"。特别是用"智三针"治疗弱智儿童，在他看来，弱智儿童都存在不同程度的脑损害，但是也并不是全部都被损害，还有一部分是处于休眠状态的，针灸的目的就是把这一部分功能充分调动起来，小孩的智力就会提高了。他说，在他心里，无论是弱智的孩子，还是自闭症的孩子，或者是多动症的孩子，都是好孩子，天下没有笨孩子，每个孩子都有自己的未来。靳老给患者看病有个习惯，就是不看以前的病历，他认为病人是因为没有治好才来找自己的，如果看了原来的病历，自己的判断容易受以前医生的影响，他的做法是先做出自己的诊断，再参考患者的病历相互对照。靳老的针法有许多绝招，他强调现在虽然有了电针治疗仪等仪器，但针灸医师应该多钻研不同手法，因为给患者治疗时医师的精妙手法是任何仪器都无法替代的。

1. 靳三针的形成

应该如何理解"靳三针"，或者说靳三针包括哪些内容，这是我学习的第一个问题。"靳三针"是靳瑞教授首创的一种以三针疗法为主的配穴处方，所谓三针疗法就是取三个穴位来治疗各种病证，其取穴之少、配穴之精可见一斑，临床上每一种病证都可以在此找到相应的治疗办法。"三针"疗法不仅是岭南针灸学派的代表，更是一种成功的临床针灸模式。实际上最初是靳老诊治一位患十多年的过敏性鼻炎病人，经过三次治疗得以痊愈，当病人问起这是什么疗法时靳老想既然三次治愈了就叫"鼻三针"吧，这就是"三针的最初由来"。靳老在数十年的临床实践中，总结出来治疗某些疾病的三个最重要、最常用的穴位，如腰痛取"腰三针"，肩周炎取"肩三针"等，三针选用的穴位是集历代针灸名家的精华，总结针灸临床的最新研究成果，又经过几十位博士、硕士研究生的系统研究总结出来的三个最重要、最常用、最有效的穴位组合，创造出一种新的针灸学派。"三针"之名还体现了医易同源的理论，"三"是单数，属少阳，阳之初生，朝气蓬勃渐至隆盛，历久不衰。老子说："一生二，二生三，三生万物，万物负阴而抱阳，冲气以为和。"说明自然界万事万物的产生均源于"三"，故"三"有生生不息，无限扩展之意，因此"三针"的叫法有一定寓意。靳三针绝不是故意标新立异，故弄玄虚，而是以坚实稳定可靠的临床疗效为基础的。

2. 组方特点

（1）实用有效，取穴简捷

靳老立法处方的最基本原则就是是否实用有效，如"眼三针"原为眼眶与眼球之间，眼球之上下内外各一针，即眼四针，但靳老在临床中发现眼球外侧一针不仅疗效不甚满意，而且针刺容易发生出血现象，于是废而不用，仅用上下内各一针，即是后来的"眼三针"，且疗效增强。"靳三针"的组方绝大部分以三个穴名六个穴或两个穴三个穴为一组，个别是四个穴位或十余个穴位，突破了传统的单穴或双穴配对的形式，避免了常规多针取穴布针如刺猬的沿袭，也不同于多针取穴。靳老在针灸组穴配方中应用中医中药配方君臣佐使的理论，十分强调取穴配方的主次。根据针灸处方一穴为主，二穴为次的特点，达到力专效宏的取穴特点。

（2）精于辨证，病位取穴

靳老认为针灸治病的主要特色在于精于辨证，抓住疾病本质，重视经络和选穴的要领。在处方中原则上以"三针"为主，再结合辨证配穴，有是证用是穴，完善和补充各类"三针处方"，加强治疗效果，是针灸处方中很好的模式。对于局部症状较为突出或病变涉及的组织较为单一时，靳老常在病灶周围选穴配方，他认为局部循环的改变对局部病变的恢复有重要意义。如"眼三针"位于眼眶周围，"耳三针"位于耳廓前后方，"鼻三针"位于鼻柱两侧等等。靳老认为这种形式的配穴充分加强了腧穴的近治作用，这类组方经过临床反复验证。其疗效确实较单穴或双穴及远道多穴的方法效果要好得多，这也是"靳三针"组穴中使用最广泛的一类。如"颞三针"位于颞侧少阳经分布的区域，而西医学认为头部颞侧的血管神经分布丰富，故刺之有疏通经络气血，加强局部血流的作用，又可平肝息风清肝胆之火。临床一般用于头痛、头晕以及中风后遗症等病。对于一些脏腑病变，临床症状较为复杂，但病变所涉及的脏腑却可能较为单一，靳老常选用与该脏腑有关的特定穴，以提高临床疗效，如"足三针"是以足三里、三阴交、太冲组成，三里为强壮穴，有调理脾胃扶正培元之功，是脾胃病变及全身虚弱疾病的首选穴；三阴交补益肝肾调理脾胃且活血通络，肝脾肾病变必选之；太冲泻之可清肝，补之可养阴。三穴相配更兼补泻手法的不同可补益肝肾、抑肝扶脾、调补脾胃、养血活血，临床上用于不同证型的头痛、头晕、呕吐、腹痛、腹泻诸症。

（3）把握经脉循行，注重腧穴协同

靳老在组穴中也注意根据经络循行来确定，如"腰三针"之肾俞、大肠俞、委中是专为腰部疾患而设的，肾俞、大肠俞属局部取穴，委中是四总穴属于远治作用，这种组方体现了"经脉所过，主治所及"的针灸治疗方法。又如靳老治疗小儿自闭时以开窍醒神为大法，依据少阴肾经循行的路线选取"足智针"三个穴位，就是涌泉、泉中、泉中内，加强刺激，协同涌泉的治疗作用。

对于一些疑难杂症靳老将功能相同或相近的穴位组合起来以提高疗效，如"智三针"是由神庭和本神组成，这三个穴均有"神"字，《淮南子》说："神者，智之渊也。"说明"神"是情感智力的源泉。古人对经穴的命名都有一定用意，因此这三个穴是可以治疗神志、智力障碍类疾病的。靳老以这三个穴专治痴呆、小儿弱智等病症。

数十年来，在靳教授的书房里一直挂着一副对联"业精于勤荒于嬉，行成于思毁于随"，它鼓励着靳老完成了一个又一个科学梦想。在本项目期间我拜读了靳老于 2000 年出版的《靳三针疗法》一书，书中介绍了靳三针常用组穴及其功能、靳三针疗法的临床与实验研究、靳三针刺灸法和靳三针治疗学，全书深入浅出、讲究实效，充分体现了中医辨证施治特色。关于靳三针的形成靳老在书中谈到，是结合自己多年的临床经验精选出其中最常用的三个穴位，作为临床的固定针灸配方，且渐成临床取穴习惯，再试用于临床。靳老特别说明的是：名为"靳三针"疗法但实际上不仅包括了古今历代针灸名家经验之精华，还汇集了数十位针灸博士、硕士的研究成果，因此代表了一种取穴流派。书中按照穴位组成、部位、穴位解剖、主治、组方原理、刺灸法和配伍举例 7 个方面逐一进行靳三针组穴介绍，在治疗部分，疾病的治疗都是按照概述、诊断要点、治疗原则、靳三针治疗方法和按语五部分讲解，层次非常清晰，为针灸临床开拓了更宽的空间。目前常用的组穴配方有 39 个，这些配方绝大多数是以 3 个穴位为一组的，它们的功效和主治不仅相同而且取穴依据也有各自特点。目前针灸临床中各种疼痛和瘫痪是最常见的病种，而靳三针中主治以疼痛为主的组穴配方有颈三针、肩三针、膝三针、腰三针、踝三针、坐骨针、叉三针、胃三针、肠三针、胆三针、尿三针、乳三针、阴三针、晕痛针等 14 个；主治以肢体运动障碍为主的有颞三针、脑三针、面三针、面肌针、手三针、足三针、痿三针、舌三针、手智针、足智针等 10 个。这说明靳三针常用的组穴配方是充分反映了针灸临床疾病谱的实际情况，同时也表明靳三针来源于临床，有着深厚而坚实的临床应用基础，这应该就是靳三针能逐渐广为流传并逐步得到大家认可的原因所在吧。

（二）针灸八要——周德安

我进入针灸科工作时周德安（下简称周老）就是我的老师，很快随着贺老的退居二线周老接任针灸科主任的工作，虽然是在一个科里但除了日常的临床和教学工作关系以外没有机会跟随周老出诊，借助优才的平台我得以实现这个梦想。周老自 21 世纪初就是国家级名老中医，常年坚持临床教学，积累了丰富的经验，也形成了独特的治疗体系，学到了很多知识。

1. 颈四针的临床应用

周老运用颈四针治疗颈椎病，临床效果显著。颈四针位于后正中线上，分别在第四、五、六、七颈椎棘突下，其中第七椎棘突下为大椎穴，以直刺为主，针感要达到局部酸胀，并向上肢扩散。颈四针分布在督脉上，督脉起于下极之输，并于脊里，上于风府，入脑，上巅，循额，行鼻柱。《素问·骨空论》王冰注："所以谓之督脉者，以其督领经脉之海也。"督脉能够统领制约和影响全身的阳脉，调节阴阳，为十二经纲领及动力，肾气肾水之通路，主生肾气，交通心肾，充养髓海，益脑，常通此经，补益元气，百脉皆通，所以针刺上述四穴，能够起到调督益肾的功效。又因"大椎为诸阳之会"，总督诸阳，它与诸阳经有着经络上的直接联系。除能调节本经经气外，还能调节六阳经经气，它具有滋补肝肾、祛风通络、舒筋活血的功效。《伤寒论》曰："头项强痛或眩晕……当刺大椎穴。"《针灸大成》记载："大椎穴主背臂拘急，不能回顾。"针刺后可壮全身之阳气，鼓舞正气，疏通督脉，阳气通达，气血充沛以濡筋骨，利关节，滋养筋脉，在后来十多年的临床中我经常用此方治疗颈椎疾患。周老还强调治疗期间动员病人平时注意颈部运动功能的锻炼，即头项地前屈后仰，左右摇动及旋转，动作要慢，用力不要过猛，时间不宜过长，一般5分钟左右，每天活动的次数要多，以助疗效的提高。鉴于颈椎病的高发病率，以及由此造成的其他复杂的表现，周老认为将其单独归于"痹证"或"骨痿"的范围都不够全面，但其治疗大法与两者有很多共同之处。

2. 腰五针的临床应用

在相当多的痛证患者中腰痛或腰腿痛占有很大比例，而腰五针正是周老在治疗腰腿痛的过程中总结出来的一组有效方穴，穴位组成是大肠俞（双）、十七椎下、秩边（双）共三穴五针，治疗大法是补肾散寒、活血通络。具体手法以补法为主，局部可加灸，但扭挫伤者则施以泻法，局部还可刺血拔罐。周老认为腰五针方中大肠俞、十七椎下位于腰骶关节附近，是腰部活动的枢纽，经络气血都比较丰富，因此刺灸三穴可以通经活络、运行气血；大肠俞属膀胱经，膀胱主表，与肾相为表里，因此又有补肾散寒、解表通络之功；十七椎下位于第五腰椎棘突下，属于督脉，督脉贯脊属肾，腰为肾之府，故该穴可以强腰壮脊、补肾散寒；秩边亦为膀胱经的穴位，是肾府的临近穴，可以补肾散寒，而且周老个人体会该穴通络止痛作用强于环跳穴，三穴合而用之，左右共五针治疗腰腿痛每每收到较好效果。

3. 补中益气方的确立与应用

针灸补中益气方，顾名思义，与中药补中益气的作用类同，大量的临床实践证实，中风病的发生虽与肝肾阴虚、风阳上扰，痰火内结，上蒙清窍等有关，但临床上更多见的则是气虚血瘀、经络阻滞者，因此为了达到益气行血、通经活络之目的周老从在 20 世纪 80 年代初即通过两三年的摸索和不断的筛选而创立本方，并使其治疗作用不断推而广之。它不仅是周老治疗气虚血瘀型中风之主方，而且在我日后的临床和教学中也常常选用，往往获得意想不到的效果。

（1）本方的确立

在大量的中风患者面前，如何提高本病的治疗效果，减少致残率、降低死亡率，严峻地展现在我们面前，周老认为风阳上扰、痰火内结虽与上扰清空等有关，但还是同意清代名医王清任的观点，中风一证，多与气虚血瘀，经络阻滞有着密切的关系，王清任创补阳还五汤，以益气行血化瘀通络取效，周老则创立针灸补中益气方，通过多年的临床观察，其临床作用远远超出了补阳还五汤，且与东垣的补中益气汤相近，具备了补阳还五汤和补中益气汤的双重作用，因此最后而定名为针灸补中益气方。

（2）太渊的妙用

太渊是周老经多年临床经验发现的一个治疗中风的效穴，本穴为肺经的原穴，五输穴之输土穴，又是八会穴中之脉会穴，肺主一身之气，血液又需在脉管内流动，可谓气血相依，融为一体，是气血并重的一个穴位。临床上观察到本穴既有益气养血之功，又有行气活血之效，可以说具有上述两方中的当归、赤芍、川芎、桃仁、地龙、红花诸药的共同作用，同时也具有补气行气药的治疗效果，是治疗气虚血瘀型中风不可缺少的一个穴位。在跟随周老临诊前从未想到用本穴治疗中风，但是按照周老的思路，同时根据本穴的穴位特性以及相关主治应该清楚地看到选择本穴的确属于治本之法，特别是目前在中风的针灸治疗中绝大多数医生只选用阳经穴，忽略了阴经穴在其中的重要作用，更不善于选择相关的特定穴，因此取穴单一疗效平平。而周老凭借对针灸内涵的深入研究和临床观察为我们提供了新的治疗思路，不能不说是为中风的针灸治疗开启了一扇门。

4. 耳聋耳鸣用针灸

如果说近十多年来我在耳聋耳鸣的治疗中积累了一些经验，那应当归功于周老，周老在多年的临床实践中认识到督脉在治疗本病中的作用。《难经·第十八难》指出："起于下极之俞，并于脊里，上至风府，入属于脑。"可见督脉行于脊里，上行于脑，头为诸阳之会，本经在大椎穴与手、足三阳经交会，在哑门、风府又与阳维脉交会，故为阳脉之海，因此治疗本病选用了百会和神庭二穴。百会为手足三阳经和督脉、足厥阴经的交会穴，百病皆治，故名百会，早在《类经图翼》和《铜人俞穴针灸图经》中就有关于治疗耳聋、耳鸣的记载。神指脑之元神，中医所讲的神有两种含义，一种是广义的神，是指整个人体生命活动的外在表现；一种是狭义的神，是指人的精神、意识和思维活动。庭即宫庭、庭堂，神庭即指元神所居之高贵处，掌管人的精神意识和思维活动，针刺此穴具有镇静益智的作用。百会与神庭相配伍，作为治疗本病的主穴，相得益彰。听宫为手太阳小肠经的穴位，宫在《类经附翼·律原》中解释为五音之首，比喻针听宫可聪耳窍，听五音，为治疗耳疾的要穴，因此将百会、神庭和听宫作为治疗的主穴。在临床治疗中，周老将其分为肝胆火旺型和肾精不足型，肝胆火旺者配外关、足临泣和太冲三穴，外关、足临泣为八脉交会穴，专治少阳之火上逆诸证，再配肝经原穴太冲，则可加强清泻肝胆实热之效。肾精不足型配太溪，太溪乃足少阴肾经的原穴，即输穴，肾经经脉出于涌泉，流经然谷，至此则聚留而成太溪；是肾脏经气流注之处，故名太溪。针刺此穴则可养阴益肾，肾精充足，则可濡养耳窍，耳窍聪利则能听五音。纵观周老对本病的治疗，采用远近结合的原则以及虚则补之实则泻之的方法，在辨证施治原则的基础之上，突出本人的临床经验，取得了满意的效果。后来在周老组方的启发下，结合临床的体会，我进行了组穴，组方既有远近结合、又有循经配穴，同时结合脏腑辨证，最后确定了基本配穴：百会（四神聪交替）、神庭、听宫、外关、中渚、三阴交、太溪、太冲、丘墟、侠溪。

（三）皮科专家——陈凯

之所以决定在优才研修期间跟师陈凯老师（下简称凯老）主要是在针灸临床中皮肤疾病也占有不小的比重，较为常见的包括带状疱疹、荨麻疹、黄褐斑等，特别是带状疱疹引起的后遗神经痛令患者痛苦不堪，因此希望自己有机会学习皮科老师的临床经验以充实自己的治疗，正是基于这个原因我利用每周一个半天的时间跟随陈老师出诊。说来也是万幸，我跟师的时间是 2006 年，两年以后的 2008 年老师因突发心脏病抢救无效离开了我们，享年仅 62 岁。凯老于 1969 年毕业于首都医科大学医疗系，从事皮肤病、性病专业，临床、教学、科研工作 30 余年。早年师从我国著名皮外科大家赵炳南老中医，由于天资聪颖加之个人勤奋努力和极高的悟性，尽得其传，在几十年的从医生涯中形成了自己独特的理论，常常将自己独特的思想和同事学生们共享。凯老通晓中西医理论，对中医皮外科有深刻的理解和独到的见解，他常对学生讲学习中医要有悟性，何谓悟性就是用人的五官感觉、用心去体会，然后用正确的语言表达出来，汉字的"悟"就是有"五""心"和"口"会意而组成，在师从凯老学习中深深地体会和感受了凯老作为"大医"的人格魅力。凯老知识渊博，通晓人文知识和医学心理学，擅长与患者沟通，慕名而来的患者往往因疾病忧郁而来，经凯老诊疗后喜笑颜开满意而去。良医的语言本身就是一剂良药，凯老经常告诫学生们要治疗有病的人，而不是单纯治病。师从凯老时间越久随诊，愈发感觉凯老像一坛浓郁的陈酒，时间愈长愈感其味浓郁而厚重。

1.皮肤病的整体观念

他常说"皮肤病疮疡虽形与外，而实发于内，没有内乱，不得外患。"重视皮肤科疾病与人体的整体性，在具体辨证中强调辨阴阳虚实，提出皮肤胃肠黏膜学说。凯老常讲不要将皮肤病孤立起来，要通过皮肤病的辨证治疗达到整体的"阴平阳秘，精神乃治"状态，才是一个医者的最高境界。凯老门诊中有很多中老年患者，皮肤科病人治疗周期相对较长，经过多次治疗后在辨病的基础上要重视辨证治疗，实证多用四黄汤（黄芩、黄连、黄柏、栀子）、皮炎汤、二妙散、四妙散、多皮饮等，而虚证多用玉屏风散、四物汤、六味地黄丸、二至丸等。对中老年患者治疗重在调理肝肾、补益气血。

2.症状的辨证

（1）痒

痒是皮科最常见的表现，凯老认为痒多因风湿热虫等因素客于肌肤所致，也有因血虚所致者，临床对痒的辨证必须准确，它直接关系到治疗用药。

风痒：发病急，游走性强，变化快，痒无定处，遍身作痒。

湿痒：有水疱糜烂渗出，浸淫四窜缠绵不断。

热痒：皮肤潮红肿胀灼热，痛痒相间。

虫痒：痒痛有匡廓，痒若虫行，部位固定，遇热或夜间更甚。

血虚痒：泛发全身，皮肤干燥，脱屑或肥厚角化。

（2）痛

痛因气血壅滞阻塞不通所致，痛有定处多属血瘀，痛无定处多属气滞；热痛多皮色炽红灼热而痛；寒痛多皮色不变不热而痛；风湿痛多无定处；虚痛多喜按喜温；实痛多拒按喜凉。

凯老认为痒为痛的弱刺激，痛为痒的强刺激，均属一个感受器。还特别提出皮炎和湿疹的鉴别诊断：前者疹形一致，后者疹形多样。

3. 卫气营血辨证

（1）卫分

是外感温热病的初期，对于皮肤病中常有全身症状或有些前驱症状，如恶性多形红斑发病时病人常有发热、恶寒、关节痛、周身不适的感觉。

（2）气分

一些皮肤病急性发病时皮肤潮红肿胀灼热，有时有渗出或起水疱等，患者常体温升高周身不适，此种情况是因热邪传里所致，也有感受湿寒等邪入里化热而致。如急性湿疹、过敏性皮炎、药疹、大疱性皮肤病等。

（3）营分

因气分病不解，阴液亏耗，病邪传入营分，表现为高热不退，心烦失眠，严重可出现神昏谵语，皮肤潮红水肿，舌质红绛，脉象细数。起大疱或脓疱，如药疹、过敏性皮炎、疱疹样脓疱病、大疱性皮肤病以及系统性红斑狼疮。

（4）血分

临床表现除有营分病的症状外常合并出血，如吐血、便血、皮肤出血、血疱等，舌质绛脉数。

4.内因辨证

（1）七情

情志变化会伤及五脏，使其失调，反映到皮肤表面而发生皮肤病。特点为：与精神刺激有关，直接伤及脏腑，影响脏腑气机，情绪激动可影响病情。如黄褐斑、神经性皮炎、皮肤瘙痒等均为情志失常所致的皮肤病。

（2）饮食不节

暴饮暴食或过食肥甘厚味或过于偏食都会造成疾病，因为这些食物容易生痰、生热、生湿造成致病因素。

（3）劳逸过度

过度疲劳或贪图安逸都可使气血壅滞，肌肉脏腑失其生理常态而形成发病因素，特别在这里还有一个意思是房劳过度同样可以表现到皮肤上来。

5.外因辨证

集中表现在六淫邪气、疫疠等方面，此外金、刀、虫、兽所伤，水火烫伤等均属外因。

（1）六淫（省略）

（2）疫疠

疫疠是一种急性传染病的致病因素，中医学早有记载，表示它具有很强的传染性，在《温疫论》中明确提出传染途径是"自口鼻而入"，在明代能有这种认识是很可贵的。如天花、麻疹、水痘、猩红热、麻风、艾滋病、淋病等。

（3）触犯禁忌

古人对皮肤对某些外界物质不能耐受或过敏所引起的皮肤病均列为禁忌，如漆疮、金刀、虫兽伤、水火烫伤等。

（4）虫

古书记载特殊的气候变化加之污秽湿浊等脏东西腐败熏蒸而产生，根据目前所了解到的除了昆虫叮咬外，从广义上讲还包括细菌、病毒、真菌、寄生虫等一些传染性因素在内。

6.临床经验

（1）以花治面、以根治下

凯老临床中常介绍赵老的临床经验，多用五花治疗红斑类疾病，以色治色，以红治红，尤其面部红色为主的都可以用凉血五花汤（凌霄花、菊花、槐花、玫瑰花、红花），治疗下肢疾病多用凉血五根汤（紫草根、板蓝根、茜草根、白茅根、瓜蒌根），如紫癜、多形红斑、下肢静脉曲张引起的皮炎、湿疹等，体现了中医传统的取类比象的治疗方法。

（2）药疹治疗

药物性皮炎简称药疹，是指口服、注射或皮肤黏膜直接用药后引起皮肤黏膜急性炎症为主的皮肤病，药疹症状多样，表现复杂。中医临证可分风热、湿热、气分热盛、热结胃肠、气血两燔，热入营血，阴液亏损等型辨治。凯老习惯的组方是：生地30g、丹皮10g、赤芍10g、知母10g、生石膏30g、银花10g、连翘10g、生甘草6g。方中生地、丹皮、赤芍清营凉血；知母、石膏清热散热；银花、连翘、生甘草清热解毒，共奏凉血清热、解毒消肿之效，适于气血两燔的药疹。其审证要点为：皮疹以发斑为主，伴较高发热、烦渴、苔黄、舌红绛、脉数等。据"异病同治"之旨，凡因过敏因素成病，只要辨为气血两燔证，就可用本方。但须强调，服用本方应当首先停用致病可疑药物，并宜多饮茶水以促泄毒，且忌食鱼腥等动风发物，以免影响疗效。

（3）银屑病治疗

凯老提出"二因致病"的观点，其中内因即体质，为先天因素，决定着疾病的易感性，相当于西医学的基因遗传或突变。外因则有两大类，一是指季节与地区等不可避免因素；二是指感染、情志、饮食、过敏、药物、外伤等能动因素，是银屑病可以避免与逆转的因素。他认为任何单独一个因素都不会引起发病，只有在内因存在的条件下，同时遇到合适的诱因即外因触动扳机，才会启动银屑病的发病机制，导致疾病的发生。这既体现了西医学对银屑病的认识，又融入了传统中医的理论，形象生动简明地阐述了银屑病的病因病机。

凯老按照不同季节各自的特点，从"天人合一"理论出发，将其分为夏季型、冬季型与普通型三种。对于夏季型者，凯老认为夏季炎热，适此时而发病多为不耐夏之炎热之气者，由此推知其必为内热过盛者，治疗往往以凉血活血为主，方选凉血活血汤，以清热凉血为主，配合清泻大肠之热，阳明热去则血热大半去，促进疾病的恢复。对于冬季型者，则认为冬与寒气相通，主凝滞与收敛，适此时而发病者多不耐冬之寒气，患者多为阳气不足或者气血不足者，治以自拟芩连四物二仙方加减，旨在温补阳气通行血脉，诸药相合则气血充足，血脉通畅，皮肤营养正常得以恢复。凯老认为银屑病患者虽有寒热虚实的不同，但从西医学观点出发，其皮损基底发红总为炎症表现，故即使属阳气不足者，也当用三黄以清解热毒，这是因为药性皆苦，主通降。对于普通型者，凯老通过长期对患者舌脉的观察，提出其主要病机应归结为阴虚湿热，临床多见皮损暗红，鳞屑厚薄不一，但较黏腻，部分不易剥离，皮损经久不退，方选自拟皮炎汤为主，根据证候特点，酌配胃苓汤、甘露消毒汤、龙胆泻肝汤，治疗重在解毒润肤。

凯老在去世的前几天还筹划着如何让更多的人学习他的学术经验，还思考着怎么让更多的患者受益，正当他要将这些宝贵的经验传播出去的时候却走了，实在是众多患者的重大损失，很多患者这样说：2004 年陈医生给我治疗了 5 个月牛皮癣，效果很好，打算近一段时间还去找他治疗的；我的病害了 16 年，主要是紫外线过敏，他说 15 天就好，我还以为吹牛呢，没想到还真好转了，之前已经为生病自杀过 2 次啊，他是我的再生父母啊……庆幸的是在凯老的有生之年里我得以近距离的随诊，总算学了一些皮毛啊！

四、勤于临证　提升自我

通过 15 年病房、急诊、门诊的临床磨练、经历了 3 年的跟师学习和内容丰富的优才项目，多年的临床医疗使我对看病有了新的想法、新的理念。过去每天虽然忙忙碌碌的看病，但没有抽太多时间静下心来认真考虑治疗的切入点以及如何提升治疗的高度，因为在当今的三甲医院只要你的体力、精力允许，那么你会有看不完的病人，因此评价一个医生不能仅从门诊量来考评。如何提高疗效、如何将针灸的作用发挥到极致、如何拓宽针灸的治疗病种、如何在机制上阐明针灸的效应等问题都需要有明确的答案，只有这样治疗才是有价值、有意义而且是可以重复的。

（一）举一反三

大量的古籍文献给我们提供了宝贵资料，多年的临床实践提供了真实的数据，如何在继承书本、前辈经验的同时发扬光大的确是吾辈的责任。

从在校学习针灸的时候我们就知道了王乐亭（下简称王老）的手足十二针，起初王老的立意很明确，用于治疗中风中经络出现的半身不遂，而且是作为首选方。临床中我发现，中风患者除了肢体活动不利以外，还会出现肢体拘挛、疼痛、麻木等症状，遇到这种情况前辈仍然是以手足十二针为主进行配方，既然如此为何不能以本方为基础直接用于痹证的治疗呢？中医历来有"异病同治"的理念，病因不同、病机各异，但如果最终导致经络气血不通不畅，均可以采用同一组腧穴配方予以治疗。正是在这种思路的指导下，临床上对于风湿疾患、肩周炎、网球肘、坐骨神经痛等病我均在手足十二针的基础上进行加减化裁，收到了良好的效果。也正是在上述疾病治疗中积累的经验，才有了日后用本方干预肿瘤化疗后周围神经损伤的思路。

对于肿瘤患者来说化疗是很重要的治疗方法之一，而化疗的副作用几乎是每一位患者都不可避免的，在这些副作用中大家对骨髓的抑制、消化道的反应、脱发等都是比较清楚的，而对于周围神经的毒性反应了解的就不那么普遍了。我是在一个偶然的情况下了解到这个信息，一次和肿瘤科主任谈起有关研究生的开题，他提出目前对于化疗药引起神经毒性的应对办法数据很少、几乎是个空白，他曾希望研究生以此作为观察切入点进行试验性研究，但最后由于种种原因没有进行，当时我立即想到了能否用针灸进行干预。后来我查阅了相关资料，发现很多化疗药都会有不同程度的神经损伤，有些化疗药导致的神经毒性损伤还占有很大的比例，有数据统计所有化疗药物各系统不良反应发生率依此为消化系统54.3%，血液系统34.7%，心脏毒性10.7%，神经毒性9.8%，而其中紫杉醇或奥沙利铂的化疗药可导致的神经毒性反应约为30%~60%，临床表现为四肢麻木、感觉减退、疼痛等，而这两种药物又是很多肿瘤常用的化疗药，为此在不影响患者进行化疗的同时我们进行了手足十二针干预的临床研究。研究设计采用随机对照的方法，选择含紫杉醇或奥沙利铂方案化疗的患者，随机分为针刺组和对照组，治疗组自化疗当天起针刺手足十二针，每周五次，治疗两周，共治疗十天，治疗第五天和第十天对两组病人进行脾虚证和血虚证的中医证候疗效评价，一周期后按 NCI 标准评价不良反应，同时根据患者体力情况记录 KPS 评分，目的是探索针刺疗法防治化疗药所致外周神经毒性的效果，同时观察对胃肠道、血液不良反应和中医证候的影响。经过近一年的病例收集和针灸治疗，在后来的数据统计中发现针刺后治疗组神经毒性评分、外周神经感觉异常评分均低于对照组，证实针刺对减轻神经毒性有一定的作用，当然由于样本量较小在统计学上尚无显著性差异，提示需要大样本的研究，但毕竟让我们看到了针灸应用的广阔前景。与此同时还证实针刺不仅可以减轻化疗所致消化道不良反应的严重程度、减轻脾虚证症状严重程度，同时可以显著降低患者化疗后体力下降的幅度，这个结论应该说还是意义重大的。历代古籍在针灸治疗呕吐、麻木、乏力的病症中有丰富的取穴记载，最初，针刺疗法凭借防治消化道不良反应的显著疗效成为该领域的研究热点，经研究证实安全性良好，随后其适用范围扩展至防治骨髓抑制、改善不适症状等方面，但目前针刺疗法用于化疗所致神经毒性的研究还较少，尽管针刺对周围神经病变的研究呈逐年上升趋势，但其中大多数是关于糖尿病周围神经变性、神经损伤的研究，国内仅几篇论文应用单味中药或电针对化疗神经毒性的防治做了临床观察。随着化疗方案的不断更新，化疗患者往往出现多种不良反应或多种反应的叠加，这对化疗药物不良反应的防治提出了新的挑战，针刺属于非药物疗法，同时不干扰其他药物在体内的代谢，正是防治化疗不良反应的最佳选择方法。

总之，要深入研究运用前人的经验，不能固守陈规，要不断开拓，善于创新发展，只有这样才能彰显针灸的魅力。

（二）西药为我所用

新中国成立以来无论是媒体还是医疗机构都在谈论所谓中西医结合，但是几十年过去了我们看到的现象是不仅没有真正意义上的结合，反而呈现出中医西化的景象：诊病忽视四诊的作用（或者干脆不做），上来也是一堆化验检查，报告出来后就把西医诊断和中医中药对号入座，肺炎就用银花、连翘，咽炎就有板蓝根、大青叶，高血压就用钩藤、决明子，肿瘤就用半枝莲，凡此种种都冠上一个堂而皇之的命名—中西医结合。最能体现中医精华的辨证论治不易看到，有经方之祖的仲景方药极少有人问津，难怪很多患者看中医后发出质疑：除了开了些中药与西医没啥区别。对此在多年临床的基础上，在某些特定疾病中运用中医经络理论、汲取西医学的药理作用进行了尝试，的确发现了很好的效果，实现了真正意义上的中西医结合，借此机会公之于众，希望对读者有些帮助。

近些年在临床中有两大类疾病引起了我的极大关注：其一是开颅术后造成的神经损伤，其二是各种原因引起的肌肉萎缩疾病。

1. 开颅术后的神经损伤

说起这个话题还要从一个病例谈起：有一位脑出血的患者在外院进行开颅手术，术后出现了动眼神经麻痹，当时给予了营养神经的药物治疗，同时经历了数十次的高压氧治疗均无效，两个月后经熟人介绍到我这里就诊，希望寻求针灸治疗。我看到他的第一眼就发现，患者左侧眼皮抬不起来，完全遮盖了眼睛，经过进一步检查发现眼球的活动也受限，在此前我没有诊治过此类疾病，但是听着患者的叙述，看着患者和家属期待的眼神我决定接手这个病例。从中医角度讲，既然眼部活动受限我姑且按照痿证进行治疗，又由于有明确的开颅造成的神经损伤经历，因此我制定了治疗方案，在一般毫针治疗的基础上加用火针和穴位注射（也就是常说的水针治疗）。火针的目的是鼓舞阳气，激发经气，改善局部气血，病人术后两个月正气耗损，火针在此应用是治本之法。水针选用的药物正是目前西医院常用的注射用腺苷钴胺注射液，该药的作用机制和适应证很明确，主要用于营养性神经疾患，也就是神经麻痹，西医给药途径主要以肌肉和静脉为主，而我是采用穴位注射，选取的穴位基本在眼周围，利用腧穴的特点结合西药的作用结合应用，每次选取 3~5 个穴位，主要有阳白、四白、丝竹空、攒竹、太阳等，每个穴位注射 0.3~0.5 毫升。毫针是基础治疗，选择的腧穴可以覆盖头面、上下肢体。经过了 2 个多月的治疗，最终患者的上眼皮能够活动了，从外表上基本看不出来有任何异样。这个病例的成功经验给了我很大的启发，既然动眼神经损伤可以治疗，那么其他神经损伤也是同样的道理。接下来我分别接诊了听神经瘤术后、脑部占位术后造成的面神经损伤、三叉神经损伤等病例，运用上法均取得满意疗效。后来又接诊了一位甲状腺癌术后的年轻女性患者，这位患者就诊时切口虽然已经拆线，但局部仍有渗出，推断应该距手术的时间还不长。患者表现出眼部活动障碍为主伴有口角活动不利，经过深入问诊了解到手术中由于颅神经有粘连因此进行了对症剥离，于是出现了上述症状，对待这个患者我同样采用了火针、水针、毫针的整体治疗，由于治疗及时患者不久就完全恢复了。

以上这些病例的治疗过程，对我自己来说是医疗水平提升的过程，也是亲身经历和感受中西医结合的过程，同样的西药之前用了毫无效果，变换一种给药途径，通过经络腧穴的作用使其药性发挥到最大极限，让现代的西药为我所用，这也许是今后中西医结合的方向和研究的重点。

2. 运动神经元类疾病

在针灸治疗病种中"痿证"是比较难治的，本病是指肢体痿弱无力，肌肉萎缩，甚至运动功能丧失而成瘫痪之类的病证。《素问玄机原病式·五运主病》："痿，谓手足痿弱，无力以运行也。"临床上以下肢痿弱较为多见，故称"痿躄"。"痿"是指肢体痿弱不用；躄是指下肢软弱无力，不能步履之意。本病包括了西医学的多发性神经炎，运动神经元病、小儿麻痹后遗症，重症肌无力，肌病等。从西医学讲此类疾病的发病原因还不十分清楚，因此预防无从谈起，作为患者来说如果病情进展比较缓慢大多数不易被及时发现，等到病人有症状的时候一定会先到西医院就诊，经过医院的检查、确诊、治疗等步骤后，如果疗效不佳或者病情继续发展的时候才经多方打探来到我这里就诊，此时距离发病时间基本在半年、一年甚至更长时间了。对待这些患者我仍然沿袭综合治疗的方法，特别对于肌肉萎缩的部位给予火针点刺和水针注射，注射药仍然选用注射用腺苷钴胺注射液，同时选择在萎缩的部位进行注射，每周治疗 3 次。由于本病对患者造成的巨大影响因此相当多的病人会出现饮食不调、情绪不佳、睡眠不适等表现，此时要根据辨证给予汤药内服治疗。自 2015 年开始又增加了皮内针的治疗，此针的治疗在文献中也有记载，应用本法的最大优势就是可以将针留置在穴位上达 24 小时，期间嘱咐病人每个时辰要垂直按压 30 秒，以便充分发挥针刺的效应。需要强调的是本病属于疑难病症，来就诊的病人基本情况不佳，因此治疗的周期相对比较长，一般是以"季"计算的，这一点必须向患者交代清楚。

（三）多种针法灵活选用

1. 奇特的火针

火针是用耐受高温并对人体无伤害的金属为材料，供烧红使用的针具。火针刺法是将烧红的火针针体，按一定刺法迅速刺入人体选定部位的针刺方法。自 1997 年师从贺老至今的 20 年时间里我越来越离不开火针了。究其原因有很多，但最主要的是目前临床上感受风寒之邪或素体阳虚的患者实在太多了，按照寒者热之的治疗大法，此类病人均属火针治疗的适应证。

外感风寒导致恶寒、背痛者可用；痰湿阻肺咳嗽不止者可用；阳虚脾胃不和纳呆腹胀便溏者可用；肢体关节遇寒疼痛麻木不仁者可用；颈腰不利者可用；外邪侵袭致面瘫面睭者可用；痿病肌肉萎缩者可用；中风恢复期肢体筋脉拘挛者可用；凡此种种充分证明了火针的神奇，火针的应用开拓了针灸针具的应用市场，使更多的患者得以享受到有针对性的治疗，即便在古籍中明文禁止的条文，经过多年的临床发展，这些禁区也被打破，难怪很多病人来我这里就诊的第一需求就是接受火针治疗。

2. 便捷的水针

水针又称"穴位注射"，是选用某些药物注射液注入人体有关穴位以防治疾病的方法，有针刺与药物对穴位的双重刺激。水针的特点是以中医理论为指导，以中西药药理为基础，经穴位给药，发挥经络腧穴及药物的药效作用，更有利于调整机体的功能状态，从而达到治疗疾病的目的。相对于如今的静脉给药，本法由于用药量较小，药物的毒副作用大为降低，因而安全性较强。药物在穴位滞留的时间较长，使药疗时效及穴位刺激时间延长，补充了内服药物之不足，特别是对体质虚弱、老人及儿童不能服药者更为适宜。目前常用药物以维生素类制剂为主，适当运用丹参注射液、抗生素等，对于心脏疾患表现为心悸、胸闷、心律失常的患者可以选择心俞、内关进行丹参的穴位注射，而对于呼吸道感染疾病可以选择肺俞、合谷进行抗生素的穴位注射。目前患者认可的三伏贴就是运用了经络理论，相比而言贴敷是在体外，水针是在体内注射药物。水针的选穴主要是根据辨证取穴，宜少而精，同时注意选取肌肉较丰满的部位进行穴位注射。具体的操作程序是：局部常规消毒，刺入穴位后慢慢推进或提插，若回抽无血即可将药推进。一般疾病用中等速度推入药液；慢性病、体弱者注入速度宜缓；如果注射药物较多时，可将注射针由深到浅，边退针边推药，或更换几个方向注射药液。

3. 强悍的锋针

古时的"锋针"就是如今的三棱针，是一种常用的放血工具，用来刺破人体的一定部位或穴位，放出少量血液达到治疗疾病的目的，古人称之为"刺血络"或"刺络"，今人称之为"放血疗法"。由于针具比较粗而且创面相对其他针法比较大，且主要用于实证、急性期患者，因此贺老谓之强通。虽然理论上说锋针泻的作用突出有伤正之嫌，但只要运用得当对治疗是有决定性作用的。

带状疱疹在急性期必用锋针，本病西医学认为与病毒感染有关，在急性期患者突出感觉的局部疼痛难忍，皮温增高，大多数患者呈现一派湿热表现，因此抓住此时在龙头龙尾（中医称之为串腰龙）进行刺络放血，可以迅速减轻疼痛、降低皮温，更重要的意义在于能够大大降低本病的后遗神经痛的问题。我临床上接诊过很多患者，病程已过几月，皮损完全恢复，但疼痛仍困扰不休，究其原因就是没有把握治疗时机给予放血的治疗。

中风患者在急性期多有发热、神昏的表现，此时还可见呼吸气促，喉中痰鸣，大便秘结，此时在末梢放血既可有助复苏神清，又可热随血去降低体温，是极好的治疗办法。

至于下肢静脉曲张的病人来说放血实属保守治疗。此类患者时感下肢沉重，行走不利，局部发胀难耐，主要是由于循环不畅所致，用锋针放血后可以使瘀阻的血液得以流通，从初起的黑色暗紫的血液逐渐转为鲜红的血液，患者即刻便感觉到双腿轻松、举步自如。当然进行治疗前必须了解患者的相关指标，如血小板、出凝血时间等，对于血液病患者严禁用本法。

总之，多种针法的运用，扩大了针灸的治疗病种，使众多的患者受益，也为针灸针具的发展奠定了临床基础和平台。

（四）治疗的综合性

1.疑难病症的治疗

在我治疗的患者中有一位病人是比较特殊的，这是一位瑞士女患者，名字叫 Mary，时年 36 岁，她自幼患病，已经多年，西医学诊断为运动神经元病变，原因不清。见到她时看到的是：行走很困难，必须借助双拐，下肢无力，多年的疾病令她出现了明显的肌肉萎缩，此前她跑遍了欧洲多个国家医院求治，但均无功而返。后来通过网络，她看到了有关北京中医医院和我个人的信息资料，就向当地相关部门申请，希望得到政府的资助来中国治病。众多周知，瑞士是个发达国家，他的福利特别是医疗福利在全球都是著名的，但是如果到国外看病必须经过严格的审核论证方可获批，最终政府根据她的病情、治病的经历和周期同意通过当地政府的一个基金会负责提供半年 Mary 来华的一切费用。接诊这位患者后，了解了她的病情和治疗经过，按照中医的诊病模式为她进行了检查，随后制定了周密的治疗方案，决定以针灸治疗为主，选穴原则在遵循《内经》强调的治痿独取阳明的基础上酌情配合阴经腧穴进行统一布局，同时配合按摩治疗，治疗的密度也比较大，每周的治疗基本都在五次左右，就这样在中国治疗了半年，病情基本得到了控制。临走前她明确告诉我回国以后第一件事就是继续提出申请，要求再次来中国进行后续治疗。于是在 2011 年 9 月 Mary 第二次来到了中国，为了让病人在我这里得到最充分的治疗，之前我特地申请购买了一台熏蒸床，根据患者的情况开具汤药在煎药室煮好后直接倒入床内用于治疗，每周熏蒸三次，同时给她配合服用膏方，还从食疗保健上进行综合调理，在以上全方位的综合治疗下，她的病情取得了显著疗效，患者自己感到"每天都有新感觉""太神奇了""非常满意"肌肉萎缩基本消失，在平坦的道路上可以短时间的丢弃拐杖行走，即便需要借助拐杖，但行走的速度越来越快，病房的护士给她起了一个雅号，叫"女飞人"，每当 Mary 来到病房时，同事们就会和我说：主任您那个"女飞人"来了，有的护士说：您那个病人比我走得还利索呢。由于疗效显著患者在治疗 6 个月期满后她再次向国内相关部门提出延长治疗的申请，最终当地政府获准她留在中国继续治疗了 3 个月，直到 2012 年 6 月患者才离开北京回国了，回国后我们一直保持联系，她的病情保持稳定。这个病例从一个侧面再一次证明：类似痿病一类的疑难杂病除了综合治疗以外，必要的治疗周期和时间也是很重要的，疾病的复杂性决定了短期见效是不现实的，也是不科学的。

2. 有证无名的病证治疗

大家都非常清楚，西医学进行疾病诊断的主要依据是临床表现、实验室检查、影像学检查，中医诊病靠的是四诊八纲、辨证分析，二者之间虽然存在很大差异，但在治疗前要明确病名还是一致的。可我在临床上却遇见一位临床表现没有明确病名诊断的例子。

事情的起因是这样的：一天医院宣传中心的同事打电话过来，说是一位观众打电话到北京电视台求助，希望帮助解决她的痛苦，于是台里就把电话转到了我们医院。这是一位五十岁左右的女性患者，她最烦恼的是从膝关节以下极为怕冷，即便是在炎炎夏日她在家中打开冰箱门的时候双膝会感觉到刺骨的冷气，起初为了避免这种情况她都要把身体侧过来去开冰箱，后来干脆把沙发放在冰箱旁，每次准备从冰箱拿东西时先要跪在沙发上，伸出手把门打开，拿出东西后关上门再从沙发下来。为此她也到医院看过病，也做了不少检查，但指标均未见异常，自然一直没有诊断，这种情况持续了一段时间，于是在万般无奈的情况下才求助媒体的帮助。面对这样一位特殊的患者，经过诊治以后我决定按照痹证的诊断进行治疗（尽管患者没有疼痛的症状），特别要注重温通的治疗，采用了贺氏火针进行局部的点刺，然后进行毫针的微通治疗，同时配合局部的理疗，经过近三个月的治疗患者的病情逐渐好转，最终达到治愈，北京电视台的生活大调查栏目特地以此为题材制作了一期关于火针的节目。

这个病例给我们一个启示：面对越来越复杂多变的疾病，很多时候可能无法得出一个明确的诊断，但是这并不影响中医治疗，只要按照中医辨证论治的理念，对于不同症状做出明确的病因病机分析并且采用相应的治疗，那么同样可以收到良好的效果，这恰恰是中医的优势所在，它可以不受诊断的局限，给予了治疗以极大的空间，只要把握住病证的本质，对于中医来说治疗一定会得心应手的。

3. 特殊群体的治疗

多年的临床我总结除了很多规律，除了老、幼有其固有的特殊性以外，其他群体绝大多数情况下基本属于矛盾的普遍性，因此对于老幼两端的这部分病人在治疗中必须格外仔细，认真推敲。

（1）幼儿

我接诊的儿科病孩相比科内其他同事来说是比较多的，在这部分患儿的治疗中除了遵循中医诊病治病的特点外，必须有的放矢，尤其要保证依从性，否则治疗方案无法落到实处。那时在 2014 年 10 月下旬，一个 9 个月大的孩子被妈妈抱进了诊室，据她介绍孩子几天前突发高热，达到 39℃，同时伴有流涕、精神不振，到外院就诊后考虑还是上呼吸道感染，因此给予解热镇静药物对症处理，谁知两天前患儿母亲发现孩子在哭闹时嘴角向右侧脸部歪斜，之前她在媒体上知道我，又在网络上进行了搜索，正好看见我在上半年在北京卫视养生堂栏目做的一期节目，内容就是谈面瘫的判断与治疗，于是就来到医院找到了我。当时孩子体温还没有正常，查体时患儿烦躁不安哭闹，左侧额纹基本消失，眼睛闭不严，鼻唇沟变浅，哭闹时嘴角明显的歪向右侧，而且家长也反映近几天喂水时有口角漏水的现象，患儿的舌质淡红苔白，脉浮滑略数。根据孩子的特点，考虑到患儿还不足周岁，如果沿用一般的习惯选择抗病毒药对孩子还是有副作用的，因此我决定用单纯的中医进行治疗，在口服汤药的同时配合针刺治疗。具体的处方是以祛风清热解毒为大法：芦根 5g、金银花 10g、连翘 5g、防风 5g、荆芥 3g、菊花 5g、板蓝根 6g、僵蚕 3g、当归尾 3g、桑叶 3g、淡竹叶 5g、薄荷 5g，共 7 剂，先服一周。在具体的药物煎煮、汤液服用的细节我特意嘱咐家长，每剂药仍然煎两次，总共煎出 300~400 毫升左右，然后在一天中多次少量的给患儿服下，最好是在孩子喝水的时候连同汤药一并服下，但是必须保证孩子喝温热的药。与此同时针刺治疗，起初我本以为这么小的孩子只能扎快针无法留针，但是孩子的妈妈在听我讲了留针与否与疗效有直接的关系时坚持一定要试试，争取如成人一样留针治疗，就这样在我们共同的配合下首战告捷，孩子除了进针的时候哭闹了一下，后来一边吃着母乳一边竟睡着了。在疗程的安排上我决定每周治疗3次，基本上每次治疗还算顺利，在第二周看到病情比较平稳，于是就按照原方让其继续服用一周，汤药一共用了两周就不用了，而是单纯进行针刺治疗。患儿的情况日渐好转，针刺3周9次后我提出休息一周停止一切治疗，目的是使机体有个缓冲修整的过程，之前我门诊的很多病例证实，在休息的这段时间症状是在逐渐好转。第四周过后孩子继续接受针刺治疗，仅治疗了一周，总共12次，患儿的面瘫以痊愈收官。

这个病例说明在面对类似这种情况下必须谨慎认真，在治疗的干预中要结合实际，充分考虑其特殊性，采取有针对性、有特点的治疗，只有如此才能达到预期的目的。

（2）耄耋老人

能称得上是耄耋的老人应该是指年纪很大的老人，基本都是八九十岁以上的长者，对于这部分患者治疗尽可能单一，换言之就是能用一种方法解决的问题就不要用两种甚至更多。大家都清楚，这个年龄的人全身功能处于比较衰败的状况，任何不当的治疗都会导致全身整体情况的变化。我接触到的这个病人是一位91岁高龄的患者，来看病时家人用轮椅推进来的，经过问诊才知道老人平生做过4次手术，同时患有2种癌症，此次来就诊的主要问题就是尿潴留，看病是带着尿管来的。老人患有严重的前列腺肥大疾病，长期的尿管又使局部很容易出现感染，因此常因尿管堵塞进行重复插管。对于这个患者首先从经络辨证入手，根据经脉的循行路线与病所的位置选用足厥阴和任脉穴为主，首先选择的是肝经的络穴蠡沟，该穴位于小腿内侧，足内踝尖上 5 寸，胫骨内侧面的中央，针刺时采用平刺，由远端向近端刺入，可用三寸针进行针刺，其原理是肝经的经脉循行有"过阴器、抵小腹"，临床中很多男性生殖系统疾患均可选用。其次选择任脉的气海、关元、中极，气海、关元温振肾阳有助气化，中极本为膀胱募穴，专攻小便排泄障碍疾患，然后用太溪、三阴交补肾养血，此六穴均为阴经腧穴，属治本之法，在此基础上再配合强壮要穴足三里，纵观全方坚持扶正为大法。除此之外给患者加用皮内针，每天反复多次按压，以保持针灸作用的连续性，仅治疗 6 次患者就撤掉尿管，虽仍有排尿点滴不畅之表现，但毕竟取得较好疗效可以自主排尿了。又巩固治疗 2 次患者排尿基本恢复正常，对此我反复嘱咐家属，养成定时排尿的习惯，不要等到有憋尿感觉的时候再去排尿，否则很有可能出现尿潴留的反复。

这个病例给我的提示是：对于年老的患者，不管本身有无虚损的表现，都要注重年龄的因素，慎用攻邪之法，以补为纲，用药不可用过于猛烈之品，用针选穴同样以阴经为主。

五、撰写医案

（一）医案的内涵

中医医案起源甚早，早在记录春秋时代典章制度的《周礼》中，就有关于医案记录的记载："凡民之有疾病者，分而治之，死终，则各书其所以，而入于医师。"可见当时已建立了治疗疾病的病历记录和死亡报告的医事制度。现存文献记载最早的完整医案，则属《史记·扁鹊仓公列传》中所记载的"诊籍"。隋唐以后，医案的作用逐渐被更多的医家所认识，医案的记载也有了较大的发展。除史书之外，一些综合性的医书如唐·孙思邈的《千金》、王焘的《外台秘要》、金·张子和的《儒门事亲》、宋·钱乙的《小儿药证直诀》等，都收载了数量不等的医案。宋·许叔微的《伤寒九十论》，则属我国第一部医案专著。明清以来医案专著大量涌现，医案类书时有编纂，明·江瓘的《名医类案》、清·魏之琇的《续名医类案》、近代秦伯未的《清代名医医案精华》等。

通过医案文献的学习和研究，有助于了解前辈医家的学术渊源，继承和掌握前辈医家的学术思想，总结或汲取前人成功的经验或失败的教训，从而开拓思路，指导临床。清代医家吴鞠通《温病条辨》一书，首创温病三焦辨证的方法，是一部切于实用，流传甚广的温病名著。将《温病条辨》与《叶天士医案》加以比较就可以看出，《温病条辨》中相当数量的条文和方药选自《叶案》。研究医案也有助于汲取前人失治误治的教训。明代医家薛立斋曾治一男，"素不善调摄，唾痰口干，饮食不美，服化痰行气之剂，胸满腹胀，痰涎愈甚；服导痰理脾之剂，肚腹膨胀，二便不利；服分气利水之剂，腹大胁痛，不能睡卧；服破血消导之剂，两足皆肿，脉浮大不及寸口。"后经薛氏朝用金匮肾气丸，夕用补中益气汤送肾气丸，服药3个月，并用大补汤、还少丹调理半载而康。此案初由脾肾两虚所致，本属虚损，却予攻邪，一误再误，遂致病剧。薛氏抓住病机，守用温补，终使病痊。细读此案，可以给人很大的启发。古今医案文献中蕴含有大量的医学规律，找寻发现、研究并掌握这些规律，有助于临床水平不断提高，医学理论的不断完善。医圣张仲景《伤寒论》中397条，几乎每一条都是从大量的医案中概括总结出规律，因而一直流传至今，仍然能动地指导着中医临床，被历代医家奉为"经文"。

（二）我的医案

在研修期间按照上级的要求必须撰写有中医特色的医案，特别是在结业中，医案作为重要的考核内容之一，而且对于医案书写的格式、内容、体例均有详细的要求，下面是我其中的一份医案。

张某某，男，60岁，汉族，干部，已婚，大暑发病，籍贯内蒙古，初诊日期2006年11月4日。

主诉：右侧面部活动不利3个月。

现病史：3个月前进食时家人发现其右口角流口水，以后伴有耳鸣，耳后疼痛，曾到同仁医院就诊，考虑为面神经炎，给予对证处理，口服醋酸泼尼松片每日30mg，连服5天以后每隔3天减10mg，肌内注射维生素B_1和B_{12}，共注射10天，同时进行针刺治疗，至今已治疗40次，效果不明显，今日来我科就诊。刻下症：迎风流泪，面部麻木，进食时塞食，饮水及漱口时口角流水，伴右侧耳鸣，纳食尚可，夜寐安和，二便调。

既往史：患者既往有高血压病史，无心脏病史和其他特殊病史。

中医查体：望诊神志清楚，面色淡红，闻之呼吸均匀语言清楚，察其舌质红苔薄白，脉沉细。

西医查体：体温：36.7℃，呼吸：24次/分，心率：88次/分，血压：140/85mmHg。可见右侧额纹变浅，右眼闭目露睛，右侧鼻唇沟浅，鼓腮示齿功能不全，口角向左侧歪斜，伸舌居中。

本病的病因不外内伤与外感两大方面，从患者发病时间推断应为夏季，此季节是一年中气温较高之时，患者虽没有明显的外感史，但不排除气温偏高应用空调不当之因，加之年已六旬正气不足，故内伤致病也应为不可忽视的主要因素。风为百病之长，在本病发病过程中占有非常重要的位置，且《素问·至真要大论》："诸风掉眩，皆属于肝。"肝主筋属木，风邪易于侵入人体，不论内动之风还是外感之风必以肝木为之内应，肝受风，皮肉筋脉受累则筋缓不荣。又如《素问·上古天真论》："丈夫……七八，肝气衰，筋不能动。"《灵枢·百病始生》云："风雨寒热不得虚，邪不能独伤人……两虚相得，乃客其形。"《素问·评热病论》："邪之所凑，其气必虚。"本患者年过七十，平素正气亏耗，气虚卫外不固，络脉空虚，邪气乘虚而入，侵袭阳明少阳脉络，以致经气阻滞，经筋失养，筋脉弛缓不收，风中面部血脉，经络闭阻而发为口僻。

中医诊断：面瘫。

立法：疏风散寒、温通经脉。

治疗取穴：局部细火针点刺，右侧阳白、丝竹空、攒竹、四白、颧髎、下关、地仓、颊车，左侧合谷，双侧足三里，太冲，每周3次。

选穴依据：患病日久损伤正气，病程已达3个月，为面瘫后遗症期，治疗更应扶正固本牵正通络，应以扶正祛邪并重，法当温通经脉疏风散寒。运用火针、透刺、毫针相结合，外加红外线治疗灯理疗。取面部腧穴主要有"穴位所在，主治所及"之意，且头为诸阳之会，阳经均行于面部，本病以局部活动不利为主要特征，故本着"阳主动，阴主静"的道理选用面部腧穴以达振奋阳气疏通经络之目的。在远端穴位中合谷是本病的必选之穴，四总穴歌曰"面口合谷收"。所以合谷是治疗本病的重要穴位。面瘫为经筋之病，太冲为足厥阴之穴，肝主筋，此外风为百病之长，肝受风，皮肉筋脉受害则筋缓不荣，加之由于本身正气虚弱，脉络空虚卫外不固，风邪乘虚侵袭经络，气血痹阻，肌肤失于濡养故见口眼歪斜。病程日久应注意顾护正气，故加刺强壮要穴足三里。

调护：避风寒，慎起居，远房帏，调情志，忌辛辣。避免感冒。注意患侧的功能锻炼。

复诊：治疗三次，11月11日患者诉针后口角明显有力，流涎现象明显减轻，饮食也有好转，继针上穴，患者右侧面部活动明显好转，进食及饮水基本正常，迎风流泪现象减轻，额纹有所恢复，病情平稳，治疗不变。11月25日患者一般情况好，闭目不露睛，额纹及鼻唇沟基本恢复，面部活动如常，无特殊不适，临床治愈。

[体会]

西医学对面神经炎的病因尚未完全阐明，在临床上有些患者有明确的外感史，在感冒过后或接触感冒病人后发病，有些患者发病与季节变化有明确的关联；但也有一些患者受风的病史并不典型，既没有接触过感冒患者，也没有其他特殊原因，所以在发病上有较大区别。一般认为一旦有缺血水肿则可以导致神经受压，诱发的因素有各种方式，如受凉、病毒感染（如带状疱疹）和自主神经不稳致神经缺血组织水肿压迫。任何年龄均可发病，通常急性起病，于数小时和几天内达到高峰。开始可有麻痹，侧耳后和下颌角后疼痛，主要症状为一侧面部表情肌瘫痪，额纹消失，不能皱额抬眉，眼裂不能闭合和闭合不全，闭眼时漏出白色巩膜，病侧鼻唇沟变浅，口角下垂，漏齿时口角歪向健侧，鼓气时漏气，因颊肌瘫痪食物容易滞留在病侧齿颊之间。

中医学早在《内经》中就有记载，称其为"口㖞""口僻"，《金匮要略》称"㖞僻"，《诸病源候论》称"风口㖞"，到了宋代在《三因极一病证方论》才开始有"口眼㖞斜"之称，以后各家著作多称为"面瘫""口眼㖞斜""吊线风""歪嘴风"等，目前统称为"面瘫""口僻""口眼歪斜"。本病的致病原因多由脉络空虚，风寒之邪乘虚侵袭阳明、少阳脉络，以致经气阻滞，经筋失养，筋肌纵缓不收而发病，总体上说本病的病因不外内伤与外感两大方面。内因多因正虚为主，正如《素问·热论》所说："邪之所凑，其气必虚。"《类证治裁》曰："口眼㖞斜，血液衰涸，不能荣润筋脉。"《素问·生气通天论》："湿热不攘，大筋软短，小筋弛长，软短为拘，弛长为痿。"《景岳全书》曰："凡非风口眼㖞斜，有寒热之辨，然而血气无亏，则虽热未必缓，虽寒未必急，亦主由血气之衰可知也。"可见体质因素在本病的发病和病情转化中占有重要地位。外因在《灵枢·经筋》有描述："足阳明之筋……其病……卒口僻。急者目不合，热则筋纵目不开，颊筋有寒，则急引颊移口。有热，则筋弛纵缓不胜收。故僻。"《灵枢·经脉》有："胃足阳明之脉……是主血所生病者……口㖞。"的记载，《诸病源候论》也说："风邪主于足阳明、手太阳之经……故使口歪僻。"以此说明本病病位在络脉、经筋，病因是风邪，发病经脉是足阳明和手太阳二经。而后人多认为还与手少阳等脉相关，说明本病为相关经脉感受风寒或风热外邪所致。

本病以面部气血不和所致，因此不论情况如何，治疗大法主要应为祛风散寒、调和气血、通经活络为治疗原则，取穴以患侧面部穴为主，取通调气血之意，主要穴位有：阳白、承泣、四白、颧髎、下关、巨髎、地仓、颊车、丝竹空、攒竹、承浆等，远端主要有合谷、太冲、足三里等穴，临证时根据具体情况酌情选用。取面部腧穴主要有"穴位所在，主治所及"之意，且头为诸阳之会，阳经均行于面部，本病以局部活动不利为主要特征，故本着"阳主动，阴主静"的道理选用面部腧穴以达振奋阳气疏通经络之目的。文献中相关记载随处可见，如《针灸集成》曰："承泣主治冷泪出、瞳子痒……口眼㖞斜"，"四白主治头痛目眩、目赤后翳、动流泪、眼弦痒、口眼㖞僻、不能言"，"巨髎主治口㖞"，"地仓主治偏风、口眼歪斜"，"下关主治偏风、口眼㖞斜"等。《百症赋》云"颊车、地仓穴，正口㖞于片时"，《玉龙歌》云："口眼㖞斜最可嗟，地仓妙穴连颊车，㖞左泻右依师正，㖞右泻左莫令斜"。

在远端穴位中合谷是本病的必选之穴，即不论辨证为何病因、病机转化为寒为热、也不论是新病久病该穴都是必用的穴位。合谷为手阳明穴，手阳明循行为"起于大指次指之端，循指上廉，出合谷两骨之间……其支者，从缺盆上颈贯颊，入下齿中，还出挟口，交人中，左之右，右之左，上挟鼻孔。"手阳明经筋："起于大指次指之端……其支者，上颊，结于頄，直者，上出手太阳之前，上左角络头，下右颔。"从以上可以知道手阳明是分布于面部的主要经脉之一，阳明为多气多血之经，合谷作为手阳明之原穴，在历代文献中都有治疗本病的记载。《针灸甲乙经》："唇吻不收，合谷为主之。"《循经考穴编》认为合谷主治"凡一切头面诸症，及中风不语、口眼㖞斜"，四总穴歌曰"面口合谷收"。所以合谷是治疗本病的重要穴位，由于其远离病所因而既是循经取穴也是对证取穴。在具体应用时我一般都选用健侧的合谷，因为在十二条经脉中只有手阳明经在面部相互交叉，因此如果只选一侧合谷必须取健侧的。

太冲穴属阴主血，其位临下，为足厥阴之原穴，五行属木，而肝为藏血之脏，故用太冲可调和阴血。《百症赋》"太冲泻唇㖞以速愈"，《金匮·中风厉节篇》亦说："邪之反缓，正气即急，正气引邪，㖞僻不遂。"本穴在面瘫的治疗中特别是在后遗症期的治疗中作用很重要。面瘫为经筋之病，太冲为足厥阴之穴，肝主筋，此外风为百病之长，肝受风，皮肉筋脉受害则筋缓不荣，加之由于本身正气虚弱，脉络空虚卫外不固，风邪乘虚侵袭经络气血痹阻，肌肤失于濡养故见口眼㖞斜。针灸文献中也有很多记载。

若病程日久应注意顾护正气，可加刺足三里，该穴可健脾和胃调和气血，扶正培元通经活血。主治众多疾病，应用极为广泛，为强壮要穴。可改善机体免疫功能，有防病保健作用。所以一般久病患者经常取用。面瘫病人属新发病进针宜浅，尤其在发病早期不宜施以重手法，更不要用电针，以免引起局部痉挛，病程长者可配合火针点刺局部以濡润肌肉温通经络，取"温煦"之意。一般在2个月以后仍有体征时可考虑用火针治疗，效果奇特。中药的介入不可忽视，用西医学解释本病大多数为病毒感染，用清热解毒之品配合血肉有情之品，再加上通络疏风之品可增强治疗作用。在针刺治疗同时一般都配合理疗，并指导患者做患侧肌肉运动。

在面瘫的治疗中我注意向前辈学习，汲取前人的经验，在临床中根据不同情况分别采用了不同治疗方法。已故金针王乐亭对于顽固性面瘫多采用透刺法以加强刺激量和增强治疗作用，定名为"牵正透刺方"，组成为阳白透鱼腰，攒竹透丝竹空，四白透承泣，风池透风府，太阳透颧髎，禾髎透巨髎，地仓透颊车，全方作用为通经活络祛风牵正。透刺主要用于加强针刺作用，但在具体应用中应注意：其一掌握适应证，主要针对病程日久、病情顽固、难以治疗的病症；其二正确理解透刺的功能，透刺主要是通经活络，调补气血，舒筋利节；其三运用透刺时要掌握好虚实，因为透刺比一般的针刺刺激量大，如果补泻不适宜反而伤及气血。另外在患病的初期一般不要用透刺，本着新病宜浅、久病宜深的原则来运用。

著名针灸大师贺普仁在治疗本病中根据病情的发展阶段运用了贺氏针灸三通法，在发病初期采用毫针浅刺的微通法，取患侧用细针浅刺，若遇内热较重，耳后疼痛明显的患者可以配合在局部三棱针点刺放血的强通法，在患病两三个月以后采用火针点刺局部的温通法，达到扶正祛邪、温通气血的作用，特别是对于顽固性面瘫患者可以收到良好的效果，临床已经广泛应用。

广州针灸专家靳瑞教授以"靳三针"闻名，对于治疗本病总结出"面三针"，组穴为翳风、地仓透颊车、合谷，组方机制为翳风为手少阳经脉所发，为手足少阳交会穴，且为面神经发出之处，善于开气郁之闭，有疏风通络开窍益聪镇痛等作用，尤其善治各种外邪侵袭之病；地仓透颊车为足阳明之穴，本经环绕于面部，地仓为手足阳明交会穴，有祛风通络消肿止痛之效，颊车位于咬肌丰厚处，有疏风通络消肿止痛的作用，透刺可疏通面部经气；合谷为手阳明原穴，本经环绕口唇，故可治面部疾病，又属"四总穴"之一，所谓"面口合谷收"。全方发挥疏风通络、行气活血、通调面部经气的作用。

总之由于本病是常见病、多发病，而且根据统计本病有将近 20%的患者会遗留不同程度的后遗症，还有一部分患者会复发，因此认真研究本病的治疗手段，把握治疗时机，最大限度地减轻患者的痛苦和不便，是我应该为之努力学习、不断深入探寻的方向。

六、小结

三年中，通过求真、求实、求异的研修学习，总结获取新知，紧密结合临床，圆满完成了研修任务。三年中精读了典籍，泛读了相关的医籍，撰写了读书笔记，整理了临床医案，同时完成了临床实践。

总的收获有：一是围绕"读经典，做临床，跟名师"的内容，将自学与集中学习、理论与实践、跟师与体悟、平时考核与结业考核等方法结合起来，重在体现学员的古代医学典籍的知识水平，体现其运用中医经典理论指导临床诊疗的能力和创新能力。二是坚定了爱中医、信中医、学中医、干中医的信念。特别是百名中医大家或名医通过自己的成才经历、一病一药的运用、对中医经典领悟与临床思辨过程的经验体会给予悉心传授，使我们开阔了眼界和思路，增长了知识和才干，学到了老师的高尚医德和精湛医技。三是通过学习经典，不仅提高了理论水平、中医临床能力和整体素质，同时门诊量也大幅度上升，医疗质量明显提高。

第四章　授业解惑　传承国粹

从 1985 年参与教学工作至今已经 30 多个年头了，起初只是承担临床带教，以后逐渐开始从事课堂授课，所教的对象既有在校的大学生、研究生，也有成人教育、第二学历、西学中等不同群体，期间还有 2 年多的专职教学管理工作，总之参与了大量的多方面的教学工作。在前辈的栽培和自己的努力下在教学工作中同样取得了成绩，现在回顾这些我个人体会到之所以能对教学工作如此投入，有如此浓厚的兴趣和热情，归根结底是希望将中医瑰宝传承下去并发扬光大，就像当年我的老师们那样辛勤耕耘，诲人不倦。

一、初上讲台

进入医院的第三个年头的 1985 年科里就安排我参与教学工作，我带的第一批学生是针灸专业的专科生，在这批学生中有不少同学当年高考的分数是可以考入其他专业本科的，就是由于有明确的专业取向，立志从事针灸专业才屈居专科的，正是了解到这个信息，我在带教中格外上心。利用科里的优势，从进针到点穴、从配穴到治疗，特别重视他们的实操，创造条件给他们实践的机会，在师生双方的努力下后来这个班的学生基本都从事了针灸专业，几十年过后，他们都成了针灸行业的中坚力量，不少人走出国门把针灸技艺奉献给了世界。

到了 1987 年科里安排我承担 10 学时的课堂授课，这是我第一次走上大学的讲台，而且我所承担的科目并非是针灸学而是中医学基础。事前我了解到这个班里有很多学生是西医大夫，这对我来说的确是个挑战，因为那时参加工作仅五年的时间，临床经验很有限，中西医水平均不高，生怕在讲课中被问住，因此压力还是很大的。为了这 10 学时的课程我付出了十几倍的时间进行备课，书写教案、模拟试讲、掐算时间，哪个细节也不敢放过，在讲课之前我还亲自去听科里王京喜老师的讲课，当时王老师讲课看上去很轻松，语速适中，娓娓道来，自如而有层次，不时还提出问题进行互动，课堂显得很活跃，下面的学员听得也很投入，一节课下来收获很大，根据王老师讲课的具体情况我对自己的教案进行了一些调整，在认真细致的准备下迈向了大学的讲台。那时的针灸教研室管理很严格，记得是李洁力老师亲自到课堂听我的课，2学时的课下来，李老师给予了我充分的肯定，并在细节上如语速、板书等方面进行了指点。初次的成功使我信心倍增，也开启了我传道授业的生涯，再后来医院组织小讲课也给了我锻炼的空间，从那时起我越来越喜欢讲课，每次授课的结束自己都有一种满足感。当年在迎接第三个教师节到来之际医院首次进行了教学工作总结表彰，初上讲台的我被评为当年的优秀教师，同时奖励了我一个台灯，日后这个台灯陪伴了我很长时间，很多教案、讲稿就是在这个台灯下完成的。

二、提升教学质量

由于针灸医学的发展，很多中医院校纷纷开设针灸专业，这样我们的教学任务就日益繁重。过去给中医专业授课只是一门针灸学就可以了，不过100学时，但对于针灸专业来说就远远不够，按照大纲的要求要开设针灸史、腧穴学、经络学、针法灸法学、针灸治疗学等，总计学时达500学时左右。那时没有单独的备课时间，基本是利用工作之余来进行，授课费也很低，而且正常的医疗是不能耽误的，所以除非是科室安排很多情况下大家都不会主动要求讲课。也正是在这种情况下给了我很大平台，我内心希望把针灸专业的全部课程都要讲一遍，这样以后再给非针灸专业授课时我的素材就会很多，那样就会从根本上改变照本宣科的局面。但是在具体备课中遇到的最大问题就是如何在数百学时的课堂上让学生没有听觉疲劳，始终保持兴奋的状态，这其中就必须保证授课内容的新颖，能紧密贴近临床，充分让学生们感到较强的实用性。为此我查阅了很多参考书，包括针灸古籍文献、不同版本的针灸教材、针灸临床经验集等，在结合临床的基础上融入以上内容，同时在授课中注意合理的运用板书，包括表格、示意图等，这些努力都收到了很好的效果。记得在 20 世纪 90 年代初为了提升北京地区中医教学质量，北京市中医管理局组织所属医院的老师进行了一次教学授课观摩，之前责成我们医院进行授课老师的选拔，当时我和另一位老师作为候选人进行准备。在正式选拔之前我首先在科内进行试讲，除了科里的同事以外针灸教研室周德安主任还特意请来了高校的教务处长李士增老师对我的授课进行了现场有针对性的点评。而后我参加了医院组织的由各教研室主任担任评委的选拔比赛，各位前辈又一次给予了我极大的肯定，最后决定由我担任此次观摩教学主讲老师。那天来了近百人，北京市中医管理局马静处长在百忙之中还亲自出席，我主讲的课程是中风，在 2 小时的授课中从中风的定义、特点、分型、治疗逐层讲述，特别强调本病的重点、难点、疑点，同时穿插提问互动，在众目睽睽之下不知不觉中 2 个小时就过去了。那天的讲课我自己感觉是颇为满意的，课下也得到了师生们的一致好评，当时我似乎感觉到教学是很适合我的另一个职业，教学的过程对我来说是提升、满足、成就的过程，每当教案、多媒体完成时，我都会感到极大的喜悦和兴奋，经常为了制作有新意、视觉效果好的PPT 要耗费很长时间，但是同时他也会让我身心愉悦精神振奋，正是在这种心态下我才能几十年如一日的坚持教学，坚持积累素材，力求书写好每一份教案，上好每一堂课，让我的学生感到遇到我这个老师是幸运的。在 1997 年高校对临床教学医院进行教师资格审核中，我是医院首批被国家教委认定的高校教师，当时针灸教研室只有周德安主任和我符合资格认定。在 30 年的教学生涯中我数十次获得了医院、高校、卫生局的优秀教师称号，迄今为止课堂授课时数位居北京中医医院之首，并于 2015 年收获从事教育工作三十年的纪念表彰。

三、培养研究生

研究生的教育必须与本科有明显不同，要在专业的深度上下功夫，对于中医专业的学生来说必须培养他们牢固的专业思想，我的经历说明一个事实：很难想象一个对中医针灸三心二意的学生将来会全身心地投入到工作中去。我们很多中医专业的硕士甚至是博士，上了几年学在中医专业上长进不大，辨证开方不伦不类，把有限的时间都花费在所谓动物实验、基础研究上了，但很多东西在日后的临床中基本用不上。为什么目前一部分高学历学生毕业后在不长的时间纷纷改行，其中重要的原因之一就是他们感到力不从心，临证能力应付不了复杂的临床。西医学都有明确的标准可供参考执行，而中医是丰富多彩百花齐放的，按图索骥是做不了中医大夫的。针灸专业尤其有着独特的内容，没有扎实的中医针灸基础，没有熟练的操作手法是很难立足临床的，因此必须着重培养他们的实践技能。我真心希望培养的学生能做到甘于寂寞、发奋学习、患者满意、同道信任的有用武之地的中医针灸后备人才。

（一）学生带给我的反思

我从 2000 年开始承担研究生指导老师工作，开始是作为研究生指导小组老师，很快就作为指导老师亲自带教研究生。第一个研究生是我和同事共同指导的，那时病房里的工作很繁重，这个学生进入临床以后在病房的时间占据了很大比例，因此跟随另外一个老师的时间比较长，而相对在门诊临诊的时间较为有限，在日常的接触中感觉这个学生有悟性、也肯学，所以在近两年的学习中对她的整体表现是比较认可的，对我触动比较大的事情发生在她毕业论文答辩时。她研究的题目是针灸对中风病的临床观察，所选的针灸配方正是手足十二针，从样本的收集、研究的方法、数据的统计直到结果的分析应该说是比较规范的，在回答专家的提问中表述也还不错，到最后我问了她一个问题：手足十二针出自哪位针灸大家，其组方的立意、适用的病种以及临床上有何发展等，其实我当时就是想通过她之口展示我们科老前辈的传承特色，而且我自认这个问题对她而言是不难的，谁知学生当时竟蒙了，居然不知道这就是王乐亭老师最著名的针灸配方，对穴解也是模棱两可，至于发展就更不清楚了。对此我当时的感觉真是出乎意料，身处大师的科室，每天用着大师的组方，而学生竟全然不知，这不能不说是老师的失职。接下来我告诉她：本方出自金针大家王乐亭老先生，是根据五输穴和特定穴精选而成的，是治疗半身不遂的首选方。组方根据"阴阳互根""孤阴不生，孤阳不长"的理论，既选用了四个阳经穴又选用了两个阴经穴，所取穴位少而精，运用起来较灵活，穴位的分布均在肘膝关节以下，操作上简便易行且比较安全，患者易于接受，且能避免伤及内脏。本方可单独运用，也可组合于其他治疗方案之中，随着临床的发展后来本方除了用于半身不遂以外，还可用于瘫痪、痹证等病，大大发展了手足十二针的应用范围。这件事以后对于后来的学生我坚持亲力亲为，从入学开始的课程选择、进入临床后必须阅读的古籍、必须掌握的学科内容、论文题目的确定、研究方法的选择等都按部就班地进行，特别是要求他们必须了解熟悉针灸科不同时期前辈的特点，其中作为临床常用的内容必须掌握。应该说这样一来我的工作量大大增加，而且由于21世纪后中医药学院被首都医科大学吞并，对中医专业研究生的要求极为严格，甚至超过西医专业。之所以这样说是因为首医要求所写论文必须按照西医的模式，完全不考虑中医的特色，事实上中医的优势在疗效、在病人症状的改变，而绝非是一味追求指标的变化，这就是中西医的最大区别，但是研究生院为了管理的统一是不考虑这个特殊性的，因此我的学生们不仅要掌握必需的中医知识，还要具备周旋于两者之间的能力，现在回顾这些真心的感觉做中医人从学生开始就注定了他们的艰难曲折。

（二）培养文献研究

2006 年我招收了一名经调剂到我这里的一个研究生，在和她简单的交谈以后我给她确定了研究方向—痴呆在古代针灸治疗特点的文献研究，立意的初衷是师从贺老受到的启发。中医历来讲究异病同治，贺老门诊中治疗了大量的小儿发育迟缓患者，虽然与痴呆是两种疾病，但都是以智能障碍为特征的，前者是发育不良，后者是功能退化，中医辨证均有髓海不足神明失养之证。特别是 21 世纪以来我国人口老年化已逐渐显现，这部分群体给社会、家庭带来了沉重的精神和经济负担，如果能用较为安全、较为经济又较为便捷的方法加以干预，无疑是利国利民的良方。恰巧从 2002 年开始医院责成我每半个月到天坛医院神经内科参与那里的痴呆大会诊，半天的时间最多诊治患者 6 位，因此诊疗过程十分细致，有较为充足的时间了解病情并进行相关内容的检测。就是从那时开始我就有目的的进行了针灸古籍的查阅，也的确发现了不少有价值的记载，所以就把这个选题确定了下来。应该说本选题属于文献类研究，对于学生来说之前基本没有接触过，因此在做的过程中难度是很大的。此时要求老师必须明确课题的内容，要达到的目的，为此我根据工作量、可行性分析、预期的结果进行了较为细致的布置。研究的目标是通过对古代医籍中有关针灸治疗痴呆的文献收集整理，对针灸治疗该病提供相对详尽的文献学资料，并对针灸选穴治疗痴呆进行系统的分析研究。

研究从三个方面进行：首先是基础理论部分要结合痴呆在文献中记载的辨证内容，探询本病的发病特点，病理机制，从而为针灸辨证选穴配方奠定基础，具体地说就是从病因病机、临床表现和辨证分型入手；其次在针灸治疗中根据古籍记载的内容进行单个经穴分析和配穴处方分析，而后者又分为治疗健忘类处方、治疗痴呆类处方、治疗其他类处方三种；第三在取穴特点中按照循经取穴特点、分部取穴特点、辨证取穴特点和针灸方法特点逐层进行。经过近 2 年的时间，查阅了近百部古籍，自先秦时期开始，历经晋、唐、宋、元、明、清共总结出针灸专科医籍和综合性医籍的单穴处方 108 则，配穴处方 30 则，在此之前没有类似的报道。由于学生对文献研究基本是空白，在整个过程中老师必须要付出极大的心血，仅最后的毕业论文经我亲笔修改的就达十次之多，从中的辛劳可想而知。但通过这个过程我希望给予学生的就是认真严谨的工作作风，脚踏实地的工作态度和责任心以及中医文献研究的方法。

（三）干预肿瘤化疗副反应

在针灸的治疗中我一直希望能在治疗病种中有所扩展，特别是对于日常针灸临床中不易遇到的病种如果能有突破，那么对社会、对患者、对培养后人是很有益的，一个偶然的契机使我决定进行尝试。我们医院的肿瘤科由于采用中西医结合的方法进行治疗，多年来收治了大量患者，在进行化疗的同时一律配合服用中药，大大降低了化疗的副反应。但是近些年来发现一些化疗药有明确的神经损伤的副作用，表现为肢体的疼痛、酸胀和麻木，对此没有更多的人予以关注。我当时考虑过，抛开致病病因，单纯从症状上来看与我们日常所说的痹症、痿病、麻木等是一样的，为此我决定让学生利用一年的时间进行临床治疗观察。

研究的目的是观察针刺疗法对化疗药物紫杉醇、奥沙利铂不良反应的防治效果，客观评价针刺改善化疗后神经毒性、消化道不良反应、脾虚证、血虚证证候及体力情况的效果，为针刺疗法在肿瘤化疗不良反应的防治领域提供临床依据。通过咨询肿瘤专家了解到紫杉醇的副作用很多，其中的全身酸痛、四肢末端麻木等副作用是由于紫杉醇对神经末梢产生的毒性引起的，通常可以按照神经炎来治疗，使用维生素 B 等营养神经的药物，但是治疗的效果都不太满意，也没有临床数据支持。而奥沙利铂的毒性反应同样是神经系统毒性反应，主要是外周感觉神经病变，表现为肢体末端感觉障碍或感觉异常，还伴有痛性痉挛，这些症状在接受化疗的病人中的发生率为95%，为此我决定选择王乐亭大师的手足十二针进行临床观察。经过一年的病例收集和针灸治疗，通过对相关评价指标的统计学处理得出结论：针刺后治疗组神经毒性评分、外周神经感觉异常评分均低于非针刺组，证实针刺对减轻神经毒性评分有一定作用。同时针刺还可以减轻化疗所致的消化道不良反应、减轻脾虚证症状的严重程度，显著降低患者化疗后体力下降的程度。这个结论验证了当初的推测，为针灸干预肿瘤副反应提供了临床数据，而且又扩大了手足十二针的应用范围。从王老最初确立本方为治疗半身不遂的首选方，到后来痹证、痿病、麻木的治疗，直至如今的神经毒性损伤的干预，只有六个穴位的组方居然有如此宽泛的治疗范围，这是最能体现针灸价值的地方，同时也提示我们只要潜心钻研全心投入，就会不断有新的治疗空间供我们选择。

（四）引入中医体质辨识

20世纪80年代开始就有人进行有关中医体质辨识的研究，到了21世纪体质辨识已经被很多人应用。我曾经反复思考：作为中医常用的证、症与中医体质之间究竟有无关联，可否将他们串联起来进行研究，这样或许对指导临床有其特殊的意义。为此在后面三个研究生的学习中我有目的的进行了研究观察尝试，通过不同的侧面进行了研究，积累了一些数据，为体质理论更贴近临床提供了资料。

1.体质与证候的相关性

选择经体质辨识量表测定为痰湿体质的中风患者为研究对象，对符合纳入标准的患者做详细询问，采集四诊等基本信息，判定患者的证候类型，了解痰湿质患者的证候分布情况，给予相应的针药治疗，记录治疗前后痰湿质积分、痰证积分、中医临床症状积分并做相关性的分析，用数据来探讨中风病之间的内在联系。

最后得出的结论是痰湿体质、证候及中医症状的改善程度之间存在一定的正相关性。体质因素影响证候的类型，痰证是痰湿体质中风患者的主要证型；痰湿体质的偏颇程度越大，证候及中医临床症状越严重，神经功能缺损程度越大，患者的生活活动能力及生存质量越低；通过辨证论治，可以在一定程度上改善相应的体质，使患者的神经功能在一定程度上得到恢复，生活活动能力及生存质量得到一定的提高。这个结论提示我们很多患者的发病与其特有的体质之间存在着正相关，如果能及早地进行体质干预，那么是否能延缓或降低某些疾病的发病率和发病年龄呢？而进行体质干预又恰恰是中医的强项，我们可以通过饮食、起居、不良嗜好等多方面入手，这就是我们常说的"未病先防"的重要内容。

2. 证候与体质、危险因素的相关性

选择中风痰瘀证患者为研究对象，探讨中风病证候、中医体质与发病危险因素之间的相关性。对 60 岁以下的中风痰瘀证患者的病例资料进行收集，采用病例对照及多因素分析等研究方法，对患者的一般资料、痰瘀程度、体质类型分布等采用描述性分析，并进行相关统计学处理，比较不同年龄组患者的痰瘀程度、体质类型等相关因素之间的差异以及不同危险因素影响下不同人群体质类型的差异。

最终得出的结论是痰瘀证与中医体质类型之间存在相关性；痰瘀证与相关危险因素之间存在相关性，特别表现在总胆固醇、甘油三酯、血糖、肌酐等指标上有内相关；不同年龄组患者的痰瘀程度、体质类型以及部分危险因素之间存在显著差异；不同危险因素影响下中青年人群的主要体质类型存在差异。这个结论提示我们在诸多中风患者中痰瘀证均占有很大比重，因此通过早期的除湿化痰、活血逐瘀治法进行干预对相关指标的改善很有意义，同时对控制危险因素也有作

用，这些方法同样对于降低中风发病率有重要意义。

3. 特禀质与过敏性疾病的相关性

21 世纪以来特别是近些年过敏性疾病的发病率呈上升趋势，此类疾病的特点就是反复多次发作，由于过敏原不同因此临床表现的症状不尽相同，那么在众多过敏性疾病患者中究竟与体质之间有无相关性，为此我决定选择目前较为常见而且疗效并不十分满意的过敏性鼻炎作为观察病种。首先收集已经确诊的 91 例患者分别进行体质量表的测定，结果有 75 例患者属于特禀质体质，这个数字从一个侧面说明了本病与体质之间的内相关。然后选择特禀质的病人进行针刺干预，最后的结论是针刺能有效改善患者的症状、体征；针刺临床疗效与治疗次数、病程、吸烟、高脂饮食、高蛋白饮食、生活环境有相关性，提示应该坚持长期的针刺干预，也说明了过敏性疾病治疗的难度；同时也证明针刺治疗变应性鼻炎的安全性较高且很经济。

总之，中医体质辨识的引入无疑对症状的客观性描述有帮助，尽管线条还比较粗，具体的数据还有个体差异，量表的内容还值得仔细推敲，但毕竟向数字化、标准化方向迈出了可喜的一步。如果我们将辨证、体质、疾病进行整合，制定出相应的治疗方法，那么对中医治疗学的发展是很有意义的。

十五年指导研究生的过程是我重要的人生经历，同时也引发了我很多思考。作为合格的中医指导老师，应该既有中医临床功底，又有中医理论素养。而目前中医的学历教育是比拟西医教育模式进行的，因此就出现了理论讲得很熟看病疗效不佳，自己还模糊如何使学生明白？就如同《黄帝内经》虽是纯理论的古籍，但也是指导临床的理论，精辟深邃，如果没有实践地品味、思悟，怎能理解《内经》的理论呢？中医的生命在于临床，中医的临床经验占很大比重，仅课堂教学是远远不够的，应汲取师徒相授的优点，而时下临床教学中存在着突出的问题：中医院西医治疗比重太大，很多中医师西化，中医的本领不过硬，越是不会越不敢用，甚至很多中医博士门诊主要开成药，长此以往将导致临床中医一代不如一代。正是在这种严峻的形势下，我对所有的研究生提出了要求，首先要用事实证明你是中医针灸医生，决不能成为一个卖药医生，在掌握必要的西医诊疗知识的基础上尤其注重夯实中医针灸功底，要随着临床实践的推移逐步了解、学会名老中医的诊疗经验。我反复强调，作为中医专业的学生幻想在西医方面赶上甚至超过西医医生那是不切实际的，最终的结局只能是邯郸学步，西医没学好中医也丢弃了。只有在自己的本专业上孜孜以求、博采众长、精益求精，方能有所建树。

记得多年前我参加了外校一名博士生的毕业论文答辩，她做的是临床结合动物实验，选择的是小白鼠，确定的病种是抑郁证。实事求是的说，学生的工作不能说不辛苦、不认真，观察的指标不能说不紧扣西医学，统计学处理的数据也不能说不可信。当时我提了几个问题：其一：全部病例的治疗是在门诊，周期为四周，如何能确保这批病人中间不服用任何相类似的中西药物？其二：本病属于情感心理疾病，发病的起因和发病的时间都需要有一个过程，动物试验是临时造模没有这个过程，如何看待？其三：本病普遍发生在高级动物身上，作为低级动物的小白鼠发病的机制是否与人类相同？做此研究的现实意义为何？其四：针灸治疗的方法、选穴是否人与动物保持一致？如果不一致理由是何？但是最终都没有答案。后来听说这个学生结婚生子后就出国另谋他就了，终究没有将中医之路走下去，这难道不是一种人才、资源、教育的浪费吗？我始终认为动物实验要求必须造病理模型，中医治疗是以证为核心，证的判断须望闻问切，脱离了四诊哪来的证？西医的病与中医的证并无通约性，且动物与人相距甚远，造出的模型极难体现中医特色，更别说个体化、运动观、整体观了。

好在这些年下来我所指导的全部首都医科大学（下简称首医）系统研究生（北京中医药大学都是七年制的学生）在校期间都顺利通过了执医考试，在临床实践中没有让他们浪费时间用于所谓动物实验，他们所做的课题是无法复制的（很多同学的毕业论文以复制为主，不过就是调整了日期、标本量以及病种），是有明确的中医特点的，尽管私下里他们也曾经抱怨课题不好做、可供参考的资料太少、有难度，但是最终他们都按计划、按要求完成了论文，充分说明人的可塑性，只有为人师表才能桃李天下。令我感到欣慰的是：她们中间 1 人获得了首医当年中医专业研究生唯一一个一等奖学金；1 人获得了首医当年中医专业唯一一个北京市优秀毕业生；凭借自己的努力她们全部在本市三甲医院应聘成功，目前都在各自的医院勤奋地工作着。

四、精品课程

自 21 世纪北京联合大学中医药学院被首都医科大学合并以来，按照首医的要求我一直进行课程的建设，由于本人在 2004 年就取得了首医教授的职称，因此责无旁贷的承担起了申报《针灸学》校级精品课程负责人的工作。当时我就有个想法，以此为契机认真梳理、调整针灸学这门课程的全部内容，力求新颖、独特、实用。好在我曾于 1991 年在医院主管院长的领导下参与了十段教学法的研究、实施、影像资料的整理以及最终的拍摄工作，该项目曾经获得北京联合大学教学科研一等奖，加之多年师从针灸名家贺普仁教授、周德安教授，积累了较丰富的教学经验。

本门课程建设的主旨是研究针灸防治疾病的各种具体方法，操作技术，临床运用及其作用原理。由于操作复杂，技巧性强，必须理论联系实际，进行系统、规范的刺灸方法和技术的训练。因此我从重视针灸技能的训练入手，增加了实践课比例，制订了"针灸学实践教学大纲"，教师根据"实践教学大纲"的要求指导学生，学生利用实验课及业余时间，按步骤进行训练，同时加强实践教学力量，实践操作时变大班教学为小班教学，具体指导到每一个学生。通过强化实践教学，提高了学生的实际操作能力，为临床治疗实际运用奠定了技术基础，并且在操作实践中强化了理论，培养了学生的观察能力和创新精神，使学生在知识与能力上得到全面发展。经过多年的探索，我们将过去闭卷考试单一形式变为目前的多维度考评形式，针灸学考核以理论考试成绩和动手操作能力的总评综合成绩作为学期成绩的评价指标。理论课考试主要考查学生对针灸学基本理论、基本知识的掌握及理解程度，试题的类型主要有背诵经络循行穴位位置、单选题、多选题、综合问答题及病案分析等类型，成绩占总成绩的85%。针灸学是一门重要的临床课，只采取理论考核的方式是不能合理评价学生实际水平和能力的，因此我们开设了实践考试，转变了少数学生重理论、轻实践的倾向，促进了学生练习操作技能的自觉性和持久性；检查了学生对所学理论知识的运用能力和实践技能的掌握程度，反馈了教学中的不足，合理地评价了学生的能力；使学生在知识与能力上得到全面发展，取得了明显成效。动手操作能力主要是在针灸学实践课中体现，如学生掌握基本操作程度、运用针灸理论在临床上组方配穴的能力等，占总成绩的5%；病案分析讨论发言、分析思路、参与程度占总成绩的5%；平时成绩（主要包括平时课堂测验和"课题"的书面作业）占总成绩的5%；考评结果及时反馈给学生，并指出其学习中的问题，不断促进学生学习，提高学生的综合能力。同时建立了高质量的专业试题库，期末考试采用考教分离、专业试题库调卷、集中分段阅卷的方式进行，既保证了教学质量的监控，又保证了教学工作正常有序、有效的开展。

针灸学的教学目标是通过经络腧穴理论的讲授，引导学生掌握组方配穴方法，培养学生分析、运用各种针灸方法临证的能力，并为今后中医临床实践奠定基础。《针灸学》作为中医学院医学类专业的临床课程，该学科过去在夏寿人、贺普仁、于书庄、周德安等老一辈针灸学家的领导下，取得了一系列科研成果，为该学科的发展奠定了坚实的基础。近年来在原有基础上加大建设和改革力度，在课程建设改革、课程质量控制、教学方法改进、临床及科研等方面，又取得了较为显著的成绩。《针灸学》课程是中医类大学针灸推拿学院针灸学科面向全校中医学类各专业开设的临床课程，承担着全校中医学各专业本科生、硕士研究生的《针灸学》课程的教学任务。同时，为适应针灸专业教学需求，本学科将《针灸学》分化为《经络学》《腧穴学》《刺法灸法学》《针灸治疗学》。为适应硕士研究生教学需求，还开设有《时间针灸学》《针灸研究与进展》等课程。《针灸学》课程的发展，向全国培养和输送了大批针灸教学、科研和临床高级人才，也为本教研室培养了一支优秀的师资队伍，在北京市中医院校中具有一定的影响力，特别是自20世纪末成立针灸国际培训中心以来，为中医针灸的国际交流培养了大量的专业人才。

在针灸学的教学中，我们除要求学生牢固掌握针灸学基本理论和基本知识外，还注重培养学生的临证处方能力、思维能力与科研能力，以使本课程在基础性、时代性、前沿性上达到有机地结合。为此我们通过课堂上相关经穴介绍学科研究进展，加强学生思维能力与科研能力的培养，使学生爱学习、会学习。注重教学内容的更新，修订教学大纲，结合针灸学教学的具体情况，针对不同专业和不同学时数，结合规划教材，及时修订符合我院实际的教学大纲。针灸教育应以培养高等技术应用型人才为教学指导思想，学生毕业后要能胜任医疗预防保健第一线岗位需要，因此我们本着基础理论教学"必需、够用"为度，重视操作技能培养的原则，重新修订了教学大纲，本大纲对理论知识要求掌握的深度、广度、对实验课的时间安排和比例均较合理。并且以指导性、实用性、可操作性为原则讨论制订了"针灸学教学大纲"，从整体上对针灸操作技能的教学过程有所规划，分阶段、有步骤地实施，使之能更好地适应针灸教育培养技能型人才的需要。

在教学方法上，引进先进的教学理念和教学方法，并根据培养目标和适应社会的需求，提高学生就业竞争力，及时加大了对学生思维能力和动手能力的培养。在多年的教学中，本人尝试了以学生为主体的教学模式，如选取教材中合适的章节，预先让学生查阅资料，然后在课堂上采取学生主题发言和讨论，最后教师点评的教学形式，引导和培养学生进行主动学习、快乐学习、科学学习，最终达到学习能力和掌握知识的同步提高。

1. 讲授与讨论相结合

在教学方法上，我们在强调"三基"的基础上，精简讲述内容，减少课堂讲述时间，增加讨论时间，授课老师首先布置教学内容，让学生讨论，中途学生若有问题可以向老师提出，最后由老师总结。这样不但充分调动了学生的学习热情，而且培养了他们的自学能力，为今后进一步的学习从方法上打下了基础。

2. 理论讲授与实践操作相结合

本学科的实践课进度与理论课进度保持一致，在理论讲授一个阶段之后进行实践教学，在实践课中，针对讲授的内容进行实践操作练习，以增强学生的动手能力。

3. 教学与临床能力培养相结合

长期的教学实践中，我们发现病例讨论是训练临床思维的极好材料，为此我们组织收集了一些典型病例，在理论课和讨论课上组织学生学习，这样就使学生在具体病例讨论中掌握疾病的概念、表现、治疗原则及治疗方法，从而起到由点及面的效果。同时，组织学生到临床见习具有典型表现的病人，实现真正意义上的理论联系实际。

最终我们按照几个模板对《针灸学》精品课程建设进行了梳理：

1. 课程概况

此部分介绍了课程简介，修订了教学大纲，根据不同专业对课程的学时进行了调整，对主讲老师的基本信息包括教学情况、学术研究进行介绍，同时有讲课视频供学生网上游览。

2. 电子教案及讲稿

我历来认为教案是最能体现教师教学思想、教学过程以及教学精华的重要方面之一，书写教案是体现备课思想、整理教学思路的过程，因此也是及时反馈教学、总结教学的一种模板。优秀的教案集中反映了教师的教育思想、智慧、经验、个性和教学艺术性等多个层面。教师的教学质量如何，很大程度上取决于教师的责任心，而教师的责任心首先表现在是否能够认真备课和编写教案上。编写教案的目的是实施教师培养学生的实践思想，它要体现教学活动的整体功能，增长学生的知识，发展学生的能力和形成学生正确的情感、态度和价值观。任何一位教师不管教学经验多么丰富，都应写好教案，它是教师在钻研课程目标、教材、教学参考书和了解学生的基础上，经过充分准备精心设计出来的成果。只有这样，课堂教学才能有目的、有计划地进行。

优秀的教案应该抓住几个环节：首先要博览精选厚积薄发：教师应该是一个学识渊博的人，她不仅要精通本专业的知识，对相关专业的知识甚至对教育学、心理学、天文地理等各方面的知识都应该掌握或了解；其次对各种教学资料不能机械地照搬照抄，重在消化吸收，贵在创新运用，把教学参考书作为开拓思路的工具，在此基础上结合实际去发挥、去创造；其三贵在认真，力求真实：凡引入教学资料中的观点必须科学可靠，强调真实性、科学性，避免出现知识上的错误。

最后还要加强创新，注意差异，随时关注本学科的进展，尽可能保证引入的教学资料具有先进性和创新性，避免千人一面，要反映出自己的特色。

正是在精品课程建设的过程中我将多年的点滴教案进行了编写整理，在遵循高校《针灸学》教学大纲的基础上，在体例的编排上尽量与其一致，但在具体内容上有了创新。

为了使学生对针灸医学有一个全面的了解，在针灸学内容之前用一定的篇幅介绍了与针灸医学发展有关的历史，特别对重要的针灸医籍进行了介绍，提示他们在学习的过程中要认真阅读，达到"读经典，做临床"的目的。

大量临床实践证明，相当多的腧穴，其所处位置、主治功用与其命名密切相关，如果在最初学习腧穴的阶段就能清楚地掌握，那么对日后的临证意义重大。例如孔最为通达鼻孔宣通肺气最宜之穴，故名。又如犊鼻为髌韧带两旁凹陷有如牛犊鼻孔，故名。因此将全部腧穴增加了释名。此外针灸的腧穴与中药一样也有各自的功能，临证据此发挥不同的作用，而且腧穴的主治特点也是与功能不可分割的。但是迄今为止所有正规针灸教材都缺少腧穴功能，这样不利于学生和同行对腧穴的掌握。

很多腧穴的功能主治有相似的地方，临证如何选择最佳的穴位，这是目前困扰很多医生的环节，因此对那些既常用又容易混淆的穴位增加了异同比较，着重突出相关穴位的功能、主治、经脉特点，使其临床应用更具针对性。

在治疗篇中为了拓宽治疗方法，根据不同病症将目前比较有影响力的名家或不同医家的治疗方法、选穴特点及组方经验有机融合，力图让读者耳目一新，既拓宽了视野又节省了学习的时间，达到事半功倍的效果。

总之，教案是老师教学的一面镜子，教案的书写要体现主导主体作用，即"教"为"学"服务。作为教学过程经验总结的教案，不仅仅见证了各自的从教过程，而且会成为教师不断积累、不断提高的一个阶梯。

3. 实践教学

针灸学以其实操性为特点，为了便于学生实习我们制定了针灸实践教学大纲，将针法、灸法、罐法、放血疗法等拍摄成视频，供学生反复观看。同时选择临床上针灸治疗的常见病、多发病制作成教学课件，充分利用网络的优势可以使学生有足够的时间反复收看，消化吸收。

4. 题库

为了帮助学生对《针灸学》的内容进行不断复习，此外也是为了配合学生毕业后参加执业医师资格考试（针灸的内容是中医专业必考内容），我们花费了大量时间编写题库供学生课下进行练习，题库力求贴近临床，涉及的内容也与大纲相符，切实达到针灸教学的目标。

经过以上内容的具体实施，"针灸学"最终成功申报，成为首医中医临床专业第一门校级精品课程。自此接下来我又连续三年申报了首医的研究生教材建设和课程建设课题，进一步细化了相关内容，在建设中通过教学研讨会、师生调研、现场听课等方面不断完善、不断修正，收到了满意的效果，对提升本门课程的教学质量起到了推动作用。

五、教学质控

北京中医医院自成立以来就承担着教学任务，特别是 21 世纪以来社会对中医的需求越来越广，中医临床的工作也越来越繁重，为提高教学质量，这就要求我们必须有一支高质量的教师队伍，为此医院自 2006 年开始成立了医院教学督导专家组，我荣幸地被任命为组长。凭借着我的教学实践体会和教学管理经历深深感到责任的重大，为此我着重从几方面入手。

（一）制定教学制度

当时有着 20 多年临床经验的我深知在众多医生心目中临床的工作高于一切，无论从哪个角度来说都是必须认真对待并高效完成的，因为所有的考核都是围绕临床进行的，甚至在医院的评审、评优、考核等各个方面临床医疗无一不是重中之重。但是谈到教学就另当别论了，很多科室把教学当成一个负担，教学工作既不能给科室带来生计也不会给个人带来效益，所以对于此项工作更多的是抱着完成任务的心态。针对这种情况我们制定了相应的管理制度，科室主任要负责教学备课的进行，严把新教师试讲的质量，要对本科室的老师进行现场授课的抽查，每学年进行数据整理予以通报。制度的制定是提高教学质量的前提，尽管在执行过程中还有很多不如意的地方但是毕竟起到了监察督导的作用。

（二）强化教师试讲

随着医院作为首医的附属医院、北中大的教学医院，教师的需求量越来越大。实事求是地说教学授课是一门艺术，并非所有医生都可以胜任的。实践中的确发现有很多医生临床疗效很好，但授课缺乏重点，讲课没有条理，层次模糊不清，授课时语音语声平淡缺乏感染力，学生反映授课效果不佳。鉴于此种情况每学期我们都安排新教师的试讲，严格按照评分标准评判，对不合格的教师坚决不能上讲台，同时责成科室进行统一辅导培训。这样做的结果督促科室重视此项工作，注意选拔真正适合讲课的优秀医生作为教学的中坚力量。在这个过程中也发现了不少极具潜能的优秀教师后备队伍。

（三）提升教案、授课质量

对于教师的教案严格管理，每次课都要明确重点、难点、疑点，对熟悉、掌握、了解等内容要交代给学生。讲课既要遵循大纲的要求又要紧密结合临床，内容要充实，信息量要大，尽可能避免照本宣科，提倡适当介绍学科的新进展。在教学方法中坚持规范用语、精练生动，善于启发诱导从而激发学生的学习兴趣，力求课堂气氛活跃，有良好的互动性。特别强调授课中能适时反映相关学科的新进展，拓展相关学科领域的知识，有机结合临床，同时重视启发引导学生独立思维的能力。针对目前 PPT 教学的特点，对于规范的 PPT 制作有明确要求：PPT 作为一个展示的工具，最大的优势要展示其特点，演示性强、效率高、提纲挈领、结构清晰，其中图像和文字是 PPT 最为重要的元素。在展示 PPT 的同时，授课的信息是连接到图像和文字上的，老师的讲解也是跟着 PPT 走的。在一张 PPT 里，所有信息的框架要和模板保持一定空白，不能 100% 占具所有空间，一般来说，信息占有空间应是模板的 80%~95%。图片的组合风格要统一，要显示主体也要加用辅助文字，确定下来以后，对图片大小和布局进行整理，每张 PPT 要分清主次，多个图片之间的逻辑结构要有规律。图表展示也要清晰，一张 PPT 中最好只有一个图表，因为图表的特点就是使复杂的问题简单化，所以要求图表一定要用简单的元素概述复杂的问题，如果问题太多，一个图表放不下，可以用两张 PPT 分别表示，其余空白用文字填充。文字在 PPT 里是作为辅助元素出现的，因此文字不宜过多过密，切忌将整个文档复制过来。文字在排版中，最好用 word 排版好的粘贴到 PPT 中，行间距、对齐等格式要求能很好地表现。在课堂上要有效利用各种教学媒体、教具，同时合理运用板书和电教器材。实践已经证明高质量的备课、制作 PPT 是很耗时的，但授课的效果是非常显著的，很多学生正是通过这种独特的视觉效果而将授课的内容深深的记忆下来的。

（四）现场督导

这些年来我经常利用休息时间亲临课堂，聆听老师的授课，从而在第一时间发现问题，及时整改。当然问题不完全是来自老师，也有不少是来自学生。应该说绝大多数老师授课的态度是认真，也经过了较为认真的准备，但是讲课的艺术性不强，很多情况是老师只顾自己讲述全然不看学生，当然也无法及时反馈学生的信息，再加上语速过快、语音过平课堂的效果并不满意。还有一些老师不能合理分配学时，经常出现前松后紧的局面；在紧密联系临床方面还有很大的提升空间；课堂上的互动做的也不够，老师讲的口干舌燥，学生听的空洞乏味。而下面的学生也显得有些懒散，交头接耳的情形时有发生，至于迟到、缺席的现象也能见到。这些都是我在做督导中目睹的，针对上述问题及时与相关教研室沟通，尽快整改，对教学中出现的差错予以批评。经历了十年的督导工作深切感觉此项工作的重要性、必要性和紧迫性，尤其是当前中医发展环境的严峻，人民对中医医疗的期望都要求我们必须从学生抓起抓紧，只有培养出高质量高水平的中医后备人次振兴中医才落到了实处。多年的督导工作占据了我大量的业余时间，而且为此也得罪了一些同事，感觉我过于严格，甚至有年轻人直接发短信要求网开一面、手下留情，但我感觉个人的付出是有意义有价值的，作为一名中医人、作为督导组长我理当身先士卒。为此在2015年教师节表彰大会上作为优秀教学督导专家我特意做了如下发言，从中可以反映出我对教学工作的体会和看法。

多年的教学经历使我感到，教师的职业本身就责任重大，医学院校的教师责任更加重大，而作为既要从事繁重临床医疗工作又要承担院校教学工作的医生们来说责任无比重大。建院以来医院始终重视教学工作，为此医院自2006年成立了教学督导机构，本人受到院领导的信任和支持担任了教学督导组组长的工作，回顾这些年的督导经历感触良多，深切体会到没有高度的使命感、强烈的责任感以及对中医教育的忧患意识是无法做好此项工作的，在此期间督导工作得到了院领导、教育处、各个教研室的理解配合与支持。曾经有朋友人问我，有多少年轻医生是所谓铁杆中医，他们的专业思想是否牢固？我的回答是，要想让中医院校的学生对中医从无知到有感觉，又从有感觉到有兴趣、到喜欢直至为此奉献毕生，这其中老师的作用至关重要。回想当年我做学生的时候正是老师的启发诱导、谈古论今才使我能够自觉地利用一个寒假将伤寒论全书背诵，正是带教老师的细心点拨、深入浅出才使我对针灸充满了好奇神秘以致产生了极大热情且毕生以针灸为伴，当然更要感谢医院给我创造了跟随国医大师贺普仁的难得机会；同样正是由于我们赶上了像周志成、孙伯杨、吉良晨、夏寿人等前辈老师耐心严格的带教才得以使我们在学校阶段打下了相对扎实的基础，我谈以上这些就是要表达一个意思，教师的作用是无法替代的。那么当我们站在讲台上、面对即将成为我们同道的学生是否理应认认真真，兢兢业业，而照本宣科、敷衍应付的现象是否与教师这个职业格格不入呢？通过这些年的督导工作的确发现了很多具备教师素质又有特长的年轻队伍，她们的授课充满激情，她们的PPT做的生动立体，产生了良好的视觉效果，他们还能结合目前学科的进展给学生更广阔的空间。当然我们也必须承认：一个优秀的医生未必一定是个优秀的教师，他们之间还是不同的，并非所有的医生都具备教书的才智，有时候是有些天分的因素，因此要提倡发挥各自所长。

　　借今天这个场合我想谈一个现象：时下首医中医系很多学生是被调剂过来的，换言之他们最初是没有学中医这个志愿的，对于这批学生如何通过我们老师的授课、带教、实习来改变他们的想法，让他们切实感受到中医的博大精深和魅力无穷，从而愿为之奋斗终生，这其中老师的凝聚力就凸现出来了。中医的发展离不开教育，人才的培养也必须"学"字当头，与其抱怨忧患中医的前景，不如从我做起，从教育做起，用我们的辛勤耕耘切实培养出高质量、高水平的中医后备人才。还是那句老话"前途光明，道路曲折"，身为教师理应用我们的责任与爱心去努力诠释三尺讲台的神圣与高贵。

六、著书立说

很早就有朋友提议将我多年的教案进行系统整理出版发行，当时由于工作太忙等诸多原因无暇动笔，因此此事就耽搁下来了，直到2011年承担了首都医科大学研究生教材建设和课程建设课题，作为课题的一部分就是系统整理教案，编写教材，利用这个机会我将多年的素材进行了整理，出版了《程海英针灸学精品课程教案》。出版这本书的目的是希望重视教案的书写，因为教案是最能体现教师教学思想、教学过程以及教学精华的重要方面之一，书写教案是体现备课思想、整理教学思路的过程，因此也是及时反馈教学、总结教学的一种模板。教案集中反映了教师的教育思想、智慧、经验、个性和教学艺术性等多个层面。教师的教学质量如何，取决于教师的责任心，而教师的责任心，首先表现在是否能够认真备课和编写教案上。编写教案的目的是实施教师培养学生的实践思想，它要体现教学活动的整体功能，增长学生的知识，发展学生的能力和形成学生正确的情感、态度和价值观。任何一位教师不管教学经验多么丰富，都应写好教案，它是教师在钻研课程目标、教学参考书和了解学生的基础上，经过充分准备精心设计出来的成果，只有这样，课堂教学才能有目的、有计划地进行。

（一）重点环节

在多年的课堂授课中，我授课的对象分别为本科、研究生、成人教育、国际友人，各不相同，但是认真备课、书写教案是不变的，总结起来感觉应该抓住以下几个环节。

1. 博览精选，厚积薄发

教师应该是一个学识渊博的人，她不仅要精通本专业的知识，对相关专业的知识甚至对教育学、心理学、天文地理等各方面的知识都应该掌握或了解。

2. 消化吸收，贵在创新

对各种教学资料不能机械地照搬照抄，重在消化吸收，贵在创新运用。把教学参考书作为开拓思路的工具，在此基础上结合实际去发挥、去创造。

3. 贵在认真，力求真实

凡引入教学资料中的观点必须科学可靠，强调真实性、科学性，避免出现知识上的错误。

4. 加强创新，注意差异

随时关注本学科的进展，尽可能保证引入的教学资料具有先进性和创新性，避免千人一面，要反映出自己的特色。

（二）体例创新

该书是将多年的点滴教案进行编写整理而完成的，整个编写过程在遵循高校《针灸学》教学大纲的基础上，在体例的编排上尽量与其一致，但在具体内容上有如下创新。

1. 从针灸史入门

为了使学生对针灸医学有一个全面的了解，在学习针灸学内容之前用一定的篇幅介绍与针灸医学发展有关的历史，特别对重要的针灸医籍进行了介绍。从针灸学理论基础的初步奠定、《黄帝内经》对针灸学的主要贡献、针灸学专科化的实现以及针灸学的全面发展等方面逐一展开，提示学生在学习的过程中要认真阅读，达到"读经典，做临床"的目的。

2. 增加腧穴的释名和功能

腧穴名称是腧穴学名词术语的重要内容，有关命名含义的解释古代文献多有记载，因此了解腧穴命名的含义对记忆穴位、理解脏腑气血、经脉流注、腧穴功能及临床应用均有很大帮助。

中国古代社会非常重视事物的"命名"，所谓"名不正则言不顺，言不顺则事不行"，"当名辨物"是学术研究的基本要求。《素问·阴阳应象大论》说："气穴所发，各有处名。"孙思邈《千金翼方》说："凡诸孔穴，名不徒设，皆有深意。"可见，腧穴命名是建立在古人对穴位作用深刻认识基础之上的，是临床正确理解穴位进而正确应用穴位的前提。药有药性、穴有穴性，正确理解穴名是掌握穴位作用的基础，古人对腧穴的命名，取义广泛，可谓上察天文、下观地理、中通人事，远取诸物、近取诸身，结合腧穴的分布特点、作用、主治等内容赋予穴位特定的名称。大量临床实践证明，相当多的腧穴，其所处位置、主治功用与其命名密切相关，如果在最初学习腧穴的阶段就能清楚地掌握，那么对日后的临证意义重大。例如太渊：太为盛大之意，渊指渊而博，穴当寸口，为肺经原穴，又为肺气大会之处，故名。又如阴陵泉：膝之内侧为阴，胫骨内侧髁高突如陵，髁下凹陷为泉，故名。身柱：支撑为"柱"，意指其重要，穴当第三胸椎下，在两肺俞之间，意指脊椎为一身之柱，又指肺主人一身之气，其作用重要，故名。

针灸的腧穴与中药一样也有各自的功能，临证据此发挥不同的作用，而且腧穴的主治特点也是与功能不可分割的。但是迄今为止所有正规针灸教材都缺少腧穴功能，这样不利于学生和同行对腧穴的掌握，故该书增加该部分内容。

3. 腧穴异同比较

很多腧穴的功能主治有相似的地方，临证如何选择最佳的穴位，这是目前困扰很多临床医生的环节。临床上经常遇到一种情况：当学生问某种疾病在针灸选穴上如何把控时，一些老师的回答竟是：都差不多。正是基于这种局面，我决定一定要增加腧穴差异比较这个内容。因此在这本书里对那些既常用又容易混淆的穴位增加了异同比较，着重突出相关穴位的功能、主治、经脉特点，使其临床应用更具针对性。例如：太白和公孙都是足太阴脾经穴，前者为脾之原穴，是治疗脾虚证之常用穴；后者是脾之络穴，是治疗脾胃实证之常用穴。又如三阴交、血海、膈俞三穴均可治疗血证，三阴交治疗全身性血证，对于妇女血证疗效显著；血海偏于治疗下半身血证，一般指妇科月经病，较之三阴交的治疗范围就局限很多；而膈俞位居后背部临床多治疗上半身血证，如咳血、呕血等，又由于是八会中之血会穴，因此长于治疗慢性出血性疾病。腧穴的比较可以帮助大家有针对性的临床选穴，从而达到最佳的治疗效果。

4. 融入名家经验

在治疗篇中为了拓宽治疗方法，根据不同病证将目前比较有影响力的名家或不同医家的治疗方法、选穴特点及组方经验有机融合，力图让读者耳目一新，既拓宽了视野又省去了学习的时间，达到事半功倍的效果。下面以中风为例。

（1）手足十二针法（王乐亭经验方）

根据五输穴精选而组成，为治疗半身不遂的首选方。方穴组成：曲池、内关、合谷、阳陵泉、足三里、三阴交，双侧针十二针，故名。

方义：曲池为手阳明大肠经的合穴，气血流注于此比较旺盛，阳明为多气多血之经，肺与大肠相表里，故能调理肺气，宣气行血，搜风透邪，凡经络客邪，气血阻滞，均可取之，故可通气血；合谷为手阳明大肠经之原穴，原气是推动人体生命活动的基本动力，与曲池合用，可加强行气血，通经络的作用；阳陵泉为足少阳胆经合穴，八会穴中的筋会穴，与肝相表里，肝又主筋，故有疏筋利节之功，可疏筋利节；足三里为足阳明之合穴，且为土穴，为土中之真土，脾胃相表里，主水谷之运化与受纳，为气血生化之源；以上四穴均为阳经穴，且均为特定穴。根据"阴阳互根""孤阴不生，孤阳不长"的理论，又选用了内关、三阴交两个阴经穴，内关为手厥阴心包经的络穴，通三焦，有通调三焦气化作用。且心包为心之外围，代心受邪，代心行令，故有通脉活血之效；三阴交为肝、脾、肾三经之会穴，补脾中兼顾肝肾之阴，肝藏血、脾统血（化源）、肾藏精，精血互生，故有培补精血，益阴固阳之功，与阳陵、三里相配可调节足三阴经与足阳明、足少阳之气血阴阳，六穴相伍，可达行气活血，通经活络，疏筋利节之功。

组方特点：穴位均在肘膝以下，操作上简便易行，患者易于接受，且能避免伤及内脏。穴位少而精，运用起来较灵活，利用五输穴的特殊作用，可单独运用，也可组合于其他治疗方案之中。此方除用于半身不遂外，还可用于瘫痪、痹证等病。

（2）十二透刺法（王乐亭经验方）

本组处方，均行长针透刺，强刺，适用于中风日久，出现肌肉萎缩、痉挛等顽固病症，功用：通经活络、舒筋利节。

处方：肩髃→臂臑、腋缝→胛缝、曲池→少海、外关→内关、阳池→大陵、合谷→劳宫、环跳→风市、阳关→曲泉、阳陵→阴陵、绝骨→三阴交、丘墟→申脉、太冲→涌泉

透刺要点：掌握好适应证，主要是针对病程日久、病情顽固、难以治疗的病症；正确理解透刺的功能，通经活络、调补气血、舒筋利节，穴位选择患侧；补泻手法要适宜，透刺的刺激量大，如使用不当，易伤气血，所以体虚时应在进针后首先使之得气，然后再透刺到对侧穴位，体壮证实者可直达对侧穴位。

（3）督脉十三针方（王乐亭经验方）

方穴组成：百会、风府、大椎、陶道、身柱、神道、至阳、筋缩、脊中、悬枢、命门、腰阳关、长强。

方义：本方多用于病程已长，功能仍未完全恢复的中风患者，其创方用意在于强腰壮脊，补肾助阳，以促进中风瘫痪患者的早日康复。

（4）老十针方（王乐亭经验方）

方穴组成：上脘、中脘、下脘、气海、天枢、内关、足三里。

方义：本方其目的在于健脾胃，促运化，临床多用于长期卧床而引起的食欲不振，肢体功能恢复不全的患者。

（5）三棱针放血方（贺普仁经验方）

方穴组成：百会、四神聪、十宣、十二井等穴。

方义：中风病位在脑，百会、四神聪均位于头部，以三棱针点刺出血，可泻其气血并逆于上的邪热及其瘀滞现象，况百会及四神聪均有镇静安神之效，因此可减少中风中脏腑之闭证的躁动现象；十宣或十二井均位于四肢末端，具有泻热开窍、镇静安神之功。总之，三棱针放血法的主要作用，在于清热泻火、镇静安神。

（6）火针疗法的应用（贺普仁经验方）

方穴组成：肢体关节的阳侧面。

方义：由于肢体关节的功能长期不能恢复，形成关节只能屈而不能伸的状态。以火针刺于关节的阳侧面，可缓解肢体关节的拘挛状态，即所谓疏筋利节的作用。适用于肌张力高的患者。

（7）补中益气方（周德安经验方）

方穴组成：百会、中脘、气海、太渊、足三里、三阴交。

方义：李东垣认为，中风为本虚标实，国家级名老中医周德安主任据此以扶正健脾为主创立此方。百会位于颠顶，具有升提阳气，鼓动全身之气的作用；气海为人体元气之海，主人体一身之气；两穴合用，益后天之气，补先天之气，以其达到以气带血之目的。太渊为肺经原穴，又为八会穴中的脉会穴，肺主一身之气，血液在脉动管中运行，补太渊既可益气补血，又可行气活血；中脘为胃之募穴，又为腑会穴，可健脾胃而益后天之气；足三里为胃之合穴及下合穴，是人体强壮穴之一，有补益人体后天之本的作用；三阴交为脾经穴，是足三阴经的交会穴，临床偏于治血，血虚可补，血瘀可通。三者补益脾胃，益气培本。后天之本强壮，气血化源充盛。诸穴相伍，可共奏益气养血、通经活络之效，多用于气虚血瘀的中经络患者。

（8）醒脑开窍方（石学敏经验方）

主穴：内关、人中；操作时先刺内关 1~1.5 寸，用泻法，行针一分钟后刺人中 5 分，用雀啄法至流泪或眼球湿润为度。

配穴：委中进针 1~1.5 寸，用泻法，提插到病人下肢抽动 3 次为度，三阴交向后斜刺 1~1.5 寸，用补法，提插到病人下肢抽动 3 次为度；极泉、尺泽直刺 1~1.5 寸，用泻法，提插到病人下肢抽动 3 次为度。

方义：人中调督脉，使阳经上亢之风痰气火得以清泻，内关开窍启闭疏通气血，二穴共奏息风豁痰，醒脑开窍，据脑电图、脑血流图观察，本组配穴有镇静、解痉、降压、促苏的作用。

这种内容组合方便了学生，可以利用有限的时间了解更多的内容，为他们的临床提供了很多信息。

这样编排的优势就是方便学生和读者对某个疾病的针灸治疗有比较全面的了解，能根据临床不同情况随机选取。

5. 横向贯穿

针灸临床的特点是病种多，各个系统的疾病都会寻求针灸的治疗，因此对于一个优秀的针灸医生来说对于疾病的了解必须是全方位的，他可能不必精深但必须宽泛，尤其是中医的病名更多的时候只是一个症状，因此要求我们这个专业视野一定要广要宽，为此在该书的写作中我特意在治疗篇刻意强化了这一点。下面以头痛为例。

头痛作为一个症状见于多种疾病中，应加以鉴别。

高血压病：疼痛常位于额部、枕部，头痛随血压增高而加重。

脑膜炎：持续发作，常伴有颈肌强直与呕吐，在转动头位、咳嗽、用力时，头痛明显加剧，且伴有发烧，末梢血指标升高，脑脊液异常。

蛛网膜下腔出血：起病急骤，剧烈头痛，恶心呕吐，逐渐出现脑膜刺激征，脑脊液血性。

颅脑占位性病变：头痛部位固定不移，伴有神经系统体征，CT扫描可协助诊断。

颞动脉炎：烧灼感或搏动感，多限于颞动脉分布区域，体位改变转动头位对头痛均无影响，可伴有低热、乏力、食欲减退及眼疼羞明、视力减退。

脑外伤：有外伤史，可伴有意识障碍或昏迷。

神经性头痛：每于劳累、用脑过度、情绪波动时发作。

按照以上内容可以使学生对所学知识有一个横向的贯穿，培养他们善于总结、寻找规律的进行学习和实践，提高临床应急能力。况且目前来针灸就诊的病人所患病种很杂，因此对医生的诊断水平也有较高的要求，特别是对相关西医疾病的诊断要有基本的掌握和了解。

总之，教案是老师教学的一面镜子，教案的书写要体现主导主体作用，即"教"为"学"服务。作为自己教学过程经验总结的教案，不仅仅见证了自己的从教过程，而且会成为自己不断积累、不断提高的一个阶梯，换言之教案是促使自己成功的前提条件之一。正是有了多年书写教案的积淀，积累了丰富的教学经验，提高了教学质量，本人才能作为负责人成功申报首都医科大学第一个中医临床专业—《针灸学》的精品课程，又是目前唯一一个获得中医临床专业优秀教学团队带头人称号的人。

七、师承导师

时间进入到了 2015 年，我已经有了 33 年的行医历程，恰逢北京市中医管理局为贯彻落实北京市政府《关于促进首都中医药事业发展的意见》，进一步加强基层中医药人才培养，决定继续开展北京中医药传承"双百工程"，拟在全市范围内确立一百名老中医药专家为指导老师，我非常荣幸的入选百名指导老师之中，并被要求作为指导老师代表进行发言。接到任务后我进行了认真思考，结合本人的师承经历和目前中医传承工作中遇到的问题，以及阻碍中医发展的社会历史问题在发言中谈了个人的想法，下面是我在拜师会上的发言内容。

今天我们在这里召开双百工程拜师会，自己感到既熟悉又亲切，1997 年我曾以继承人的身份参加了第二批国家级名老中医拜师大会，如今是以指导老师的身份参加这个大会，在感谢各级领导多年的培养和信任的同时也深深感到了责任的重大。长期的临床实践证明中医传承工作是发展中医药的重要举措，老中医药专家的学术经验和技术专长是中医药学的宝贵财富，为他们选配继承人是培养造就新一代高层次中医临床人才和中药技术人才的重要措施，如何做好师承，如何做好名师良医是非常关键的。毋庸置疑，"名师""良医"德为先，《黄帝内经》云："天覆地载，万物悉备，莫贵于人。"唐代孙思邈的"人命至重，有贵千金，一方济之，德逾于此"的名言都说明了生命的珍贵，也包含着对"重生"的高尚医德的期待。治病救人与博施济众作为"医乃仁术"的重要内涵使仁德与医术成为传统医学中不可分割的一体两面，两者的结合凸显了医生道德修养的根本性，这就是医学作为仁术的突出特点，也是历代医家的行医宗旨。明代医家徐春甫在《古今医统大全》中说得很清楚："医之为道，非精不能明其理，非博不能至其约"，他认为读书必细心揣摩其理，一诊一视，一方一药，均穷其要领而后用，他主张良医必须兼通针灸与药物。纵观古今，一个卓有成就的医生不仅医技精湛而且精通各种知识方可融会贯通。

中医传承源远流长，绵绵不断数千年，师承为其关键，或口传心授，或著书教习，不仅使中医得以延续，而且在传承中代有发展。在这一过程中，历代医家对传承择徒、拜师标准的确立发挥了重要作用。中医传承既是一项服务大众、造福人类的普及性工作，同时由于中医学的专业性必然要对传习者有所选择，只有"传者得其人，承者得良师"中医药学才能得到更好的发展。我相信所有中医大家都是从这近乎严苛的择徒、拜师标准中将中医从前辈手中接过，尽力完善和发展再交付给下一辈去传承与发扬的。

20世纪初（1916年12月）蔡元培在《就任北京大学校长之演说》中讲道："师也者，授吾以经验及读书之方法，而养成其自由抉择之能力者也。"从这个角度说，教会如何学中医更为重要。从我师承的近二十年的经历体会到经典是前辈智慧的结晶，是留给我们的信息链条，我们在读经典时已无法还原那个时代的场景，因此许多精髓要靠自己去体会去感悟，其中最便捷的方法就是跟师。学医是要有明师指点，这样就可以避免学医历程中的无谓重复，中国文化传播中有一个奇特现象，就是"道重师承，秘由口授""理要自悟，法要口传"，跟师的目的就是少走弯路，明师本身是得到真传之人，在他身上已经完成了几代人的积累，加之其一生的感悟，凝聚、转换成具有其自身特点的医德、医术风格。

中医诊病是用来治疗的而不只是用来解释的，西医通过各种仪器检测或许能把你的病解释得清清楚楚，而且能把你的指标治疗得很标准，这就是常说的所谓很科学。而中医的考量指标是病人本身的自我感受，既然治的是人，那么人是无法标准化和量化的，疾病不是按科学方法进入体内的，它并不受科学规矩的制约，因此所谓中医现代化的命名是不会出自明医之口的。各位回顾一下：无论是针灸泰斗国医大师贺普仁老师还是刚刚获得樟树奖的妇科名家柴松岩老师哪一位不是凭借扎实的中医基础理论、丰富的临床经验、掌握中医知识的综合性以及他们的天赋和素养才获得成功的。中医治病就是运用四诊资料、运用辨证思路去认证、然后运用中医思维去开方才能达到预期的效果。那种见到肿瘤就开半枝莲、见到肺炎就开鱼腥草、见到中风就开三七的处方一定是不伦不类的，自然不会有好疗效。大量事实证明邯郸学步、东施效颦都无法培养出合格的中医人才。因此中医必须有一套科学、严谨、有特色的人才培养体系，只有传承好才能创新好、发展好，才能培养出真正的中医大家。

会后大家普遍对我的看法表示认同，看到了目前中医传承工作的确遇到了很大的挑战，愿意携手将此项工作做好。作为指导老师我的座右铭是耐住寂寞守住信念，成功就在前方。我常和学生说作为一名医生首要的是目标明确，要经受住各种诱惑和考验，在当今繁华的社会里要守住一片净土绝非易事。中医遵循大医精诚，中医提倡恬淡虚无，中医讲究普度众生，一个优秀的中医医生没有多年地磨练是无法成才的，诊病的过程是认真分析判断的过程，他要求医生不仅有专业的知识还要善于去伪存真，抓住疾病的本质，特别是中医诊病靠的不是所谓数据，靠的是中医辨证论治的整体观念。时下很多中医医生习惯将西医诊断与中医治疗挂钩，经常可以看到肺炎就清热解毒、中风就活血化瘀、抑郁就疏肝解郁等，似乎中医的治疗就是在西医诊断的前提下运用相应的中药而已，难怪如今很多国医大师呼吁要从根本上改变此种状况。所谓辨病与辨证相结合就是要在辨证的基础上确立治疗大法和方案，因为中医的诊断历来比较宽泛，一个中风就涵盖了西医学的脑梗死、脑栓塞、脑出血等，而一个痹证既包括了各种颈腰椎病变又包括各种类型的风湿性关节炎，因此在临床上是无法有合适的对应关联的，只有按照中医的理论学说来诊病治病方可奏效，没有其他捷径可走。作为指导老师我必须把握住传承的精髓，真正让中医发扬光大。

第五章　正本溯源　上下求索

三十多年的从医历程，经我诊治的患者不能算少，复杂的病例也见过很多，在临证治疗原则的确立中我首先考虑的是疗效，尽管我酷爱中医，但遇到不同患者和病种时我会理性的选择适宜的中西医不同的治疗方法。因为我深知中医、西医是完全不同的两个医学体系，它们的着眼点、切入点尽管有不小差异，但关键是医生如何发挥各自的优势，让患者得到利益最大化，这是我们应该科学对待的。由于在医院工作的便利条件，几十年来我和家人的医疗都是以本院为主，中医治疗自然成为主流医学，尽管对西医诊疗疾病的着眼点只关注局部多少有所耳闻，但毕竟体会不深，但是今年发生在我身边的一件事使我切身感受到了西医在治疗理念上与中医的差异还是不小的。

今年元旦家人突发主动脉夹层，在诊断明确后马上转到了一家在全国享有盛名的专科医院，入院后患者持续发烧，尽管每天坚持应用抗生素，但是体温始终在38.5℃左右，几天过去了没有任何改观。除此之外还伴随口苦纳呆，不欲饮食，数日未结大便，腹胀如鼓，背腰部疼痛，彻夜难眠，舌红苔厚腻，脉滑数，当和医生通报病情希望给予退烧和灌肠通便治疗时，对方的答复是：抗生素已用，开塞露也给了，退烧药一般情况是不用的，至于灌肠我们是从来不用的，面对这种应答我只有中医这一条路可走了。于是根据病人的四诊进行辨证分析，考虑属于湿热内蕴、外邪侵袭之证，我让病人服用了清开灵口服液20ml，莲花清瘟颗粒12g，只服用了一次，2个多小时以后患者的体温降至36.7℃达到正常，尽管次日体温又有波动但基本维持在37.5℃左右，后来又加用了北京中医医院的院内制剂除湿丸，很快体温完全恢复正常直至出院。而对于数日未结之大便我最终选择了15g番泻叶泡水喝，只喝了3次总量不过几百毫升，在24小时之内患者排便8次，大便污浊腥臭，完全是宿便，自此开始患者的腹胀明显消失，背腰部疼痛大大减轻，食欲开始恢复，睡眠也大为改观，病人整体感觉逐渐步入正常，一周以后平稳出院进入保守治疗阶段。这个病例的经治历程引起了我和周围朋友的反思，表面上看中医所治疗的仅仅是发烧、便秘，所用的中药与主动脉夹层没有任何关联，但是如果不是及时有效的中药干预，患者的全身情况将直接影响到疾病本身。有西医常识的人非常清楚，此时的便秘势必会增加腹压，而腹压的增高对于急性期主动脉夹层的患者来说无疑是有极大威胁的，特别是对于腹主动脉夹层来说，由此引发的血管破裂会把患者推向万劫不复的险境，我庆幸我的当机立断，及时融入中医治疗才扭转了被动局面，使患者转危为安，当然不可否认西医的降压、止痛治疗也发挥了应有的作用。这个真实的事例让我不得不认真思考很多问题，如何看待中西医不同的内涵，如何把控中医在现代社会中的应用，如何理性的予以评判和思考中医今后的传承、发展之路，这些问题已经是不可回避的了。

一、中医是什么

中医不仅仅是和西医相对的概念，而是有着固有的深刻内容。最早提出"中医"的应该是东汉史学家班固在《汉书·艺文志》里面提到"有病不治，常得中医"，原文是"经方者，本草石之寒温，量疾病之深浅，假药味之滋，因气感之宜，辨五苦六辛，致水火之齐，以通闭解结，反之于平。及失其宜者，以热益热，以寒增寒，精气内伤，不见于外，是所独失也，故谚曰：有病不治，常得中医。"这段话的意思是，经方是根据药物的不同属性、疾病的病位和轻重、药物的性味功能以及自然界气候的情况，应用相关的方剂使机体恢复平衡的状态。如果辨证失误用方失宜，就会使精气受损。而最后说的两句蕴涵着辨治的精髓，所说的"中医"实际上是一种常态，是治病应当达到的中和平衡的状态。记得在一次国学的讲座中，主办方让我以中医文化为主题进行讲述，讲课结束后一位70多岁的老者向我提出了一个问题，他说中医的"中"是否是中庸的意思，我当时回答道：也可以这样理解，但我的理解是"中和"之意，换言之，中医就是通过各种方法最终使得机体达到中和、平衡、协调状态的一门医学，而绝不仅仅是公众所理解的"中国医学"这一狭义的概念。

国医大师任继学老先生曾说过："不到六十不懂中医"，此话颇有道理。很多人认为科学讲究清晰、讲究量化，而中医的整体观似乎常常是模糊的，如何看待这个问题，究竟是清晰更接近事物的整体本来面貌，还是模糊更接近事物的整体本来面貌呢？在中国文化里，中医恰恰是在模糊中间有着极其精确的一面，这也就是中医博大精深之所在，而浅尝辄止者焉能体味其中的奥妙无穷？俗话说得好实践是检验真理的唯一标准，中医的治病养生大概无人能否认吧？中医经历了几千年的实践检验，至今仍有旺盛的生命力，证明是经得起实践检验的，所以我认为中医是内容最丰富、最有条理、最有效的医学科学。

二、整体观是中医的精髓

真正的中医，一定是从整体上把握人体，而且一位好中医，应该是位全科医生。目前在临床上经常可以看到很多患者到医院看病不知道该挂哪科的号，有些患者的疾病比较复杂，常常涉及多个系统，此时患者会奔波在几个科室之间。实际上我在学校学习扁鹊传的时候原文就记录的很清楚："扁鹊名闻天下，过邯郸，闻贵妇人，即为带下医；过雒阳，闻周人爱老人，即为耳目痹医；来入咸阳，闻秦人爱小儿，即为小儿医；随俗为变。"由此不难看出古时候的中医是全面掌握中医辨证精髓的，但今天对于中医而言，目前从院校教育开始，中医临床采取分科教育，如果说这样做是为了条理清晰便于学习尚可理解，但是到了中医医院又在内外妇儿的基础进一步细化科室就偏离了中医诊病的主线了。众所周知，历代名医，无论是医圣张仲景，还是药王孙思邈都不是治疗某一类疾病的专科大夫，仲景的《伤寒杂病论》、孙思邈的《千金方》几乎无所不治。自古以来，中医也通常是医药不分家的，自己开方，自己备药，名医通常都是精通药学的，典型的如李时珍，既写出了中药著作《本草纲目》，也有医书《奇经八脉考》和《频湖脉学》传世；清代名医汪昂，也著有经典药书《本草备要》，而且古时候中医诊病时，针灸和方剂常常相互为用。如今内科医生极少有用针灸治病的，而针灸医生除了简单的几个方剂以外也极少开汤药，至于经方就更谈不上了。就以我所在的医院来说，当初一个大内科，如今也分成了心内科、呼吸科、消化科、痹证科、血液科等，这样的路子，是否是真正的中医思维呢？

新中国成立以来成立的中医院校，基本参照了西医教育模式，将本为一体的中医、中药分开，并将中医临床按各科进行细分，所以在大家的观念里，中医和西医一样，也是严格分科的，甚至去中医院就诊时，也自觉地挂皮肤科、普通外科、泌尿外科、乳腺外科等，现在的中医医生已经习惯了分科的模式，往往会不由自主地把疾病也分科，这无疑造成了一种局限性思维，容易变成"头痛医头，脚痛医脚"的治标思路，而对中医强调的治病求本的理念逐渐淡忘了。试想在疾病的诊察中真能分得了科吗？大家常见的咳嗽，虽然看似病位在肺，难道与脾失健运就无关吗？与肾不纳气也无关吗？与木火刑金无关吗？正如《内经》所云："五脏六腑皆能令人咳。"如此说来其中除了涉及呼吸科以外还涉及消化科、肾病科以及肝病科等，难不成让病人穿梭在这些科室间吗？所以真正的好中医，是不能分科的，也分不了科，否则与盲人摸象又有何异呢？一个多世纪以来灭绝中医的声音不断，直至今日仍有很多所谓知名之人在诋毁、攻击中医，但是中医在国际上的影响日益提升，甚至一部分西医医生到了国外也异口同声地标榜自己是中医医生，而绝不提自己的西医身份，难道还不说明问题吗？中医针灸走出国门的事实、中医在逆境中得以保留下来难道不正是她的生命力所在吗？而其中最根本的就是中医学说最核心的部分——整体观念、辨证施治。

三、用中医思维诊病

（一）审察病机，无失气宜

为了说明中医治病的思路我还是以本章开始的那个主动脉夹层患者为例，患者高热，口苦纳呆、不欲饮食、腹胀如鼓、大便已经 7 日未结，背腰部疼痛，彻夜难眠，舌红苔厚腻，脉滑数。对于这个病人，如果我把中医的四诊告诉大家，相信大家经过辨证都会开出有针对性的治疗方药，但是现实是一旦知晓了西医的诊断后，就被主动脉夹层给吓着了，对于用中医治疗这个动议绝大多数人是既不敢想更不敢治，这是目前中医队伍中一个共同的问题。患者高热多日，又有明显的阳明腑实之痞、满、燥征象，如果按照仲景的思路这正是运用承气汤的病证，只是由于病人住在西医医院没有煎药的条件，因此变通了一下改为口服清开灵、莲花清瘟颗粒并用番泻叶泡水服下。之前虽然每天都在喝蜂蜜水、都在用开塞露，但是毫无效果，究其原因可以举例说明：一口干锅架在熊熊燃烧的大火上，如果只是一点一点地往上浇水，你就是把几桶水耗干，最终也不可避免的会将大锅烧破，如果是人呢，命自然也就没了，这就是我们常说的扬汤止沸无异于是。在整个的治疗中所用的中药没有一味是治疗主动脉夹层的，但是用药以后患者得以顺利排便，至此腹胀全消，体温正常了，最可喜的是想吃饭了，随后疼痛全无，夜间也可以保证几小时的睡眠，精神状态明显改善，在发病两周的影像学复查后，专家明确表示可以继续保守治疗进行观察。通过这个病例我感触最深的是如果单纯就主动脉夹层来说中医无从下手，但是在临床上绝不要受西医病名的禁锢，关键是不要让这些可怕的诊断禁锢中医的思维，运用我们中医的四诊合参，运用各种辨证手段，时刻牢记中医的精髓所在，只要选方用药准确，解决了患者的病痛，那就是最好的结果。当然这只是我几十年行医历程中经历的最为惊心动魄的病例，但也就是这个病例带给了我极大的收获和感悟，更加坚定了用中医思维诊病、治病的信心。正如《灵枢·九针十二原》所云："言不可治者，未得其术也。"《素问·至真要大论篇》："余锡以方士，而方士用之尚未能十全，余欲令要道必行，桴鼓相应，犹拔刺雪污，工巧神圣，可得闻乎？岐伯曰：审察病机，无失气宜，此之谓也。"

（二）同病异治，异病同治

中医诊病的关键环节是辨证准确，因此临床上为何在决然不同的疾病中却采用了类似或者完全相同的治法，而在不同疾病、不同症状的情况下却采用同样的治法，这就是中医诊病的奥妙所在。

1.同病异治

感冒是任何人都会经历的，西医学一般诊断为"上感"，病人如果看过西医都会拿到相同的药物，无非就是抗炎、退烧等药，但是到了中医这里一个普通的感冒却可以反映出医生的水平。我在临床上经常可以遇到病人患感冒一周甚至半个月还未愈的情况，当问及他的诊治过程时对方会拿出很多服过的药物，其中中药的种类还不少，感冒清热冲剂、板蓝根冲剂、金花清感颗粒等，这些药都是西医大夫同时开的，结果疗效并不满意。其实只要有一两年临床经验的中医大夫就十分清楚，这是用药不当所致，用中医的术语就是"失治""误治"，按照目前中医内科学的规范诊断，仅就感冒来说证型就分为风寒感冒、风热感冒、暑湿感冒、气虚感冒、阴虚感冒等五种，临床上也可见夹时行感冒或阳虚感冒等不同类型，因此根据不同辨证其治疗法则分别是辛温解表、辛凉解表、清暑祛湿解表、益气解表和养阴解表，所用的方药也各有不同，面对如此复杂的感冒，哪里只是感冒清热冲剂所能够解决的呢？有些西医大夫认为用几种不同的中药同时服用就可以扩大治疗范围，因而理所当然的就可以把感冒治好。殊不知这种治法越治越坏，而且犯了中医古籍中早就指出的"虚虚实实"之戒，之所以会出现此类错误就是中西医诊病的思路是有极大差异的，一个大众极为熟悉的感冒尚且这么复杂何况其他病证呢？

在我几十年的临床中，中风的患者也不少，西医的治疗是按照卒中单元进行的，只要将其分为缺血性和出血性以后，治疗大法是统一的，除了急性期的治疗略有不同以外恢复期以后就基本一致了。而我临床上遇到的中风患者，会根据他们的病机、辨证的不同采用不同的法则予以治疗，在针灸方面所用的方法也因人而异、各不相同。患者以肢体功能障碍为主的重点以王乐亭大师的手足十二针为主；出现肌肉萎缩的选用火针点刺治疗并考虑加用透刺治疗；以语言障碍为主的要选择局部与远端穴位相结合的配穴方法，如廉泉、通里、照海等；以便秘为主时必用下合穴；而对于尿失禁、尿潴留患者则选用俞募配穴外加温通的方法。由此可见中医的治法既是多样性的同时也是有针对性的，它是以个体差异作为治疗大法确定的前提，因此这种诊治思路是有内涵、有深度的。

2. 异病同治

如果病机相同，即便所患疾病不同照样用同一种治疗法则，此时中医治病的法则，不是着眼于病的异同，而是着眼于病机的区别，所谓异病同治，既不决定于病因，也不决定于病证，关键在于辨识不同疾病有无共同的病机，病机相同便可采用相同的治法。例如久痢脱肛归属于肛肠科，子宫脱垂归属于妇科，胃下垂归属于消化科等，虽然属于不同系统的不同的疾病，但如果均反映为中气下陷证，就都可以用升提中气升阳举陷的方法治疗，代表方剂就是李东垣的补中益气汤，在针灸选穴上百会穴就是必取之穴了。又如只要病机转化为痰湿内阻就可以毫不犹豫的确定治疗大法为祛痰化湿，无论是痰湿咳嗽、痰湿脾失健运、痰湿头痛如裹还是痰湿眩晕，丰隆这个穴是一定要用的，因为丰隆在腧穴中是治痰要穴。正是因为如此，临床上对中医医生的要求自然是比较高的，换言之要想成为一名优秀的中医医生没有几十年的修炼是不可想象的。

当然我常听到一些人的说法，认为西医所以科学就是到任意一家医院里就诊得出的结论大致是相同的，因此所用的治疗方法甚至所用的药物都是一致的。而中医则不然，一个患者如果找了几个中医医生看病开出的处方可能都有差别，据此认为中医不规范。我认为同样一种病中医有多种治疗方法，可以用中药，也可以进行针灸按摩，即便同样是运用中药，照样可以开出不同的处方，也会收到同样的效果，这就是中医的多样性和有效性，所谓条条大路通罗马就是这个道理。本来这恰恰是中医的优点，如今却成了其他学科指责中医的诟病，一个中医人的医学水平，取决于个人的天赋、素养，还有掌握知识的综合性，中医是博大的，中医西医是两种截然不同的世界观和方法论，这就决定了他们有不同的认识问题和解决问题的方式方法。西医诊病注重数据，依靠化验影像资料，而中医注重四诊辨证，大量的临床实践说明相当一部分疾病等到有数据结果的时候疾病也已经进入晚期了，因此要特别注意发现患者自身的感觉，这点非常重要。假如你想用中医的办法治疗，最简单的办法就是老老实实的运用中医的四诊收集资料，运用中医的辨证思路去认证，运用中医的思维去开药，这样才能达到预期的效果。

四、中医的国际地位

说起这个话题要从我 2010 年去巴西谈起，2010 年 10 月 10 日到 22 日，应巴西圣保罗大学医学院及巴西针灸学会圣保罗分会的邀请，我随世界中医药学会联合会（下简称"世中联"）代表团，赴巴西圣保罗参加了"圣保罗首届国际针灸大会"，并在圣保罗针灸培训班上进行了为期三天的针灸讲座，60多位巴西针灸学会会员参加了培训班，在出国前的备课中巴西方面特别提出要求希望主讲人要讲"贺氏三通法"的相关内容，当世中联把这个情况通知我的那个时刻，我真切感受到了贺老的魅力、针灸的魅力。在此之前由于我常年承担国际针灸教学，接触了很多东南亚、欧洲、非洲等国家的学员，了解到在这些国家针灸应用的一些情况，因此对国际针灸中医的现状多少还是掌握一些的。就国际而言针灸水平的发展也是不平衡的，针灸的技术程度也不尽相同，普遍说来水平比较有限，只是比较死板的学了些皮毛，知道什么病选用哪些腧穴，至于深入辨证辨经基本谈不上，而且对于贺老的三通法也是知之甚少。但是作为远在南美的巴西在想象中针灸不过是刚开始起步而已，就是扫盲的水平，哪知竟明确提出了"贺氏三通"的内容，可见其影响力有多大。待我来到圣保罗亲自为他们讲课时，我发现这些学员的针灸水平几乎超过了之前所有来华学习针灸的那些医生。听课中他们不时提出一些有一定深度、有一定价值的问题，同时还将疑难患者带来请我诊治，从中学习针灸治疗原则和配穴方法以及不同的针具针法，三天的授课涵盖了妇科、精神科、神经科、五官科、肿瘤科等多学科的针灸治疗经验，在大会的最后特意安排我进行了"贺氏三通法的临床诊疗经验"为主题的操作演示，获得学员和与会者的一致好评。通过巴西之行我才真正领会了我的老师贺普仁多次谈起的：针灸首先走向世界从而带动了中医走向世界。

2012年我作为世中联的特聘专家赴西班牙马德里担任国际中医药专业技术职称考试的考官，通过几天的辅导培训和最后的考试，给我的突出感觉有几点：首先对针灸极为热爱，是真心实意的希望学好针灸为病患造福；其次面对当地全民医保的现状，而针灸又不是医保范畴这个特殊性，患者对他们的医疗水平要求很高，因此必须不断提高业务能力、医疗质量这样才能赢得患者得以生存；第三他们普遍比较注重细节，在针灸操作的每一步都十分认真，而且对常用穴的掌握并不比国内的针灸医生差多少，在个别情况下甚至还有超过我们的。考试分几部分进行，笔试包括中医基础、中医诊断、针灸理论、解剖学等，技能包括点穴、实操等内容，经过紧张严格的考试，最终除一名考生没有通过外其他的考生全部通过了。

以上两次的亲身经历不得不让我静下心来细细思考，当国内一些人在不遗余力的谈论中医是否是伪科学、中医只是经验科学时，国际上却出现了针灸热、中医热，这难道不是莫大的讽刺和滑稽吗？我始终在想，对中医妄加评论的人当中，有几个人去认真琢磨先贤的至理名言，有几个人真正聆听过痊愈患者的心声，又有几个人是真正了解或掌握中医的呢？著名科学家钱学森坚持认为中医学是一门科学，有学者认为对于科学的定论应该包含三个内容：科学是人对客观世界的认识，是反映客观事实和规律的知识；科学是反映客观事实和规律的知识体系；科学是反映客观事实和规律的知识体系相关活动的事业，从这个定义来看中医是科学的这个问题是不应该再有什么争议的了。

我曾经看到了一篇题为"当美军拥抱中医针灸的时候"的报道，明确讲述了针灸帮助减少军队止痛药的使用，针灸为士兵提供更安全、有效的治法以代替危险的止痛药，很多军人接受过很多疼痛治疗，而他们感觉接受针灸治疗是所经历的所有治疗中最喜欢的一个，除了疗效肯定以外最关键的是副作用小，这就是美军为什么积极使用针灸的最大原因。看了这篇报道我想起来，还是21世纪初的时候科里的一位前辈曾征求过我的意见，可否愿意作为针灸专家到美国为他们部队的军人进行针灸医疗工作，当时由于诸多原因我没有同意。十多年过去了，如今的报道说明针灸的确为异国的士兵解决了病痛，由此我联想到恩师贺老在20世纪末到美国出访交流，在短短三个月的时间了，亲自接诊了大量患者，特别是运用火针进行的治疗在当地产生了巨大效应，他们被针灸的神奇效果所震撼，尽管感觉是不可思议的，但他们是尊重事实的，确认针灸是极为有效的。可悲的是，作为针灸、中医发源地的中国，却在被太多所谓知名人士铺天盖地反对中医言论中蒙蔽，不顾事实的指责中医没有科学依据。

国医大师贺普仁先生在20世纪80年代提出了三通法，北京率先成立了针灸三通法研究会，后来国际上一些国家也成立了三通法研究会，仅我工作的针灸科目前就有十数人在国外从事中医针灸工作，他们为当地的患者解除了病痛，带来了福音，成为很多国家的医疗保健力量，这些事实都表明，随着现代社会激烈竞争的存在和生活水平的不断提高，世界各个国家对医疗保健也不断提出了更高要求，而中医药以其完整的理论性、高度的有效性和科学性，在未来医疗保健事业中将发挥着不可替代的作用，得到国际社会中医药卫生界的共识。

中医药在国际上的传播由来已久，在唐朝时期中医药就开始了与国际的交流，20世纪的1972年尼克松访华时，纽约时报有关针刺麻醉的报道更引起了西方医学的关注。中国加入世界卫生组织（WHO）后，给中医药在世界上的发展带来了新的机遇，中医药在国际上的发展令人鼓舞，中国与世界各国卫生部门签署的卫生合作协议或备忘录中，有很多含有中医药的合作项目或内容，各国政府和民间对中医药的兴趣和信任程度越来越高，中医药已遍及140多个国家和地区。许多国家先后成立了中医药学会和一些区域性的中医药学术团体，中医医疗服务在国际上日益广泛和壮大，除了各种各样的针灸和中医诊所外，在一些国家中医已经进入了正规的综合性医院，设立了中医科，甚至在一些发达国家建立了中医医院，各国政府对中医药也越来越重视，有些国家和地区已经为中医药立法或正在准备立法。由此可见，中医药范围进一步扩大，影响进一步加强，中医药的国际地位不断提升。

五、国内中医的现状

新中国成立近70年了，党和政府对中医事业给予了极大关注，从 1956 年成都中医学院、上海中医学院、广州中医学院、北京中医学院等四所中医学院成立至今，各省市相继成立了中医院校，投入了大量人力、物力、财力，建立了许多研究院所、中医医院，培养了数以万计的中医本科生、硕士、博士生乃至院士，2003 年又颁布了《中华人民共和国中医药条例》，如此说来不可谓不重视。但现实情况却是中医严重西化，后继乏术，医治范围逐渐缩小，中医界人士心头有种挥之不去的危机感，难怪众多老前辈发出了拯救中医的呐喊。在高度重视下，反差如此之大，原因何在？

（一）教学西化

中医高等院校是中医人才的摇篮，但即便是在这里，中医教育也面临着西化的命运，学生 1/3 时间学西医，1/3 时间学外语，1/3 时间学中医，已经成为普遍现象。一些中医经典课程不断被删减，甚至沦为选修课，而西医理论却日渐强化。目前很多院校，在教学时间的安排上，中医的课时越来越少，相比之下自然非中医的课时越来越多，对这一点我有很深的体会。我从 1987 年开始承担大学课堂教学，在我所讲的针灸学这门课程中，从 20 世纪 90 年代的 100 学时到如今的 70 学时，要知道针灸是一门操作性、实践性很强的课程，腧穴的定位必须准确，当初每讲完一条经脉的腧穴就会在课堂上为学生进行点穴，如今被减掉 30% 的课程根本没有时间完成这部分内容。作为中医系的本科生针灸固然不一定是学生今后的专业方向，但是我接触的针灸对外交流专业七年制的学生在校的课程安排中强化的是外文课程，而作为主流的针灸专业甚至还不如一些中医专业的本科生。个别院校甚至将四部经典作为选修课，而取而代之的是大量的西医课程，很多学生外语和计算机水平很高，中国传统文化修养却很差，有的读不懂《黄帝内经》《伤寒论》，有的甚至连基本的药性赋、汤头歌诀也不会背诵。更可怕的是，受教育层次越高，离中医特色越远，很多中医研究生不在中医理论基础及临床实践上下功夫，而是按照西医的模式，研究细胞和分子，做大量的动物实验，说是"中西医并重"，实际上是"重西轻中"。结果，很多学生毕业后既不懂"望闻问切"，也不会开方配药，名为中医，实为西医。一些专家尖锐地指出："现代中医教育把学生变成了中医不精、西医不通的半成品。"话虽偏激，却不无道理。更糟糕的是担任授课的老师中有相当一部分本科不是中医专业的毕业生，只是由于诸多因素考取了中医研究生，因此本身对中医的认识就很有限，个别人甚至完全不相信中医，在课堂上也存在误导学生的现象。中医内科夹杂西医病名，西医的生理病理概念大量充斥中医教材，俨然西医成主体中医成辅助甚至附庸，诊疗规范唯西医是从，临床检查诊断西医化，中医治疗方案则简单化机械化。在课堂经常会听到如下的声音：肿瘤就用斑蝥、白花蛇舌草、半枝莲，病毒就用清热解毒药，中风就用活血化瘀药，高血压就用镇肝息风药，凡此种种完全是西医药理课的翻版。正因为如此在实习过程中学生经常会问什么病用什么药、选什么穴，原本博大精深的中医学就这么被肢解了。

早在非典时期，国医大师邓铁涛就说过："中医院校目前培养不出来高明的医生，这是带有普遍性的现实，令人可怕的事实……是国家中医教育必须改革的重大问题。"中医教育改革的目的是培养高明的中医人才，是明医而不是空有虚名的"名医"。我曾经看过吉良晨老师在非典后写的一篇题为"从非典的防治谈中医学与太极拳"的文章，全文洋洋洒洒近九千字，以非典为切入点论述了中医诊病治病途径，特别强调阴阳平衡对人体的重要性。就非典而言，中医不是单一的去杀死病毒，而是通过辨证确定证候，然后选方遣药给以整体调节，这才是中医学的精髓。但是如果中医功底不深、中医理论不扎实，只能机械的选择清热解毒药应付，那么结果就不言而喻了。文章中吉老特别讲述了在 20 世纪 70 年代为著名民主人士章士钊老先生诊病中碰巧遇见周总理来探望章老的事情，其中吉老和总理谈及了一些中医的问题，后来总理曾感慨地说："如果我们不很好地学习中医，将来有可能到外国留学去学习中医。"此话意味深长，扣人心弦。吉老的这个经历也在我脑海中留下了深刻的印象，因此中医后备力量的培养必须从高校抓起。为此我多年前特别写了一篇题为"当前中医教育值得关注的问题"，发表在《辽宁中医药大学学报》上。

（二）重病轻证

目前患者普遍有过如下经历：首次到医院看病，特别是到西医院看病经常会拿着一堆化验单，需要做各种检查，待结果出来后医生方可进行疾病的诊断，因此西医学普遍是用数据说话。因为疾病的诊断必须以数据为前提，如果没有数据疾病无从诊断，那么治疗当然就谈不上了。而中医诊病更重视四诊收集的资料，经过四诊合参，病因病机的认真辨证，即便指标没有异常照样可以进行诊断，自然也可以确定治疗原则予以有针对性的治疗，因此中医是用症状、辨证说话。临床上有症状但是没有指标数据与此配套的情况比比皆是，因此只有认真掌握多种辨证方法才可以辨清疾病的本质，而眼下的情况是无论在课堂上还是在临床上基本都是以辨病治疗为主了，完全背离了中医以辨证为主的治疗原则，难怪临床疗效差强人意。

仍以"非典"为例，西医学的疾病诊断已经很明确了，就是"急性严重呼吸道综合征"，英文缩写为 SARS，而中医属于瘟病的范畴。西医学的治疗自然是以抗病毒为手段、为目的，无论男女老幼、不分地域特点用药基本是一致的，但是中医的瘟病涵盖的内容就太宽泛了，南方气候多潮湿但也有偏燥者，北方气候干燥也有偏湿者，因此就决定了在具体用药中必须因人、因地、因时、因证制宜，但总的原则是以审证求因辨证论治为大法。当今的社会，病毒变异很大，想预先研究出有针对性的疫苗加以预防只是美好的愿望，这也是为何当年该病死亡率较高的重要原因。现在回过头来看，广东的确对此疫情早有准备，尤其是广东省中医医院学术过硬，发挥了中医特色和优势，在国医大师邓铁涛的指导下，停用一切抗生素和激素，全部采用中医治疗，使患者完全康复，我的老师贺老在北京将火针方法应用于患者，同样取得满意效果。在中医来看，"非典"就是通常所说的"冬不藏精，春必病温"。温病可分为"风温热疫毒，暑湿秋冬疟"9种，还有一种是春温，在《温疫论》中早有记载，此属伏气温病的一种，中医称之为伏邪，因春天阳气升于地面而发病。"非典"从症状上来看很像春温，广东地处我国东南，气候多潮湿，春天因湿热蒸发而发病，故以湿为主；北京偏燥，尽管当年春天雨雪尚多，但风也多，故仍以偏燥为主。加之气温忽冷忽热，乍寒乍热，变化无常，体质虚弱的人自然不适应。至于"非典"为何有人得有人不得，除了接触机会多少的原因外，还在于是否具有抵御病邪的能力，正所谓"邪之所凑，其气必虚"啊！至于为何肺部感染的居多，从温病学说来说，"温邪上受，首先犯肺"，这也是中医为什么首先从温病角度来考虑此病的缘由所在，是与中医理论一脉相承的。中医学是整体医学、实践医学，有科学的理论做指导，与传统医学不同之处就在于后者无理论体系，而中医有完整、独特的理论体系，其中辨证是核心所在，不可废弃。

（三）重统计轻医案

在中医现代化的口号指引下，目前在评价中医疗效时一律遵循西医的统计方法，而且要有动物实验等基础研究做铺垫，否则不予以认可。尽管大量的有效病案摆在众人面前，但是如果没有统计数据做支撑就只能属于个案报道。殊不知中医治疗是以证为核心的，证的判断必须通过望闻问切，脱离了四诊证从何来？谈到动物实验，就必须造病理模型，动物与人相距甚远，造出的模型很难体现中医特色，因为临床的一切证型的形成都是要有过程的，绝非几日可以转变的，而动物模型是按照人的主观意志强加给它的，这与中医的脏腑辨证、疾病转化毫无相同之处，如何可以作为检验的标准呢？诚然中医少有动物、尸体、离体的实验，但中医是中华民族长期与疾病抗争的产物，从一定意义上讲，中医是以人为实验对象，而且是以整体的、有生命的、运动着的人体为对象的，经过不断实践、不断总结、又不断经实践的检验、修正而产生的，这种实践从古到今从未间断，通过这种实践所获得的生命和疾病信息，远比动物实验来得真实、准确、可靠。

我常常和学生们讲，中医的特点就是多方位的诊病治病，同是一个患者他的治疗途径、切入点可以是不同的，就像数学题一样，并非只有一个解，可以是多元化的，正是这个特点如果按照一般统计学进行数据的机械处理自然无法获得期望的数值。举个最简单的例子，大家想到天安门广场，可以选择多种途径或交通工具，这其中就包括步行、跑步、自行车、公交车、出租车等，你能说其中哪种是错误的吗？既然选择了不同的方式那自有道理，有的是在沿途观赏风景的同时顺便锻炼了身体；有的是在节省时间的同时又比较经济；有的则是为了追求舒适和快捷，凡此种种如何是用统计学数据能反映出来的呢？这其中包含了多少内容啊？由此我认为中医是最真实的实践医学，神农尝百草就是这种实践的生动写照，经历上千年、亿万人的不断实践，积累了大量医疗经验，吸纳了当时的哲学、天文、地理等知识，相互融合、升华形成了中医理论体系，这一体系又经不断实践、完善、发展，形成了如今的中医学。这么复杂的学科如何是靠统计学能真正说明的呢？从根本上说西医学是典型的生物医学或动物学，它将针对老鼠等动物实验结果应用于人类或是说明人类，这本身就较为牵强，须知人类与动物毕竟有着天壤之别啊！相比之下，针灸学制定的许多标准，已经成为世界标准，全世界都须与此接轨，这才是一个推而广之的成功典范。

中医在临床上最重视患者的个体差异，同样的病，对不同体质的患者，其临床表现往往并不相同，治疗方法也就有所区别。西医对医案的重视程度远远不及中医，所以历代中医都有大量的医案，这些医案记录保存了大量的临床经验。然而现在的风气对中医个案并不重视，转而向西医学习重视统计，论文投稿如没有统计学处理将很难发表，评职称也受到很多限制。中医的灵魂在于辨证，强调个体差异，重视因人而异，在普遍性的基础上更加注重特殊性，根据不同患者自身特异性的脉证，选用最适宜的方剂。

（四）传承危机

中医最大的危机是后继无人，这是一位老中医的感慨，此语并非危言耸听，而是点中了中医人才培养的要害。目前我国主要是一批50岁以上的中医苦撑危局，有志于中医的年轻人越来越少，中医正陷入一场前所未有的"传承危机"。中医人才青黄不接，与中医院不景气密切相关，目前大部分中医院生存艰难，由于中医药收费低廉，体现不了中医的技术含量，大量中医院不得不弃"中"姓"西"，诊断治疗几乎与西医院没有差异。针灸、按摩等传统中医项目，其收费更是低廉，甚至连成本也无法弥补。以我亲身经历为例，作为一位主任医师，退休前每半天门诊我要为不少于70人的患者进行针灸治疗，按每位收取针灸费用25元计算，一上午也不过就是1750元；与此同时如果我给患者开一张颅脑核磁检查单所用时间仅1、2分钟，费用是1000多元，但就其含金量、医生的付出相比不是一目了然了吗？在这样的体制下，很多中医辛苦一生，却家徒四壁；而西医不仅社会地位高，且收入可观，面对如此反差，年轻一代自然不愿坚守中医了。在中国医学体系中，中医和西医如同鸟之两翼，缺一不可，相对于西医而言，中医面临的最大挑战不是发展问题，而是生存问题。"前不见古人，后不见来者。念天地之悠悠，独怆然而涕下"，古代的扁鹊华佗早已远逝，下一代的扁鹊华佗又在哪里？思古观今，谁又能不为中医的命运忧心忡忡呢？

六、耐住寂寞，守住信念

以我三十多年的从医经历，深切体会到做一名优秀的中医医生必须有坚定的信念，不要被眼前的诱惑所干扰。中医的博大精深若非真心付出、非脚踏实地学习是无法理解无法感悟其中的奥秘的。《内经》是中医理论渊源，真正悟透了《内经》的某一观点，就可能创立一个伟大的医药学派。历代名家没有不熟读经典的，金元四大医家，以及补土派、温热派、滋阴派等莫不如此。秦伯未老师曾提出："余之教人也，先之《内》《难》《本经》，使知本也；次之以《伤寒》《金匮》使知变也；次之以诸家之说，与以博也；终之以诸家医案，与以巧也。"知常达变，举一反三，这是培养中医人才的途径。倘若后人能努力钻研，勤于实践，博采众长，亦大有可为。中医之证，是疾病的本质，是辨证的结果，中医不限于状态的描述，更重要的是辨证，是通过病人的整体状态求其本，这是中医之本，是取之不尽的源泉。

作为中医教师，应该既有临床功底，又有中医理论素养。目前中医教育是比照西医教育模式，也分临床、基础两大块，于是讲基础的不上临床，理论讲得很熟，自己却不大会看病，多年来也曾和大学的同道们谈论教学情况，普遍认为《内经》是最难教的。因为《内经》表面上看虽是讲理论的，但却是指导临床的理论，精辟深邃，如果没有实践地品味、思悟如何能讲清《内经》的理论？此外中医的确少有动物、尸体、离体的实验，但中医是中华民族长期与疾病抗争的产物，从一定意义上讲，中医是以人为实验对象，而且是以整体的、有生命的、运动着的人体为对象，经过不断实践，不断总结升华，又不断经实践的检验、修正而产生的，这种实践从古到今从未间断。而这种实践所获得的生命和疾病信息，远较动物实验、尸体解剖来得真实、准确、可靠。因此我同意将中医确定为实践医学，神农尝百草，就是这种实践的生动写照，经历千万年、亿万人的不断实践，积累了大量医疗经验、知识，同时吸纳了当时的哲学、天文、地理等知识，相互融合、升华形成了中医理论体系，这一理论体系复经两三千年的不断实践、完善、发展，就形成了现代的中医学。

中医的传承过程是辛勤付出的过程，大量事实足以证明成为一位中医的明医没有任何捷径，正所谓"一分耕耘一分收获"，以我个人的经历体会到，经过院校的规范化教育，配合师徒的传授，再加上个人的努力才有可能造就真正的明医。自古以来以师带徒、师徒传承，就是我国中医人才培养的传统模式，数千年来，这种模式造就了很多医术精湛的名家，口传心授、因材施教，成为中医教育的一大特色。如果我本人没有师承贺老的经历、没有诸多前辈的教诲、没有跟师襄诊的过程，很多东西我终身都不会知晓，更谈不上掌握了。当然绝不能仅仅限于形式上的跟师，课下必须消化吸收，揣摩含义，分析推敲，这个过程经常是枯燥的，有时甚至是没有头绪的，自然更不会很快获益，因此必须静下心来，放弃杂念。中医临床中有很多病是初次接触的，像"非典"流行，乃世人初见，何谈经验之有？但依据中医理论进行辨证论治，照样取得肯定效果，能指导实践、认识和改造客观世界的中医理论不容否定。现在的中医系学生，相当一部分是带着对中医的迷茫、无奈来求学的，很多情况是由于报考时分数不够而调剂到中医系来的，四年授课中西各半，实习时遇到的是严重西化的中医院，还要跑工作、准备考研，怎么能专心实习中医呢？接触临床后看到中医院也没有特色，上来也是检查抽血一大堆，很多年轻医生主要以开中成药为主，全然没有任何中医的辨证，学生们面对如此现状自然会有各自的想法，和我们当初立志为中医事业奋斗终生而言有天壤之别。即使他们中间有同学考上了中医硕士、博士，由于形势所需，也主要学西医课或做实验，知识面似乎是拓宽了，他们中间很多同学在读博士期间居然从未到过临床，难怪相当一部分高学历中医人才的中医功底无人敢恭维啊。

　　大量事实说明：中医不仅仅是学出来的，更重要的是悟出来的，因为中医不只是知识性的，它是讲宇宙天人合一的健康道理，正如古籍中要求医者须"上知天文，下知地理，中晓人事""近取诸身，远取诸物""通神明之德，类万物之情"。正是几十年的亲身经历，在2015年作为"双百"工程指导老师时我将"耐住寂寞，守住信念，成功就在前方"作为我的座右铭，希望与后学共勉。

第六章　论文

一、针灸足三里减低放化疗毒副反应作用的研究进展

放疗、化疗是目前治疗恶性肿瘤的重要方法之一，但在治疗过程中出现的毒副反应几乎是不可避免的。癌症病人放化疗后骨髓细胞受到抑制，造血和消化功能受到影响，使免疫功能更加低下，出现周围血象的降低、骨髓造血系统和免疫系统的抑制、消化道的胃肠反应症状以及脱发等多方面症状，对抑制肿瘤的复发、转移的时间也有直接影响，这不仅增加了患者的痛苦，还成为影响放化疗的主要原因，从而使化疗过程延长、治疗计划改变甚至终止，直接影响治疗效果，甚至是治疗失败的常见原因。因此如何减轻毒副反应、支持治疗的顺利进行、提高病人的生存质量就显得尤为重要，也是我们急待解决的问题。放化疗中的患者正气损伤，人体的防御功能下降，脾胃功能障碍，总之其脏腑功能失调，为了使患者顺利地完成放化疗，保证治疗计划的正常实施，针灸界同道进行了多方面的研究，在众多的研究中发现：用足三里单穴或以足三里为主穴进行治疗均收到了满意的疗效，现从两大方面将有关的文献资料整理如下。

1. 对造血系统影响的观察

（1）电针治疗仪

郁氏等以曲池、合谷、足三里、三阴交、内关、脾俞、肝俞、血海、悬钟、大椎为主穴，配合随症取穴，采用30号1~2寸毫针进针，得气后留针30分钟，足三里和三阴交穴接G6805型电针治疗仪，连续波，电流强度以患者能耐受为度，每日一次。治疗后白细胞数、血红蛋白、血小板均明显升高。

（2）穴位注射

张氏等对48例化疗后白细胞减少的患者，采用足三里垂直进针，得气后注入地塞米松2.5mg，每日一次，最长不超过一周，结果显示穴位注射有效率为77.1%。史氏对12例化疗后白细胞减少的患者用地塞米松10mg加盐酸山莨菪碱注射液10mg取足三里穴位注射，垂

直刺入 1.5cm，得气后缓慢注入药液，结果 5 例三天后、4 例六天后、3 例九天后白细胞升至正常。卢氏等对 30 例化疗后白细胞减少的患者用地塞米松 5mg 足三里封闭治疗 5 天，结果显效 10 例，有效 15 例。郭氏等将地塞米松 5mg 加生理盐水 1ml 注入 36 例患者的足三里穴，共治疗 10 天，结果表明穴位注射组疗效明显高于常规组。陈氏等观察了 72 例足三里穴注入地塞米松 2.5mg 的放疗患者，结果显效 38 例，有效 26 例。高氏等对 36 例患者取升白欣 50U 用 2ml 注射用水稀释后注入足三里穴 0.5ml，一个疗程后痊愈 16 例，有效 14 例。韩氏等同样取升白欣 50U 用 2ml 注射用水稀释后注入足三里穴 0.5ml，一个疗程后总有效率为 94.2%。申氏等取苯丙酸诺龙注射液 25mg 注入足三里，每日一次，6 天为一疗程，结果总有效率为 93.33%。杨氏等针刺足三里穴并注射维生素 B_{12} 0.5mg 共 20 例，每日一次，双下肢轮流。结果治疗一周内完全有效率为 35%，两周完全有效率为 55%，三周完全有效率为 10%。贾氏等选择足月健康产妇，于胎儿分娩后立即断脐消毒，取胎盘侧较粗脐静脉穿刺，采血入无菌抗凝保养瓶内。将脐血 2ml 穴注足三里，每日一次，3~6 天为一疗程。结果有效 41 例，其中对 I、II 度骨髓抑制患者全部有效，III 度骨髓抑制患者有效率为 88.2%，IV 度骨髓抑制患者有效率为 40%。沈氏对 78 例癌症患者采取随机分组，观察组运用益康升血肽双侧足三里穴位注射，结果表明对骨髓保护有显著作用。

（3）天灸疗法

孙氏等对环磷酰胺小鼠模型天灸大椎、肾俞、足三里，检测环磷酰胺化疗大鼠外周血白细胞、骨髓有核细胞及骨髓显微结构。结果发现天灸可促进骨髓增生活跃，提前恢复白细胞，提示天灸可以改善化疗大鼠骨髓造血功能。

（4）穴位电刺激法

段氏等对 51 例化疗后白细胞降低的患者，选取双侧足三里穴及内庭穴，应用 SPW—1A 型白细胞增长仪进行体表穴位电刺激治疗，结果白细胞上升达正常水平者占 74.5%。

（5）穴位浸润法

马氏等将自拟中药"减毒方"研制成水基贴片，贴于足三里穴位上，用电超导治疗仪进行透皮浸润治疗，时间为 30 分钟，治疗温度为 41℃，治疗 30 分钟后撤去电超导治疗仪的电极，保留药贴 8 小时维持自然渗透。结果表明电超导中药穴位透皮浸润对化疗所致白细胞减少有一定预防作用。

（6）综合疗法

钱氏等采用自血、捏脊和药物治疗。对 64 例放化疗患者中的外周血象进行了观察，具体做法是Ⅰ组抽取病人肘静脉血 4ml 分别注射到该病人的双侧足三里穴上，每周 1 次，4 次为一疗程。Ⅱ组分别沿督脉和足太阳膀胱经的背部内行线，自下而上，每行捏 3 遍，然后用手掌自上而下向心方向轻柔 2 遍，再用火罐拔要穴，每次 10~15 分钟，10 次为一疗程，连续 2 个疗程。结果自血疗法组有显著提高白细胞总数和维持白细胞数量的作用，自血与捏脊疗法对提高红细胞总数和血红蛋白有明显的作用。

2. 对消化道症状的控制

（1）针灸疗法

沈氏等为比较不同针灸方法对抗化疗呕吐的作用特点，选取足三里穴，分别使用温针灸、针刺、艾灸三种方法，以呕吐症状的积分为主要观察指标。温针组针刺足三里后在针柄上套上 2cm 长的艾条点燃，留针 30 分钟；针刺组针刺足三里后留针 30 分钟，每 5 分钟行针 1 分钟；艾灸组采用温和悬灸法灸足三里。结果：不同的针灸方法其即时止呕效应和持续止呕效应不尽相同，针刺的即时止呕效应优于温针灸和艾灸，而温针灸的持续效应优于针刺和艾灸。牧氏等探讨针刺治疗肝癌肝动脉化疗栓塞后综合征（主要为恶心、呕吐、腹痛、腹胀等）的临床疗效。取内关穴同时施雀啄术提插手法 10~15 次，足三里平补平泻，止吐穴（位于手掌面，腕横纹正中直下 0.5 寸）针尖刺向中指端（针体呈 15~30 度角度），大幅度捻转强刺激。留针 30~60 分钟，每隔 10 分钟行针 1 次。结果在 36 例患者中显效 25 例，好转 10 例，总有效率为 97.2%。

（2）穴位注射

花氏等将入选的患者随机分为三组，采用自身对照，在三个化疗周期分别运用不同的止吐方法，评价甲氧氯普胺、地塞米松足三里穴位封闭的效果。A 组甲氧氯普胺 10mg、地塞米松 5mg 足三里穴位封闭；B 组静脉注射恩丹西酮 8mg；C 组肌内注射甲氧氯普胺 20mg，以上方法均连用 3 天，结果三组的平均有效率分别为 82.3%、83.8%、53%。提示：足三里穴位封闭是一种安全、有效、经济的止吐方法。王氏等采用与花氏大致相同的办法观察化疗的胃肠反应，结果有效率分别为 82.5% 和 85%。马氏等于化疗前 20 分钟抽取甲氧氯普胺 30mg 和维生素 B_6 0.4g 混匀后取双侧足三里垂直进针 1.5~2cm，感到胀麻酸痛时分别注入药液的一半。结果 82 例中，消化道反应完全缓解者 65 例，部分缓解者 6 例，轻度缓解者 6 例；出现毒副反应者仅为 7 例。高氏等取足三里待患者出现胀麻感后每侧注射止呕合剂（维生素 B_1 100mg、维生素 B_6 100mg、甲氧氯普胺 10mg）2.5ml，在观察的 38 例次中显效 21 例次，有效 16 例次。

3. 结语

中医理论认为机体免疫功能低下和血细胞减少均属于气血两虚，而足三里穴属于足阳明胃经，此经多气多血，能调节后天之本，为气血生化之源，故可起到调整脏腑功能，益气生血之效。足三里又为阳明经之合穴，是经络之气由此入里与脏腑之气结合之处，针刺该穴既能激发经络之气，又能调动胃腑之气，起到健脾和胃、扶正培本、补气养血、降逆止呕之功。已有资料表明针灸具有缓解化疗药物毒副反应的作用，西医学研究表明足三里可提高机体的免疫功能，对外周血液中各类血细胞有双向调节作用，可促使白细胞吞噬指数上升增加其免疫能力，同时使接受放化疗者的免疫状态改善，使淋巴细胞转化率和免疫球蛋白明显提高，为针刺治疗放化疗后白细胞减少提供了依据。动物实验表明针刺足三里后，大脑皮质、海马、纹状体及脊髓胆碱能 M 受体和 5-HT 受体结合容量显著下降，因此可起到缓解消化道痉挛、止吐、止痛并能改善食欲的作用。综上所述，针灸疗法确为一种安全有效、价格低廉、值得推广的治疗方法。与此同时我们也认为目前的研究还存在一定问题：①观察指标不全面，指标变化的动态监测不够；②选择药物进行穴位注射的报道较多而单纯针灸疗法的研究还有待深入；③针灸对哪些肿瘤的毒副反应针对性更强还不好确定；这些问题希望能引起针灸界的关注。

总之，由于针灸具有激发或诱导体内调节系统的作用，能协助体内固有的调节能力使异常的功能趋于正常化，因此针灸能影响肿瘤发生、发展的过程，提高患者的免疫反应性，协助解决西医治疗中的一些难题，尤其在治疗毒副反应的方面，是针灸开创治疗肿瘤新局面的重要突破点，值得进一步深入研究。

[《中华中医药杂志》2002,（9）：89-91]

二、从方剂组方中看甘草的临床应用

从中医古籍文献的记载到目前各科临床治病的方剂中看，甘草的使用率大概是最高的，正如《本经疏证》中所云："《伤寒论》《金匮要略》两书中，凡为方二百五十，用甘草者，至百二十方。非甘草之主病多，乃方必合甘草，始能曲当病情也。"方剂的组成不是药物的简单堆积，不是单纯将药效相加，而是根据病情的需要在辨证立法的基础上，配伍适当的药物，按照一定的组方原则组合而成的，这一点早在《内经》中就已提出君、臣、佐、使的制方基本原则。

综观甘草在不同方剂中所起的作用可以看出其应用之广，确实不可忽视。

1. 作为君药

在"炙甘草汤"中君药为炙甘草，且具有益气复脉之用，故名为炙甘草汤，又名复脉汤。该方为伤寒脉结代，心动悸而设，究其病因为心气不足以鼓动血脉，血脉无以充盈，则脉气不得接续，无阳以宣其气，无阴以养其心，故脉来结代，治宜益气养血、滋阴通脉，心气足则脉气可通，心血足则脉体可续。仲景在方中重用炙甘草四两，以达甘温补中益气、缓急养心之功，从而可以"通经脉，利血气"（《别录》）。在"归脾汤"中炙甘草与人参、黄芪、白术共为君药，本方为思虑过度，劳伤心脾而致气血两虚，不能统摄血液而设，炙甘草补益脾胃，固中气之虚羸，与其他君药共资气血之源，使脾气振则水谷自化精微气血；脾健运则饮食能进，清阳布达，神疲倦怠可缓解；脾气充则气能摄血。正如《本草汇言》所云："甘草……治劳损内伤，脾气虚弱，元阳不足，肺气衰虚，其甘温平补，效与参、芪并也。"

2. 作为臣药

在"补中益气汤"中炙甘草以其甘温益气而调脾胃，与人参、白术共同辅助黄芪以达补中益气之功。本方为脾胃大家李东垣所成，为补气升阳的代表方，临床上既可用于治疗中气不足，气虚下陷诸证，以达"陷者举之"之用，又可治疗劳倦内伤之发热，以达"甘温除热"之用。方中炙甘草泻心火而除烦热，补脾胃而益中气。李东垣在论述甘草时认为："该药阳不足者补之以甘，甘温能除大热，故生用则气平，补脾胃不足，而泻心火；炙用则气温，可补三焦元气，而散表寒，除邪热。"

治疗妇人脏躁的"甘麦大枣汤"证属内伤虚证，五志化火，治疗以甘润滋补、养心健脾为法，方中甘草以其甘润生阴之功滋脏气而止其燥，最终达到润燥缓急，以甘平之味宁神健脾。

3. 作为佐药

佐药的意义一般有三，其一为治疗兼证或次要药物，其二为药性峻烈或主药有毒须加以制约，其三为反佐作用。甘草在不同组方中虽同为佐药，但作用并非一致。

在八珍汤中甘草作为佐药出现，本方为四君合以四物，气血双补，疗效显著。此时甘草在组方中作为次要药物发挥和中益气之用，此外在《珍珠囊》中曾记载甘草"补血、养胃"，《药性论》中云："补益五脏"，可见在治疗气血不足的八珍汤中甘草仍然发挥了不可替代的作用。而在凉膈散中甘草是作为制约峻烈药物来发挥作用的，本方具有荡热于中，并寓缓下之意，合成上清下泄，泻火通便之方，治疗大人小儿脏腑积热之证。方中大黄、芒硝有荡涤中焦实热之功，佐以甘草能制约、缓和硝、黄之急下，使其不致猛泻。

4. 作为使药

使药即为引经药或调和药性之药，甘草作为使药常用来调和药性，这是因为甘草配热药能缓其热，配寒药能缓其寒。李东垣就云："其性能缓急，而又协和诸药，使之不争，故热药得之缓其热，寒药得之缓其寒，寒热相杂者，用之得其平。"在治疗脾胃阳虚的附子理中汤中和治疗阳明腑实的调胃承气汤中都配用了甘草，前者用甘草是恐其上僭，后者用甘草是恐其速下，都是为了缓和药性。此外在小柴胡汤中既有柴胡、黄芩之寒药，又有人参、半夏之温药，此时用甘草则有调和之意。甘草味甘，《内经》中早有以甘补之，以甘泻之，以甘缓之……的记载，于此可见甘草的调和之意。

从以上甘草作为君、臣、佐、使的不同作用中充分说明了其应用范围的广泛，故在《本草正》中如此评价甘草："随气药入气，随血药入血，无往不可，故称国老。"此外在甘草的用量上也值得考虑，在仲景的甘草汤、甘草芍药汤、甘草茯苓汤、炙甘草汤，以及桂枝汤、麻黄汤、葛根汤、青龙汤、理中汤、四逆汤、调胃承气汤、建中汤、柴胡汤、白虎汤等，无不重用甘草，但目前在甘草的用量中超过10g的并不多见，难怪早在《本草备要》中就云："甘草必须重用，方能见效，此古法也。奈何时师每用甘草不过两三分而止，不知始自何人，相习成风，牢不可破，附记于此，以正其失。"许公岩教授生前治疗顽固性口疮就重用甘草达30~60g，其中湿热者重配胡黄连；湿重者配苍术、干姜；脾肾阳虚配乌附片、仙灵脾，每收奇效。许老还认为对于需要使用激素的各种疾病，重用甘草于对证方药中，颇能代激素而获安，尤其已经大量服用激素不能离者，将甘草用量予以加大，从60g至90g，即可减轻症状，至于出现浮肿者只需加入泽泻18g即可消除。

就目前甘草的临床应用来看功用很多：其一补脾益气，用于脾胃虚弱，中气不足，一般与其他补气健脾药同用，代表方剂如四君子汤；其二润肺止咳，用于寒热喘咳，代表方剂如麻杏石甘汤，三拗汤；其三缓急止痛，用于脘腹疼痛或咽喉疼痛，代表方剂如小建中汤、甘草汤、芍药甘草汤；其四甘缓和中，用于益气和血，养心安神，代表方剂如甘麦大枣汤；其五清热解毒，用于治疗痈疽以及食物、药物中毒，代表方剂如黄芪六一汤；其六调和诸药，甘草缓和药性，可调和百药，与附子、干姜同用能缓其燥热；与石膏、知母同用能缓其寒凉；与大黄、芒硝同用能缓其泻下；与党参、白术、当归、川芎同用能缓和补力使其作用持久；与半夏、黄芩、黄连同用又能起协调作用；与全蝎、蜈蚣等毒虫药同用可减缓其毒性作用；治上、中焦病用甘草可免药力下行之虑，起到舟楫之功。

现代临床还报道应用甘草治疗消化道溃疡、肝炎、阿狄森氏病、支气管哮喘、血吸虫病、疟疾、血小板减少性紫癜、心律失常、血栓性静脉炎等等，所有这些都为甘草的应用研究奠定了基础，开阔了思路。但也应注意到长期大量服用本品会对一部分人产生副作用，需采用谨慎科学的态度对待。

[《北京中医》2003,（1）: 34-35]

三、经络辨证在治疗头痛中的应用

头痛作为一个症状见于多种疾病中，运用中药治疗时以病因辨证和脏腑辨证为主，但应用针灸治疗时则首先要重视经络辨证，治疗取穴也应充分考虑经络的分布和走向，然后制定出相应的治疗原则，选择适当的穴位和针灸手法来进行治疗，临床常见的头痛主要有以下几种。

1. 后头痛

后头痛为风寒之邪侵袭足太阳经所致，常出现头痛时作，痛连项背，并伴有一系列风寒表证的症状，多见于颈椎病患者。治疗以疏风散寒、调和气血、通达经络为大法，依上病下取的理论，取足太阳膀胱经经气所出之井穴至阴、原穴昆仑以止头痛，局部选用风池、风府等穴。此外临床观察到：脑力劳动者亦常出现一侧后头痛，针刺至阴穴同样可以获得较好的疗效。

2. 前额痛

前额痛一般由阳明胃热所致。若为外邪化热转入阳明者，可伴有阳明经热的四大症状，如素有胃火炽热，嗜食辛辣者，可伴有口臭、牙龈肿痛等症状。治疗均以泻阳明胃热，清理气血为法，取中脘用毫针泻法。前额痛为足阳明经之患，中脘虽属任脉之穴，但为胃之募穴，是胃腑之气注输于胸腹之处，故泻中脘可清胃腑之热，调理阳明之气血，从而止前额痛。此外常可配合胃经荥穴内庭治之以清解胃热。

3. 颠顶痛

颠顶痛为足厥阴肝经感受风寒所致，肝阳上亢亦可出现此证，肝经与督脉会于颠顶，阴寒随经上逆，清阳被扰或阳独亢于上，两者均能造成气血受阻，临床上常见于高血压患者和情绪激动者，治疗以四神聪、合谷、太冲相配。合谷具有和胃化湿之功，太冲为肝经原气所汇聚，可疏肝理气，两个原穴相配称之为"四关穴"，共济疏肝散寒、降逆化浊、疏通经络之功。肝阳上亢者采用四神聪锋针点刺放血，可即刻奏效，同时也有一定的降压作用。

4.瘀血头痛

瘀血头痛是为久病入络，血瘀气滞，瘀血内停、阻塞脉络所致。临床上多见于前额、颠顶部，采用局部放血或火针点刺常可使瘀血祛除，经络疏通而痛止。在具体应用时结合临证表现和病证之所酌情配合相应腧穴。

5.偏头痛

偏头痛的病因虽比较复杂，但其病位均在少阳。著名针灸大师贺普仁教授集多年临床经验，选出具有宣散手足少阳，疏风止痛的一组有效穴位，即：丝竹空透率谷、合谷、列缺、足临泣。这组穴可以作为治疗各型偏头痛的基本配穴。从方义上说丝竹空为足少阳经气所发之处，也是手少阳经脉的终止穴，穴位本身就可以治疗偏头痛，沿皮透致率谷，更加强了疏通手足少阳经脉的作用，这是因为率谷不仅是足少阳经脉的穴位，主治偏头痛，而且它又是足少阳、足太阳二经的会穴，具有疏散少阳风热使其循太阳经脉达表的作用。因此丝竹空透率谷是治疗一切偏头痛的有效主穴。合谷是手阳明经之原穴，有广泛的治疗作用，具有安神镇静止痛之功，据五行属性，本穴属木，所以它对疏通少阳更有突出的效果。手太阴肺经的络穴列缺，据《马丹阳天星十二穴治杂病歌》记载："列缺善疗偏头患"，与合谷相配更有原络配穴的意义。足临泣是足少阳胆经腧穴，按五行性质亦属木，因此在疏泻少阳风热方面有很好的效果，而且它位于足部，具有远离病所，引热下行的作用。若为外风型则多见头侧持续性胀痛，遇风寒加重，项部拘挛等，常可配风池、曲池、绝骨等穴治疗。若为肝胆实热型可见头侧瞤动疼痛，痛如刀割，面赤等症，常配丝竹空、内迎香放血，针刺四神聪、行间等穴，这四个穴在平肝疏风方面有显著作用。对于脾胃虚弱型多见偏头痛，胀闷如裹，脘闷纳少等症，常配悬颅、颔厌、中脘、足三里或丰隆、气海针灸并施。悬颅、颔厌均位于颞颥部，除了在经脉循行上对偏头痛有突出效果外，还是足少阳、足阳明相交会之穴，并有疏导胃腑、振奋中阳的作用。中脘、足三里配丰隆使健脾化痰之功更强，气海疗诸虚百损，用来培补下焦，则中土自受补益，加用灸法就更增加了温补的效果。

6. 全头痛

全头痛可见于痰湿阻络证，肾精不足证和气血两亏证，其典型症状和治疗各不相同。痰湿头痛者，可取中脘穴，任脉总任一身之阴，水液代谢也与任脉有关，故针任脉之中脘穴以燥湿化痰降浊，使痰湿无可生之机，痰湿祛则经络通。肾虚头痛者，治疗可取百会、上星、关元以滋补肾阴，濡润脉道。百会、上星都为督脉之穴，百会又为三阳五会与上星都位于头，可以引气血精髓上达于脑，营养脑络，促进血行。关元为补肾要穴，补关元可以滋补肾元，肾元足则脑髓得养，头痛自止。若气血两亏可取中脘用补法，并灸神庭。脾胃乃气血化源，中脘可以强健脾胃，促进气血生化。神庭为督脉之穴，督脉总督一身之阳，灸神庭可补阳，阳气盛则促进气血运行。神庭位于前发际边，灸神庭可以改善气血运行，两穴相配补养气血，改善气血运行而止痛。

以上仅从头痛的治疗谈经络辨证，临证中经络辨证的应用还非常广泛，需要认真领会和掌握。

[《北京中医》2004,（6）：359-360]

四、从《伤寒论》的同病异治看仲景的类证鉴别

《伤寒论》是中医学中最有影响的重要古典著作之一，为中医在临床治疗方面奠定了基础，对后世学术的发展具有很大的启发作用，

确实称得上是"上承《内》《难》《本经》，下启诸众方书"。清代医学家徐灵胎说："医者之学问全在明伤寒之理"，所以学习《伤寒论》的重点在于融会贯通，掌握辨证论治的理法原则从而指导临床实践。在这些理法原则中包含着辩证法的思想，至今仍有实用价值，它所涵盖的内容较多，笔者想就类证的鉴别加以阐述。

《伤寒论》全书内容前后连贯，须用综合分析的方法对比鉴别。六经中每一经病都有各自的提纲，都由若干个脉证组合而成，而许多相同的脉证又可散见于六经病中，这些病证在六经中的病理机制不仅是不同的，有的简直就是南辕北辙，所以治疗的法则和运用的方剂自然各有差异，这就是平时大家常说的"同病异治"，因此透过现象看本质，同中求异就能将相同的脉症一个症一个脉地交叉对照，加深对辨证论治的理解。在《伤寒论》中像以上所说的类证非常多，如：发热、恶寒、喘、渴、烦躁、蓄血、小便不利、心下痞鞕、下利、心下悸、厥逆等不胜枚举，现仅选择其中的两三个进行类证的对比。

以烦躁为例，在《伤寒论》112个方剂中有十余个方证中记载了烦躁、心烦的表现，阳证、热证、实证之烦躁声壮气促，脉滑疾有力，热除烦自解，如大青龙汤证、白虎汤证、承气汤证等；阳气垂危之烦躁则躁烦四逆，如干姜附子汤证、茯苓四逆汤证、吴茱萸汤证、白通加猪胆汁汤证等；阴虚内热之烦躁常躁扰不宁，声微气弱，不得卧寐，如黄连阿胶汤证、猪苓汤证等。

大青龙汤（38）辨证的关键是无汗烦躁，结合原文可知此处烦躁为有里热，此热因外寒郁遏，阳气不得宣通，郁而化热所致，因而为表寒里热，表里俱实，治宜外散风寒、内清郁热，方中石膏辛寒有清热之功，配麻黄可透解在里之郁热而除烦。本证之烦躁应与少阴烦躁相鉴别，少阴烦躁是阳衰阴盛，虚阳上扰所致，常伴有一派阴寒脉症，与本证截然不同，所以仲景告诫：无少阴证者方可用大青龙汤发之。柯韵伯："烦躁是热伤其气，无津不能作汗……故表里双解，风热两除，此大青龙清内攘外之功。"

白虎加人参汤（168）的大热烦躁为邪热上熏于心所致，机制为热邪炽盛，不仅伤津而且耗气，所以用白虎大清气分热，加人参益气以化生津液。

承气汤类（207，238，250，251）之烦躁是因燥屎内结，腑气不通，浊热上扰心神而致，因此燥屎是阳明腑实的重要指征，而烦是阳明燥结之实烦，故宜用承气类攻下除热。

栀子豉汤证（76，375）为汗吐下后实邪已去，余热留扰胸膈而见虚烦不得眠，此为无形之邪热所致，并无有形实邪，故称为虚烦，用本方解郁热；栀子厚朴汤证（79）不仅有余热留扰之心烦，还有中焦气滞之腹满，治疗不仅要用栀子清余热，还用厚朴、枳实理气泄满；栀子干姜汤证（80）是用丸药猛烈攻下后身热尚未退尽，有轻微烦躁，此烦为胃气不和之症，而且峻下后脾胃阳气受损，因此宜既用栀子清余热，又用干姜温中阳。

承气证与栀子证之烦有本质的不同，吐下后余热留扰胸膈以致心烦懊恼者是胃家不实，为虚烦，与阳明腑实心烦相较，彼在胸膈此在胃肠；彼以清宣为主，此以通下为法，迥然有别。柯韵伯在《伤寒来苏集》中说："吐下后而烦为虚邪，宜栀子豉汤。未经吐下而烦，是胃火乘心，从前来者为实邪，调其胃而心自和也。此实则泻子之法。"此段经文对认真辨别两者有非常重要的指导意义。

黄连阿胶汤证（303）之心烦不得卧，为阴虚阳亢而有热，舌质红绛干燥无津，但无热扰胸膈的见证，本证虽有阴虚一面，但以邪热为主，治则以清热为主，兼顾滋阴，方中以黄连、黄芩清心火除烦热，芍药、阿胶滋肝肾之阴，鸡子黄养血润燥。栀子汤证为热扰胸膈，心中懊恼，但肾水不虚，治则为清宣郁热，需加以鉴别。

猪苓汤（319）治疗心烦不得眠，小便短赤不利，为阴虚有热又水气内停，并以水气内停为主，热势较轻，阴虚也不太重，故用本方以利水为主兼以滋阴；与黄连阿胶汤的阴虚阳亢不兼水气，且邪热较为严重不同。

少阴篇 300 条中少阴阳气欲绝之烦躁不得卧寐者，为少阴病阴盛阳衰，正不胜邪的危象，此为残阳内扰心神，预后多危。

干姜附子汤（61）主治用下法复发汗导致阳虚阴盛，阳气暴虚的变证，先下后汗之后阳气大伤阴寒内盛，但阳气虽虚尚能与阴邪抗争所以烦躁不得眠，本证应予迅速恢复阳气，故用干姜附子汤主之。吕震名《伤寒寻源》认为：“虚阳扰乱，故昼日烦躁不得眠也。夜而安静，非吉兆也……此法不用甘草，较四逆汤尤峻，取其直破阴霾，复还阳气。必审无呕渴表证，脉沉微身无大热者，则烦躁为阳虚扰乱之烦躁，乃可主以此方而不至误用也。”

茯苓四逆汤（69）为汗下后阳虚烦躁之变证，人体阳气损伤，阳虚而心神不宁故见烦躁。本证除烦躁外还应有恶寒、肢厥、下利和脉微细等症，故用茯苓健脾安神，四逆回阳救逆，人参益气安定心神。本方与干姜附子汤证同为阳虚，本证以烦躁为主症，后者以由烦躁转为安静为特征，两者为同中有异。而与大青龙之别正像汪苓友《伤寒论辨证广注》云：“不汗出之烦躁用大青龙汤，既汗下之烦躁用此汤”。

甘草干姜汤（29，30）为误治后阴阳两虚，阳虚不能温煦四末则四肢厥逆，阴虚心神失养则烦躁。本证阴阳两虚，错综复杂，根据阳固阴存，阳生阴长之理，投甘草干姜汤以复其阳，本方甘草味甘，干姜味辛，辛甘合化则为阳，而且甘草量倍于干姜，重在复中焦之阳，中阳振奋则脾阳健运。

吴茱萸汤（309）的烦躁欲死证，是胃脘不适殊甚，并非死证，而是病人自觉症状，本证属肝气犯胃，胃气虚寒，用吴茱萸汤暖肝温胃，益气降逆。尤在泾《伤寒贯珠集》：“吐利厥冷，烦躁欲死者，阴邪盛极，而阳气不胜也，故以吴茱萸温里散寒为主……人参、大枣，益虚安中为辅也。然后条（296）云：'少阴病吐利躁烦，四逆者死。'此复以吴茱萸汤主之者，彼为阴极而阳欲绝，此为阴盛而阳来争也，病证则同，而辨之于争与绝之间，盖亦微矣。"从中可以看出（296）条为少阴阴盛阳衰，正不胜邪。

白通加猪胆汁汤证（315）既有亡阳重证，还出现干呕而烦的症状，为阳亡阴竭，阴不恋阳，虚阳外越之征兆，证情危重，急须用本方回阳救逆、益阴和阳。本方在白通基础上加人尿咸寒滋阴降火除烦，猪胆汁苦寒收敛虚阳。

在以上诸多烦躁症中特别需要注意：栀子汤类的虚烦须与承气类的实热烦躁、三阴证的阴燥相鉴别。栀子证为余热轻证，治宜清宣为主；实热烦躁为重证，见蒸蒸发热，腹胀满，便秘，谵语等，治宜通腑攻下；阴燥为虚寒危证，无热恶寒或假热，神情淡漠或昏睡，治宜回阳益阴。且实热烦躁中又有兼表寒、兼腑实等不同，虚烦中又有兼邪热与兼水气的不同，临证中都应详细审辨，方可准确施治。

《伤寒论》中还有喘证的不同论治，如麻黄汤治表实无汗肺气失宣之喘；麻杏甘石汤治邪热壅肺、汗出而喘；桂枝加厚朴杏子汤治表邪不解气逆而喘；大承气汤治腹满便闭，短气实热内结上攻作喘等等。同一喘证，通过相互对比分析，则有寒热虚实的差异。

又如三阳经皆发热，太阳病是由于邪在表，出现"发热恶寒"；阳明病是由于热邪在里出现"发热不恶寒而恶热"；少阳为邪在半表半里，出现"往来寒热"；少阴之发热为阴盛格阳之热，如通脉四逆汤证之里寒外热；麻黄附子细辛汤证为太阳与少阴合病之发热；厥阴病之发热为厥热胜复，与三阳发热有本质之不同。可见同是发热则有阴阳表里之殊，即使同属阳证发热，而三阳亦各不相同。其他如恶寒、身痛、渴、下利、心下悸、烦躁等，亦皆具有阴阳表里寒热虚实之不同，都需要一一辨别。

总之由于病机的不同，同一症状的表现亦有差异，寒热虚实皆可出现类似症状，除有其他脉症相兼可资鉴别外，对临床表现还需细心体察，对比分析，同中求异，方能得出正确的结论。仲景的《伤寒论》之所以得以流传至今，很重要的原因就是它作为临证指南在辨证论治中发挥着至关重要的作用，除了类证鉴别以外，还包括类方鉴别、同一种药物在不同组方中用量的区别、炮制上的区别等，这些内容都是学好《伤寒论》的切入点，有待我们深入进去，获取真谛。

[《中国中医药现代远程教育》2004，（8）：36-37]

五、剂量有别　主治各异

作为经典著作之一的《伤寒论》开创了辨证组方的先河，作者"勤求古训，博采众方"，全书内容贯穿着辨证求因、审因论治的辩证法思想，书中系统论述了六经辨证体系，六经中每一个病中又包括若干个方证，以某一个方剂的适应证候为标准，分析临床症状，探索病机和治疗法则，并且进一步分析其兼证与变证，对后世各科临床影响很大。通过外部现象便可探索其病机实质，随证立方遣药，每一证必有一方，证以方为基础，方以药为核心，药又以剂量为标准。在《伤寒论》中有非常丰富的治疗方法，从治疗大法到具体方药的应用，层次井然。《伤寒论》中共有113方，其遣药组方以药物精炼、疗效卓著为后世所著称，被誉为方剂之祖。选用的药物不足百味，虽未明确提出八法，但八法的内容却贯穿始终，表现在方剂配伍严谨，药物选择精当，而且对药物剂量的确定也极为严格，不少方剂只因药物剂量的调整，作用就发生了变化，从而引起主治病证的变化，可以看出仲景用药既有原则性，又有灵活性，对临床具有重要的指导意义。下面仅就七对方剂中药物剂量的变化进行分析，来体会仲景组方用药的巧妙。

1.桂枝汤与桂枝加桂汤

①方剂组成：均有桂枝、芍药、甘草、大枣、生姜。

②剂量：桂枝汤用桂枝三两，桂枝加桂汤用桂枝五两，余相同。

③主治：桂枝汤为调和营卫，解肌发汗之总方，方中桂枝、大枣、生姜辛甘化阳，芍药、甘草酸甘化阴，用于治疗太阳中风表虚证，加之服药后啜粥，以助药力，使邪随汗而解，属汗法之范畴。在本方中桂枝的作用在于解表，当与芍药配伍时发挥解肌发汗的功用治疗太阳中风表虚证；若与麻黄配伍则辛温散寒治疗太阳伤寒表实证；与麻黄、石膏相配则治疗表寒里热证，总之都是解表的作用。而桂枝加桂汤则治疗心阳不足下焦寒气上冲之奔豚气，本方重在温通心阳、平冲降逆，加大桂枝用量是补益心气，以益火之阳，而使阴自平，配合其他四味药共为调和阴阳，平冲降逆之方，此时重用桂枝来温阳化水止冲。

2.桂枝汤与桂枝加芍药汤

①方剂组成：均有桂枝、芍药、甘草、大枣、生姜。

②剂量：桂枝汤用芍药三两，桂枝加芍药汤用芍药六两，余相同。

③主治：太阳病误下而见腹满时痛，病已涉及太阴，但表证未罢，所以仍可用桂枝汤解表，腹满痛既见，故倍芍药以和里而除满痛。此病本于阴，故用阴以和阳，解表和脾以止痛，为"小试建中之剂"（柯韵伯），倍用芍药与甘草为伍，既能酸甘益阴，又能和中缓急，诸药合用通阳益脾、和中缓急。本方重用芍药是柔肝以制木克，为培土抑木之剂，适用于土虚木克轻证，可兼表证。

3.四逆汤与通脉四逆汤

①方剂组成：均有附子、干姜、甘草。

②剂量：四逆汤中附子一枚，干姜一两半；通脉四逆附子一大枚，干姜三两。

③主治：四逆用于少阴阳衰阴盛之证，阴盛于内，阳亡于外，急用此方回阳救逆，阳回则阴自复。而通脉四逆主症为其人面色赤的戴阳证，是为下焦虚极之证，也就是严重的阴盛格阳证，虽然阴阳格

拒，变化不一，但是戴阳证明显，恐四逆不足以起下焦之元阳，加之脉微欲绝，故倍加姜、附，作为大剂，取其大辛大热，以速破在内之阴寒，以大剂回阳救逆，急散内寒，挽救将绝之阳气，而除阴阳格拒之势。

4.桂枝附子汤与桂枝去芍药加附子汤

①方剂组成：均有桂枝、附子、大枣、干姜、甘草。

②剂量：桂枝附子汤中桂枝四两，附子三枚；桂枝去芍药加附子汤中桂枝三两，附子一枚。

③主治：桂枝附子汤主治外感风湿之邪，初起留着经络肌表而致恶寒发热，身体疼痛不能转侧，脉浮虚而涩等太阳类似病证，桂附并重，桂枝不仅祛风散寒胜湿，又能温通经络，加上重用附子大辛大热，更能通痹镇痛，全方温经逐寒湿，加姜、枣以治之，三气自平，营卫自和。桂枝去芍加附汤治疗下后脉促胸满而微恶寒之寒凝于胸证，仍以桂枝为君解肌散寒，加附子为佐温补少阴阳气，以温经复阳。可见，同一桂枝，量小则解肌散寒，量大则温经散寒；同一附子，量小则温补少阴阳气，量大则通痹镇痛。

5.抵当汤与抵当丸

①方剂组成：均有水蛭、虻虫、桃仁、大黄。

②剂量：抵当汤水蛭、虻虫各三十个，桃仁二十个；抵当丸水蛭、虻虫各二十个，桃仁二十五个；大黄均为三两。

③主治：两方均为治疗蓄血的方剂，但因蓄血的程度有轻重之别，病势有缓急之异，故用方也有不同。血热互结而见发狂，病重且急者用抵当汤，方中重用水蛭、虻虫，使其破血逐瘀的力量峻猛，因此本方是逐瘀峻下之剂。若病虽重而病势较缓，血已结实不发狂者用丸药，以峻药而缓图之。

6.半夏泻心汤与甘草泻心汤

①方剂组成：均有半夏、黄芩、干姜、黄连、大枣、人参、甘草

(《伤寒论》中甘草泻心汤无人参，但考《千金》《外台》用此方皆有人参，《金匮要略》用本方也有人参）。

②剂量：半夏泻心汤中甘草用三两，甘草泻心汤中甘草用四两，余相同。

③主治：半夏泻心汤与甘草泻心汤均为治疗痞证的方剂，前者所治之痞是因寒热错杂所致，见浊涎阻中而呕逆者，故用辛开苦降阴阳并调，以消痞满助中焦健运，本方是为治疗心下痞的基本方。后者重用甘草取其补虚之意，适用于多次误下，中气受伤明显，心下痞而脾胃虚较重、痞利俱甚之证，故加重甘草以和中益气。

7.桂枝麻黄各半汤与桂二麻一汤

①方剂组成：桂枝、麻黄、芍药、生姜、甘草、大枣、杏仁。

②剂量：

	桂枝	麻黄	芍药	生姜	甘草	大枣	杏仁
桂枝麻黄各半汤	一两十六株	一两	一两	一两	一两	四枚	二十四枚
桂二麻一汤	一两十七株	十六株	一两六株	一两六株	一两二株	五枚	十六枚

③主治：两方均是治疗太阳表郁的方剂，桂麻各半汤为太阳病经过一段时间，表现为阵发性发热、恶寒，且发热明显，恶寒轻微，为表郁轻证之一，故宜投此方得小汗出而解。该方实为桂枝、麻黄汤剂量减少的合方，所以发汗作用明显减弱。柯韵伯《伤寒来苏集》云："汗出不彻，未欲解也，可小发汗，故将桂枝麻黄汤，各取三分之一，合为半服而与之，所以然者，以八九日来，正气已虚，邪犹未解，不可更汗，又不可不汗，故立此和解法"。桂二麻一汤与上方相比，桂枝汤量略增，麻黄汤量减少，本证病情更轻，故发汗治疗也更应轻微，故取本方发汗力更小，可称微发其汗。尤在泾《伤寒贯珠集》解释为："设得汗出，其邪必从表解，然非重剂可发者，桂枝二麻黄一汤以助正而兼散邪，而又约小其制，乃太阳发汗之轻剂也。"

以上几组方剂药味完全相同，但主治各异，其主要原因在于药物剂量的差异，因此对于《伤寒论》方剂用药分量的轻重不能有丝毫的忽视。本文只从一个侧面论述了仲景的组方原则，综观《伤寒论》《金匮要略》中所有方剂，可以看到仲景配方严格遵守辨证施治、依法立方的原则，药味简单，配伍得宜，经历了两千余年历代医家的临床验证，疗效均甚确切。正如柯韵伯云："仲景制方不于病而命名，惟求证之切当，知其机，得其情，凡中风、伤寒、杂病，宜主某方，无不合法"。《伤寒论》中共有113方，后世称为经方，方剂的组成概括为汗、吐、下、和、温、补、清、消八法，其特点为立法严谨，配伍精当，药物精炼，药味简单，疗效卓著，为后世所著称，被誉为方剂之祖，为后世方药奠定了基础。回顾古今学者对其研究注释者不下数百家，人们的兴趣就是借此书提供的病例可以指导辨证论治。因此，学习时必须与临证结合，才能对本书体会愈深，对其辨证之精、方药之灵、运用之妙愈感兴趣。陈修园说："经方愈读愈有味，愈用愈神奇，凡日间临证立方，至晚间一一与经方查对，必别有神悟。"我们学习张仲景经方主要是学组方之法，另外对于仲景在方剂的服法、煎法上的独到之处，我们也应该很好地研究、探讨，从而把这部分中医学遗产继承过来、发展下去。

[《中医文献杂志》2005，（1）：26-27]

六、五输穴的临床应用

五输穴是十二经分布在肘膝关节以下的5个重要经穴，分别命名为井、荥、输、经、合，简称"五输"。有关五输的记载首见于《灵枢·九针十二原》："所出为井、所溜为荥、所注为输、所行为经、所入为合"，但并未指出具体的穴名和部位。《灵枢·本输》则详细阐明了各经井、荥、输、经、合各穴的名称和具体位置，唯独没有手少阴心经，以后在《针灸甲乙经》中才被补充完备。古人把经气运行的过程用自然界由小到大、由浅到深的水流变化来形容，把五输穴按井、荣、输、经、合的顺序从四肢末端向肘、膝方向依次排列。

五输穴作为临床常用要穴为历代医家所重视。《难经·六十八难》说："井主心下满，荣主身热，输主体重节痛，经主喘咳寒热，合主逆气而泄"。《灵枢·顺气一日分为四时》提出："病在藏者取之井；病变于色者取之荣；病时间时甚者取之输；病变于音者取之经；经满而血者，病在胃，及以饮食不节得病者，取之合。"五输穴又配属五行，《灵枢·本输》指出阴经的井穴属木，阳经的井穴属金。《难经·六十四难》补全了阴阳各经脉五输穴的五行属性，即"阴井木，阳井金；阴荣火，阳荣水；阴输土，阳输木；阴经金，阳经火；阴合水，阳合土"，均按照五行相生规律而来，同时又按阴阳相合、刚柔相济的关系将阴井乙木与阳井庚金配合起来，成为子午流注针法按时取穴等相关开穴规律的理论基础。

在刺法上根据季节不同而各有差异，古代医籍有因时而刺的记载。《灵枢·终始》曰："春气在毛，夏气在皮肤，秋气在分肉，冬气在筋骨，刺此病者各以其时为齐。"《难经·七十四难》指出："春刺井，夏刺荣，长夏刺输，秋刺经，冬刺合"。五输穴分主四时，季节不同，选用五输穴的侧重点也不同。井、荣穴所在部位肌肉较浅，而经、合穴所在部位肌肉较丰厚，因而顺应四时之气针刺对于临床上适当掌握针刺深度有一定的参考价值。在具体应用中有如下内容。

1.五输穴的单独使用

（1）井穴的应用范围

井穴是阴阳进行交会、转换的部位，是气血运行的终点或起点（对阴血来说是终点，对阳气来说是生发之处），可直接影响本经气血的转化、流通。因此，刺激该穴具有宣通阴阳、促进行气化血的作用。临床上，凡是遇到某经气血的壅盛或闭结都可以通过刺激该经的井穴达到泻实祛瘀、宣痹开结的作用。

①泻实祛瘀：凡是经脉壅盛、邪实的证候。如：烦满、热痛诸症，采用井穴放血手段大多有效。

②宣痹开结：凡是经脉中气血失畅、气机闭结（卒中、昏厥）或血少失荣、气虚失煦（肢麻、失用、乳汁不通、经水过多）施以放血、针刺、艾灸均有一定效果。

以上所述经穴的应用范围，过去只强调其泻实祛邪的作用，这是从阳经的井穴作用方面讲的，而阴经井穴的行血、化气、补虚作用多被忽略。

例：涌泉—虚喘、喑不能言，隐白—妇人漏血不止、足寒不温，大敦—七疝、尿遗、尸厥，少冲—悲恐喜惊等症，少泽—乳汁不畅。

（2）荥穴的应用范围

可概括为清热、育阴的作用。所谓"荥主身热"是指治疗伤寒、热病汗不出一类的身热，也治疗阴虚出现的潮热。荥穴大都位于手足本节，这里的气血已经形成了"溜"水样的运行结构。针刺这些穴位对于改善本经脉的气血供应有直接的影响。

例：内庭—胃火牙痛，行间—肝火上扰之头痛、头晕。

（3）输穴的应用范围

输穴有益气化湿的作用。所谓"输主体重节痛"是指经气不足，湿邪留滞引起的倦怠、肿满、咳喘、肢体关节疼痛的一类证候。

例：太渊—肺气不足之喘咳，太白—脾失健运之纳呆、腹胀。

（4）经穴的应用范围

经穴温经通络、疏风散寒，凡因风寒外邪客于经脉引起身寒不能自温、经血失畅、妇人月事不通、诸节作痛以及风寒引起之咳嗽发热都可用经穴来治疗。《难经》所谓"经主喘咳寒热"即为其代表证候。

经穴多位于臂、胫之处，经脉已由浅入深。应用经穴治疗既有针对病所的作用，又有鼓动经脉之气逐邪外出的作用。如：阳溪、解溪、商丘等。

（5）合穴的应用范围

调理脏腑、补益经气。凡因脏腑阴阳失调出现胀满、逆气、结滞、泄泻等症，使用合穴大多有一定效果。临床较常用的如：足三里、阳陵泉、曲池、委中等。

上述五类穴位的主治病机是从它们各自的主治特性讨论的。《难经·七十四难》提出的"春刺井、夏刺荥、长夏刺输、秋刺经、冬刺合"是根据五输穴的实际治疗作用，结合五输穴的出、溜、经、行、入理论提出来的配穴规律之一。其意义是：在一定条件下，井穴有升发脉气的作用，荥穴有养育阴血的作用，输穴有疏泄湿邪的作用，经穴有宣泄疏和的作用，合穴有调补阴阳的作用。在这里不要把春、夏、长夏、秋、冬看成是机械的四时季节，而应看作是证候的五种趋向以及机体的"生长化收藏"的五种功能表现。

2.五输穴的配伍应用

有关五输穴的配伍应用大致可分为两大类。其一是按照补母泻子法应用，即根据病变所在脏腑，判别虚实，按五行属性以生我者母、我生者子的原则进行选穴，虚则补母，实则泻子，这种方法运用起来比较机械，一般教材上均有介绍。另外，就是根据大量临床经验有机组合进行应用，下面介绍几组常用的有效穴组。

（1）太白—阴陵泉

作用为温阳益气、健脾化湿，主治气虚浮肿，各类脾虚证。

穴解：太白—脾之输土，原穴，有温经益气健脾的作用。

阴陵泉—脾之合水穴，有调节体内水液，利湿消肿的作用。

（2）少商—尺泽

作用为清热利咽、养阴止咳，主治肺闭失音肺热咳嗽。

穴解：少商—肺之井木穴，有泻热宣肺的作用。

《针灸大成》曰："颌肿喉闭，咳逆。"《针灸学简编》曰："暑病，鼻衄，喉闭，咽肿，乳蛾。"尺泽—肺之合水，有润肺止咳、养阴止血的作用，《针灸大成》曰"喉痹口干，劳热"，《针灸学简编》曰："咯血，咳嗽，哮喘，鼻衄"。

（3）支沟—阳陵泉

作用为疏泄少阳郁结；主治少阳失枢所致之气滞胁痛，便秘腹胀，妇人经前乳胀胸闷行经不畅。

穴解：支沟—三焦经之火穴，有导滞散结、通导肠胃的作用。阳陵泉—胆之合土穴，筋之会穴，有清泄湿热、疏利肝胆的作用。

（4）足三里—太白

作用为升阳益气、补中止泻，主治脾胃不和所致的腹胀、便溏、肠鸣气痛、脾虚不运等症。

穴解：足三里—胃之合土，有理脾胃，调气血，补虚损之作用《针灸聚英》曰："谷不下，胃气不足，大便不通，久泄，腹胀满，肠鸣。"

（5）复溜—行间

作用为滋肾平肝；主治肾水不足，肝阳上亢所致之眩晕，耳鸣，心烦急躁一类证候。

穴解：复溜—肾之经金，有益阴，祛湿，降火的作用。《针灸聚英》曰："善怒，足痿不收履，盗汗"。行间—肝之荣火，有平肝息风明目的作用。

（6）足三里—曲池

作用为协调胃肠气机、通达上下，二者相配可用于表邪袭卫所至之寒热头痛等症，及外邪直中肠胃所致之恶心、呕吐、腹痛、腹泻。

穴解：分别为手足阳明之合穴，二阳相配，二合相会。足三里—胃属土，三里又为土穴，故土中之真土，后天精华之根，为疏导胃气之枢机。《针灸大成》曰："若要安，三里常不干"。曲池—疏解表邪，清解肺卫。

（7）足三里—阳陵泉

作用为疏木和土、调理脾胃、疏气通经、舒筋利节，主治中州失运、口苦吞酸、反胃呃逆、腹泻呕吐等症，因三里调气活血（多气多血之经），阳陵为筋会，又可用于痹证、半身不遂等证。

穴解：足三里—疏通胃气、升清降浊；阳陵泉—平肝和胃、降逆缓冲。

（8）涌泉—劳宫

作用为宁心安神、醒神开窍、清热息风，主治神昏、头眩、高热惊风、突然昏仆、中风失语等症。

穴解：涌泉—肾之井，滋肾水，柔肝木，缓急解痉、滋阴降火、醒神开窍。劳宫—心包之荣，清胸膈肌热，开七情郁结。两者相配，心肾相交，水火交融，行气血、通经络，并宣肺解表。

（9）鱼际—太溪

作用为滋阴润燥；二者母子相配，金水相生，使阴阳协调，主治阴虚燥热之干咳、咽干少痰、痰中带血、潮热盗汗等症。

穴解：鱼际—肺之荣（火），既宣肺调气又肃肺泻火。太溪—肾之输（土），补水中之土。

（10）劳宫—内庭

作用为清热泻火、解毒止痛，主治口舌生疮，牙龈肿痛，口苦口渴，小便短赤等症。

穴解：内庭—胃之荣（水），清泻胃火，理气镇痛。《针灸甲乙经》曰："热病汗不出，下齿痛。"《医宗金鉴》曰："痞满坚硬……少腹痛。"《通玄指要赋》曰："腹膨而胀，夺内庭兮休迟。"

临床上五输穴的配伍应用还有很多，由于五输穴的理论与根结标本理论密切相关，常常可以在远离病变部位进行针刺取得良好效果，所以值得针灸同道密切关注。

[《中国中医药现代远程教育》2005，（7）：30-32]

七、《温病条辨》对《伤寒论》下法的发展

伤寒与温病同是指外感热病，伤寒伤于寒邪，温病伤于温邪，但《伤寒论》中却包括温病在内，温病又比《伤寒论》内容全面系统。伤寒与温病均起源于《内经》，而后汉、唐、晋历代医家在《内经》基础上，对病因学、证候学、治疗学等认识皆有较大进展。其中张仲景《伤寒论》系统地总结了一套理、法、方、药规律，从而奠定了中医学治疗热性病的基础。而温病学说肇始于《内经》《难经》和《伤寒论》，到了清代，叶、吴、薛、王等集其大成，反映出中医学外感病的长足发展。二者病因不同，但病理变化及治法方面却异中有同，伤寒按六经辨证，温病按卫、气、营、血及三焦辨证，虽然名义不同，但都是针对临床症状体征，从不同角度来认识的，并以此说明病邪传变规律，提示病变部位性质，提出治疗原则。

1. 温病学为《伤寒论》的延续和发展

伤寒是温病的基础，最早见于《内经》："今夫热病者，皆伤害之类也。"《难经》也记载了温病包括在伤寒之中；从辨证体系来看，伤寒以六经辨证为核心，六经学说在理论上又为温病的卫气营血和三焦辨证奠定了基础；若从方剂上看《伤寒论》中治疗温病者也不乏其例，如承气类、白虎辈、白头翁汤、黄连阿胶汤等，根据这个学术渊源来推断伤寒实为温病的基础。但是《伤寒论》论温不足，治方也少，它的治疗方剂仅113方，后世温病学家在治疗方剂方面则大为发展。如对太阳温病仲景没有设方，温病则补充辛凉解表之剂。阳明腑实仲景仅有三承气，对于邪实正虚者则曰"难治"、"死"，而温病却予以增补。此外凉开三宝、复脉辈、大小定风珠、治疗湿温的三仁汤、甘露消毒丹，邪伏膜原的达原饮等方剂均弥补了治疗上的不足，已经远远超出《伤寒论》的范围，所以温病学实为《伤寒论》的延续和发展，二者相互补充，相得益彰。

从《温病条辨》中我们清楚地看到了下法应用的多样化，从而更

深刻体会到温病对伤寒的发展。下法是八法中重要的组成部分，在《伤寒论》中阳明病的治疗是以下法和清法为代表的，在其他篇中也有散在的属于下法的治疗方剂，总结起来主要有三承气、桃核承气汤、抵当汤（丸）、大陷胸汤、大陷胸丸、麻子仁丸等，它们的方剂组成详见下表：

	大承气汤	小承气汤	调胃承气汤	桃核承气汤	抵当汤（丸）	大陷胸汤	大陷胸丸	麻子仁丸
大黄	√	√	√	√	√	√	√	√
芒硝	√	√	√	√		√	√	
枳实	√	√						√
厚朴	√							√
甘草			√	√				
桃仁				√	√			
桂枝				√				
水蛭					√			
虻虫					√			
甘遂						√		
葶苈子							√	
杏仁							√	√
芍药								√
麻子仁								√

从表中可以看到，在八个方剂中大黄的使用率最高为8次，芒硝次之为6次，枳实为3次，厚朴、甘草、桃仁各为2次，其余为1次。在临证中的具体区别为：大承气汤峻下实热，治疗痞、满、燥、实、坚俱甚者。小承气汤轻下实热，治疗虽有痞满而燥热实邪结聚较轻者。调胃承气汤泻热通便，治疗燥热明显而痞满不甚者。桃核承气汤用调胃承气之剂泻下除热，桂枝宣通阳气温通经脉，桃仁破血化瘀生新，治疗太阳病蓄血轻证。抵当汤用于太阳、阳明蓄血证，方中虻

类走窜，善于逐瘀血、破恶血、消坚积，全方是逐瘀峻下之剂。大陷胸汤中大黄和芒硝的用量是仲景汤方中的最大剂量，加上甘遂具有峻下逐水、泻热破结的作用，用于治疗热实结胸。大陷胸丸则以甘遂为主药，有泻热逐水散结的作用，但较之汤剂缓和，用于痰热结胸。麻子仁丸中虽配有大黄等泻下药，但因本方治疗脾约证，故属于润下剂。总之从以上的方剂中我们不难看出仲景在《伤寒论》中运用下法主要是以泻热祛实为主，其中不乏攻下、泻热、逐水、破血、消积之品，因此尽管它们各有轻下、峻下、缓下、急下的不同，但下法运用中攻逐为主是显而易见的，这与本书成书年代较早且所用药物有限不无关联。

2.《温病条辨》对下法的发展

《温病条辨》成书于清代，作者吴鞠通钻研历代医技，"历取诸贤精妙，考之《内经》，参以心得"，采用《伤寒论》条文形式，著成该书，确立了三焦辨证，发展了仲景学说。在使温病理论日趋完善的同时，对《伤寒论》有了全新的发展。以下法为例，《温病条辨》中焦温病证治（17）条说："阳明温病，下之不通，其证有五，应下失下，正虚不能运药，不运药者死，新加黄龙汤主之。喘促不宁，痰涎壅滞，右寸实大，肺气不降者，宣白承气汤主之。左尺牢坚，小便赤痛，时烦渴甚，导赤承气汤主之。邪闭心包，神昏舌短，内窍不通，饮不解渴者，牛黄承气汤主之。津液不足，无水舟停者，间服增液，再不下者，增液承气汤主之。"以下我们通过对不同方剂进行剖析来了解温病治疗中下法的运用。

①新加黄龙汤：病机为阳明腑实，气阴两虚，正虚不能运药，灼热上扰心神，为虚实均重，正气大衰，阴液阳气两伤，胃不蠕动，肠也不蠕动，气阴大伤，胃气衰竭，药不吸收、不运化了，实际上是化源枯绝。虽用下法但下之不通，乃正虚不能运药，为此吴鞠通运用新加黄龙汤治之，但是认为"此处方于无可处之地"，勉强地尽人事。

此时实盛不能攻，攻则正气脱，虚则不能补，因有实邪，而本方为攻补兼施，滋阴、补气、攻下，健胃。其中增液汤加味咸之海参软坚补阴；另炖人参补元气；调胃承气攻下；当归养血行血，行血中气分之用，为血中气药，使其流动；姜汁宣通胃气、醒胃、行胃中之气。

②宣白承气汤：本证为肺经痰热壅阻，肠腑热结不通之肺肠并病，痰热阻肺喘促，痰涎，肺气不降，腑气不通则潮热、便秘，用提壶揭盖法，以宣白承气汤宣肺化痰，泄热攻下。其中石膏清肺胃之热；杏仁、瓜蒌皮宣降肺气化痰定喘；大黄攻下腑实。腑实得下则肺热易清；肺气清肃则腑气易通。吴鞠通"以杏仁、石膏宣肺气之痹，以大黄逐肠胃之结，此脏腑合治之法也"，本方取白虎、承气二方而成，由于有宣肺通腑之功效，所以称宣白（肺五行为白色）承气汤。

③牛黄承气汤：为热入心包兼阳明腑实，出现神昏谵语、身体灼热、便秘、腹部拒按等症，病机为气营两燔，痰热蒙蔽心包，此时运用牛黄承气汤开心包之闭，通大肠之实，清心开窍兼通大便。

④导赤承气汤：小肠热结、膀胱水热互结，出现小便短赤而痛、烦热口渴，宜二肠同治，用导赤承气汤即攻下，又清利火腑。大黄、芒硝攻下大肠热结，生地、赤芍凉血滋阴清心，黄连、黄柏清泄小肠火热。

⑤增液承气汤：病机为热邪消耗阴液，腑实阴伤，应滋阴攻下、增水行舟，方用增液承气汤。大黄、芒硝泻热软坚、攻下腑实，元参滋水降火，生地、麦冬滋阴润燥。

⑥桃仁承气汤：本方从《伤寒论》中桃核承气汤化裁而来，用于热与血结，蓄于下焦而上扰，既见少腹坚满疼痛，大便结，又见神志如狂之证，宜泄热通结、活血逐瘀。因本证热盛故去辛温之桂枝、甘缓之甘草，意在逐邪，加丹皮、芍药、当归增强凉血散血之功。其中

大黄、芒硝泄热，攻逐瘀结，丹皮、赤芍、桃仁清热凉血消瘀，当归养血和血。

⑦护胃承气汤：本方出现在中焦篇 15 条，"下后数日，热不退，或退不尽，口燥咽干，舌苔干黑……护胃承气汤微和之"。温病用下法后如果邪气已退，必然脉象平和而无身热。若邪气不净，经过几天后病邪会逐渐又盛于阳明，故须再次攻下，但随着病变的发展和攻下的使用，正气会一天一天虚衰，阴液也会一天一天耗伤，此时须顾护人体的阴液，斟酌运用下法，用护胃承气汤。本方为增液汤配大黄、知母、丹皮，全方滋阴清热，苦甘攻下，适用于邪气复聚阴液已伤之证。

在以上方剂中大黄仍然是必备药物，芒硝使用率次之为 4 次，所不同的是生地用了 4 次，元参、麦冬用了 3 次，当归、赤芍用了 2 次，而且人参也用在其中，可见即便是下法也可以运用益气、滋阴、养血、增液的药物来治疗。

从以上下法的应用中看到《温病条辨》继承了刘河间、喻嘉言等学术思想，贯穿了滋阴保津的思想。古代医家曾说"伤寒法在救阳"，"温病法在救阴"，因为外感热病不出伤寒、温病两类。寒为阴邪易伤阳气，温为阳邪易伤阴血。温热为病极易出现津枯液涸之变，正如叶天士所谓："热邪不燥胃津，必耗肾液。"所以贯穿于温热病整个发展过程中的具体治法无不以救阴为关键。阴液不伤或虽伤不甚便可抗御热邪不致深入；若阴液大伤无以制阳则阳热更亢，其病难疗。所谓"留得一分津液，便有一分生机"就是其中的内涵。综观以上几个下法方剂，在运用苦寒攻下的同时，又运用了很多增液滋阴之品，而且还加入了益气、养血的药物，体现了祛邪不忘扶正的治本思想，大大拓宽了外感病的治疗空间，充实了下法的临床应用，为后世医家提供了翔实而珍贵的资料。

[《中医药管理杂志》2006，(7)：61-62]

八、针灸治疗老年性痴呆相关评价指标的研究进展

老年性痴呆（下简称 AD）是一种慢性的大脑退行性疾病，是严重危害老年人身心健康的重大疾病之一。近年来针灸治疗痴呆越来越引起同道的关注，实践表明针灸疗法对促进 AD 的智能康复、提高生存质量有确切的疗效，特别是对其相关指标的改变积累了数据，为今后的研究提供了临床和实验资料。中医学认为针灸可以扶正祛邪疏通经络，补肾填精健脑益智，那么针灸对 AD 智能的临床作用如何？临床疗效的基础是什么？现仅近十年来有关研究进展综述如下。

1. 临床研究

（1）针灸对 AD 认知、记忆的影响

对认知和记忆功能的评估使用最广泛的就是量表，其最大的优点就是简单易行用时短，因此广泛用于临床。针灸临床也首先把此作为观察指标，不同针法均可影响积分变化。徐氏等取十三鬼穴用提插捻转法，配合中药治疗，使长谷川痴呆量表积分由 9 分升至 18 分，记忆力、精神状态明显改善。车氏等用头针、眼针、体针、耳针、中药治疗 25 例，用长谷川智能检查表检测，智力提高 10 分 11 例，提高 6~10 分 8 例。提高 2~5 分 4 例。姜氏等用针刺治疗 AD，结果认知功能（MMSE 评分）、痴呆程度（CDR 评分）、日常生活处理能力（ADL 评分）等量表疗前疗后自身对照有明显提高（P<0.05），得出结论针刺能改善轻中度病人认知功能、痴呆程度和生活自理能力。刘氏等观察艾灸百会穴配合八仙益智粥对老年痴呆的临床疗效，治疗后 MMSE、BBS 积分与对照组比较有非常显著性差异（P<0.01）。董氏等观察针刺治疗老年性痴呆（AD）的临床疗效，通过 MMSE、ADL 量表和临床症状积分观察记忆和智能状态、日常生活能力和症状的改善情况。结果 MMSE 积分明显提高、ADL 和症状积分明显降低。

（2）针灸对 AD 某些生化指标的影响

高脂血症是认知障碍发生的危险因素，因此相关指标的改变对痴

呆的治疗是十分有意义的。侯氏等运用药氧针刺方法治疗 120 例老年期痴呆患者，结果显示可以显著降低患者血清胆固醇（TCH）、甘油三酯（TG）、血浆脂质过氧化物（LPO）含量；提高高密度脂蛋白（HDL）、红细胞超氧化物歧化酶（SOD）含量及长谷川痴呆量表积分。目前多项研究表明 SOD 有清除自由基、保护细胞的功能，因此这个指标常被用于抗衰老的研究中。

（3）针灸对 AD 患者 TCD 的影响

针刺对 TCD 的改变说明针刺对脑血液动力学方面有作用，而 TCD 的无创伤性、可重复性又为 AD 的研究开拓了前景。尚氏等选取百会、大椎、膻中、关元、神门、太溪、飞扬、太白、丰隆、风池、本神、太冲、曲池穴治疗，结果 24 例患者 TCD 治疗前平均血流速度值为 30±7.58，治疗后为 37±9.43；收缩期峰值治疗前为 96.12±33.78，治疗后为 87.43±27.32；脉动指数值治疗前为 0.89±0.15，治疗后为 0.85±0.22；均较治疗前明显改善。

（4）针灸对大脑供血的影响

针灸对供血的改变可能是通过针刺病灶在头皮的投射区，反射性地增加皮质血流量，促进侧支循环的建立，改善脑血氧的供应，从而促进中枢神经系统功能的恢复。伦氏等观察了 CT 定位围针法治疗痴呆的临床疗效，方法是以 CT 所示病灶在同侧头皮的投射区周边为针刺部位，以毫针平刺法进针 1 寸，方向皆刺向投射区的中心，捻转得气后接 G6805-Ⅰ型电针仪，疏密波，电流强度以患者能耐受为度，留针 30 分钟；配穴取神门、足三里。结果：2 个疗程，痊愈 5 例，有效 17 例，无效 3 例，总有效率 88%。

（5）对相关电位 P300 波的影响

诱发电位主要与人在从事某一任务时的认知活动有关，是对信息进行认知评价并加以决策的过程，近年来已有文献报道诱发电位的检测为临床诊断痴呆多提供了一项依据。张氏等将 62 例脑外伤性痴呆患者随机分成针刺组和物理治疗组，观察治疗前后痴呆听觉诱发电位 P300 波的变化，结果：针刺组各项指标均有显著变化（P<0.05~0.001），证实了针刺后溪、神门对提高脑外伤性痴呆患者的认知功能具有显著的作用。

2.动物研究

（1）针灸对学习记忆的影响

沈氏等建立拟痴呆大鼠动物模型，分别观察造模组、针刺组、艾灸组、正常组游泳时间的变化。结果：正常组与模型组大鼠游泳时间差异十分显著，提示泳时与记忆有直接的关系，针刺组，艾灸组与模型组比较，游泳时间亦有显著差异，表明针刺、艾灸能改善拟痴呆大鼠的记忆功能。刘氏等采用损伤穹隆－海马伞的方法造成胆碱能系统损害学习记忆障碍痴呆模型，记录大鼠从迷宫起点游到终点所需要的时间和途中进入盲端的错误次数，作为衡量大鼠学习记忆能力的指标，选取百会、涌泉穴位等进行电针治疗。结果发现经电针治疗后，电针组大鼠的平均终点游出时间与平均错误次数均较模型组明显减少，呈极显著性差异。

（2）针灸对中枢胆碱能的影响

张氏等通过对大鼠进行针刺实验，测定大鼠大脑皮层乙酰胆碱酯酶活性（AchE）和乙酰胆碱（Ach）含量及跳台回避能力。结果：模型组大鼠中枢胆碱能功能降低，学习、记忆错误次数增加，针刺组、针药结合可拮抗东莨菪碱诱发的学习记忆障碍，提高乙酰胆碱的含量，降低 AchE 和 Ach 两者在脑组织中的比例（AchE/Ach），且针药结合作用更优。杨氏等在"醒脑开窍"针法改善老化痴呆模型小白鼠学习、记忆能力的基础上，选用"醒脑开窍"针法主穴"人中"、"内关"，观察针刺后脑内与学习、记忆功能密切相关的乙酰胆碱（ACH）及其水解酶乙酰胆碱酶（AChE）的变化情况，以探讨针刺改善脑功能的中枢机制。王氏等从针刺对早老性痴呆大鼠中枢胆碱能神经系统的影响入手，结果针刺组大鼠的行为学有良性改变，额叶皮质及海马区老年斑（SPs）有所减少。

AD 比较突出的指标之一是大脑皮层的 AchE 活性降低，因此它的活性可以作为中枢胆碱能神经异常的指征，针刺后该指标上升可能是激发了"经气"促进了它的合成，从而达到填精益髓、提高学习记忆能力的效应。

（3）针灸对单胺神经递质含量的影响

神经递质的缺陷是老年痴呆非常重要的标志，所以国内外学者通过药物以补偿递质功能的不足使 AD 的治疗有了很大的改观。包氏等从行为学和神经内分泌学角度探讨针刺风府穴改善拟痴呆小白鼠记忆障碍的机制，结果针刺后能明显改善拟痴呆小白鼠的记忆障碍，且能显著提高其脑组织中低下的 5- 羟色胺（5-HT）、去甲肾小腺素（NA）和多巴胺（DA）的含量，说明风府治疗老年痴呆的机制可能是提高了脑组织中的单胺神经递质的含量。

（4）针灸对海马、皮层电图的影响

海马直接参与信息的储存与记忆，海马的萎缩和相应指标的降低直接影响动物的智能，作为皮层电图也是较为敏感的监测大脑功能的指标，余氏等采用腹腔注射东莨菪碱造成记忆损伤的"老年痴呆"模型，针刺后频率持续回升，说明针刺对老年痴呆海马、皮层电活动有一定程度的兴奋效应。

（5）针灸对自由基系统的影响

王氏等运用自由基学说和胆碱能学说，探讨针刺对拟阿尔兹海默病（AD）大鼠大脑皮质及海马抗氧化能力和胆碱能系统功能的影响，发现针刺组大鼠大脑皮质中 MDA 含量比模型组显著降低（$P<0.01$），而 SOD 和 GSH-Px 活性明显升高（$P<0.01$）；在 AChE 和 ChAT 测定中，针刺组比模型组大鼠 AChE、ChAT 活性明显增强（$P<0.01$）。

3.分析总结

针灸治疗老年痴呆，经过以上各种有关智力和社会活动量表的评价，以及物理、生化等方面指标在治疗前后的变化情况观察，均表明它的疗效是肯定的，说明中医学对像 AD 这样的智能及社会活动功能恢复有积极的作用。从文献沿革来看，本病在古代就有不同记载，《针灸资生经》中首列"心气"门，明确指出"心气"包含"健忘、无心力、失志"的智力障碍类病，第一次把针灸益智作为专科或专题内容集中予以介绍。

近些年临床通过观察相关指标的变化为深入研究针灸对 AD 作用的机制奠定了基础。针灸的作用主要表现在：①可以促进患者的智能康复，改善日常生活能力、社会活动能力，提高患者的生存质量。②可使异常的诱发电位、TCD 趋于改善。③可以增强机体清除自由基的能力，对阻止其对脑的损害有积极作用。董氏等通过对 30 余种针灸医籍中相关病证的针灸穴方分析，发现在治疗痴呆中经常选择的穴位是神门、百会、心俞、间使、上星等，且以足太阳、督脉为主要取穴经脉。我们都知道针灸具有疏通经络、调畅气血、调和脏腑阴阳的作用，而本病的治疗以补肾填精、健脑益智为原则，《素问·骨空论》云："督脉者……上额交巅上，入络脑。"所以取督脉经穴可以补脑益智，很多研究表明针灸百会穴可以提高人及动物的记忆力。居氏还提出本神、神庭与神志关系密切，两穴位于额叶，而西医学认为大脑额叶与智力有关，针之可增强健脑益智之功。此外，肾原太溪、肾俞以及髓会悬钟可补肾填精，艾灸大椎、足三里等穴有延缓衰老的作用。实验研究表明足三里是防老抗衰的常用穴，以上诸穴合理配合，发挥补肾填精、健脑益智、补益气血之功，达到改善智能，延缓衰老的作用。当然老年性痴呆除辨证治疗外，注意心理情绪的调节也很重要，总之针灸治疗（AD）的前景是不可限量的。但是目前我们发现迄今有关中医针灸治疗 AD 多为临床报道，而基础理论研究和实验研究还不多，且临床报道中所用的各种诊断、纳入、排除、辨证分型、预后及疗效评定的标准也不统一，这样即影响了疗效评价的可靠性，也不利于学术的推广和交流。李氏等通过评价国内针灸治疗老年性痴呆临床随机对照试验（RCT）的质量得出结论：老年性痴呆的针灸 RCT 虽数量不断增加，但 RCT 质量需待提高。今后应努力提倡有资金资助的大样本前瞻性的长期的协作性研究，并进行较长期的随访；根据 AD 的病变规律制订出与其相适应的量表；同时有必要对众多的痴呆患者的辨证分型、选穴部位、组方配穴进行认真分析，找出贴近临床、便于操作的针灸临床标准；同时深入开展社会心理学等多学科的研究，把智能训练与综合疗法有机结合起来，从而进一步提高针灸治疗痴呆的疗效和患者的生存质量。

［《中国针灸》2006，（8）：605-608］

九、火针禁忌之我见

火针疗法是利用一种特殊质料制成的针，将针在火上烧红后迅速刺入人体的一定穴位和部位的治疗方法，至今已有数千年的历史。在漫长的历史进程中，经过历代医家的研究和临床实践，通过逐步改进不断发展和完善，成为当今针灸疗法中一支独特的治疗体系。

火针疗法在《黄帝内经》中首次用文字记载，并提出火针疗法的适应证有痹证、寒证、经筋病、骨病四种。书中提到了"燔针"，"焠刺"，《灵枢·官针》中云："焠刺者，刺燔针则取痹也。""焠刺"即是将烧热、烧红的燔针快速刺入皮内的一种刺法，由此可见"燔针"和"焠刺"，即为"火针"和"火针疗法"。到了汉代火针应用已相当普遍，张仲景在《伤寒论》中多次提到。晋代的《小品方》中不仅最早记载了火针的名称，还首先将火针疗法应用于眼科疾患中。唐代孙思邈在《备急千金要方》中首先将火针疗法的适用范围从寒证、痹证扩展到治疗外科的疮疡疖肿。宋以后火针疗法有了很大发展，王执中在《针灸资生经》中最早将火针疗法用于治疗内脏疾病，并列举了许多有效病例。火针疗法发展的鼎盛时期在明代，当时的代表著作《针灸大成》《针灸聚英》《名医类案》等书中均提到了火针，其中《针灸聚英》中对火针疗法的论述最为全面，从针具、加热、刺法到功效应用和禁忌等都做了全面精细的论述。到了清代火针疗法的应用范围更加广泛，陈实功在《外科正宗》中提出用火针治疗瘰疬、痰核，吴谦则认为火针能治疗邪气壅于肌肤关节的一类疾病。

我注意到历代医家在论述火针应用的同时也从不同方面提到了火针的禁忌，如《灵枢·官针》云："热则筋纵不收，无用燔针。"可见当时热证是火针疗法的禁忌证。高武在《针灸聚英》云："人身之处皆可行针，面上忌之"。孙思邈的《备急千金要方》还提出了火针疗法的禁忌穴位。此外高武还曰："凡夏季……切忌妄行火针……其如脚气，多发于夏，血气湿气，皆聚两脚，或误行火针，则反加肿疼，不能行履也"。但我在临床中发现：火针的临床应用与它的作用机制是分不开的，只要临证中把握病机、掌握治疗时机、处理好相关问题、合理正确的运用火针疗法，以往文献中的禁忌是可以突破的。下面仅从这几方面逐一论述。

1. 火针用于热证

火针疗法是借助火的温和热力通过经络的传导发挥温通经络祛风散寒的作用，从而达到防治疾病的目的。临床治疗缠腰火丹就是西医之带状疱疹已经广泛应用火针疗法。本病因内蕴湿热兼感邪毒所致，是一种以成簇水疱沿身体一侧呈带状分布，排列宛如蛇行且疼痛剧烈为特征的皮肤病。本病使患者最痛苦的就是疼痛，约有90%以上的病人会有疼痛，而且程度剧烈，多数病人苦不堪言。有相当一部分患者的后遗神经痛可持续半年或者更长，而我在临床实践中发现采用火针疗法可以大大缩短病程，减轻疼痛。具体操作是：在病灶局部行常规消毒后用贺氏火针烧灼后沿皮损位置确定阿是穴，采用点刺、散刺和密集刺相结合，用火针点刺龙头、龙尾加用火罐，大水疱处可用火针点破使液体流出，再留罐数分钟，待疱内液体充分流出后起罐，然后用毫针围刺疱疹周围，并根据病所疱疹的归经按照循经取穴的原则确定体针穴位，疱疹干燥后仍遗留痛感者用散刺法点刺，每周治疗2~3次。绝大多数患者治疗后疼痛即刻减轻，一般治疗2周即可痊愈。火针治疗本病有治愈率高、起效快、疗程短、后遗疼痛发生率低、操作简便、安全无副作用的特点。

乳痈属于西医学急性化脓性感染，表现为乳房胀痛乳汁不畅或有肿块硬结，伴发热、口渴、口臭、便秘时可根据肿块大小用细火针围刺。成脓期和破溃期用中粗火针对准脓肿波动明显处点刺，使脓尽出，将脓液全部排净，溃破处以火针点刺，借火针之力开门驱邪排脓祛腐生肌。毫针刺法对早期未化脓者的确有效，而火针以热引热消肿解毒对乳痈各个阶段均适用，尤其是后期可使患者免受手术引流之苦。

按照寒者热之的理论似乎只有寒证才可以用温法，而热者清之、热则疾之则是被大家公认的治疗法则。热证运用火针的理论依据究竟在哪里，我认为针灸的治疗原则离不开中医的治疗大法，中药治疗中有关正反逆从的理论同样适用于火针的应用。《素问·至真要大论》曰："有逆取而得者，有从取而得者……何谓逆从……逆者正治，从者反治。"所谓正与逆是以寒治热、以热治寒，逆其气的正常方法；而反与从是以寒治寒、以热治热，顺其气的反常方法。热证用火针治疗属于反治与从治。明代医家龚居中认为火有拔山之力，他在《红炉点雪》中曰："凡虚实寒热，轻重远近，无往不宜。盖寒病得火而散者，犹烈日消冰，有寒随温解之义也。热病得火而解者，犹暑极反凉，犹火郁发之之义也。"《理瀹骈文》曰："热证可以用热者，一则得热则行也，一则以热能引热。使热外出也，即从治之法也。"可见以热治热是有历史渊源的。古人早就提出"以热引热""火郁发之"的理论，"火郁发之"出自《素问·六元正纪大论》，概括了火郁为病的病因病机及其治疗法则，火热其性炎上，喜升散而恶蔽遏，在某种原因的作用下使之不得升散和外达，故《丹溪心法》也有"气有余便是火"之说，阐明了火热郁闭而产生热病的病机。实火为病，热势激荡耗伤气血阴阳，同时使正气拂郁，并往往正邪互郁，或郁在表，或郁在里，或郁在局部，若仅只以苦寒清泄为治，很难使疾病痊愈，这就是《内经》"火郁发之"的机制所在。热毒内蕴，拒寒凉之药不受，清热泻火之法没有发挥作用之机，而火针疗法具有以热引热、引气和发散之功，因而可使火热毒邪外散，达到清热解毒止痛兼具借火助阳善行气血之效。

2. 火针用于面部疾患

（1）顽固性面瘫

面瘫多因卫阳不固络脉空虚，邪气侵入阳明少阳之脉以致经气阻滞经筋失养肌肉纵缓不收而发病。一般患病后只要积极治疗，并配合适当休息，大多数患者可获痊愈。但如果失治误治或病人体质虚弱以及没有很好休息就会遗留后遗症。此时外邪虽去，但正气受损气血俱亏，对这部分病人如果单纯采用急性期的毫针治疗效果均不满意。而火针通过对针体的烧红加热，使通经活络的作用加强，而起到温通经络之效。我曾经进行临床观察60例，分为火针组和毫针组，治疗组选择单头细火针（直径为0.5mm）在患侧面部进行点刺，每次点刺约10个穴，进针深度为1~2分，然后再行毫针刺法；对照组直接进行毫针刺法。三个疗程结束后治疗组痊愈率明显优于对照组。中医学历来认为：阳主动，阴主静，面瘫患者以面部活动不利为主症，治疗以振奋阳气通经活络为大法，患病日久正气必有耗损，火针具有温热的作用，温热属阳，阳为用，温热可以助阳，人体如果阳气充盛则温煦有常，脏腑功能和组织器官得以正常运转。另外经络具有运行气血，沟通机体表里上下的作用，一旦经络气血失调就会引起病变，因此疏通经络一直是针灸治疗的大法，单纯毫针已经具有这一作用，而火针通过对针体的烧红加热，使这一功能的作用加强，从而起到温通经络之效。火针疗法正是通过温热之力使得正气充实卫外固密，发挥温煦机体疏通经络的作用，从而鼓舞气血运行，使筋骨肌肉得养，发挥驱除邪气的作用，最终达到顽症得解的目的。

（2）面瞤

面瞤就是西医的面肌痉挛，是以一侧面肌的抽搐样收缩为特点，起病常从眼轮匝肌的轻微抽搐开始，逐渐向下半部面肌扩展，以口角、眼角抽搐为多，严重时整个面肌发生痉挛，并可伴轻度无力或肌萎缩。本病多与情志因素有关，临床上女性多于男性，多因肝血失荣肝风内动或风痰阻络所致，肝血不足风痰阻络则可引起筋脉失养，风扰经络则出现肌肉的抽动。本病也可由风寒侵袭而致，《内经》认为寒主收引，寒者热之，在临床上以火针治疗为主，采用火针直接点刺痉挛部位，根据痉挛部位和范围每次点刺5~10穴，可促进气血运行，增加局部的血供以祛除外邪，使其温通经络调畅气血正气充实，则邪散风息拘急抽搐自止，再配合安神养心之体针则疗效更好。本人近两年治疗面瞤患者约20例，均应用火针疗法收到满意效果。

以上病证的治疗打破了面部忌用火针的禁忌，我想古人是因为火针古时又称大针，《灵枢·九针十二原》中云："九曰大针，长四寸……大针者，尖如挺，针锋微圆……"。火针疗法的针具要能耐高温能速刺，所以要求针体粗大，针尖微圆。治疗后，局部有可能遗留瘢痕，因此认为面部应禁用。目前我在临床操作时选用细火针或者采用普通毫针代替火针浅刺，在五官附近、上下眼睑等部位格外小心，则不但可以治疗疾病，而且火针术后遗留的瘢痕数日即可消退不会出现瘢痕，因此面部禁用火针并不是绝对的。但要掌握针刺要点——快、准、稳，即进针快减轻疼痛；病变部位要对准；持针要稳。

3.火针在禁用穴位上的应用

孙思邈在《备急千金要方》中云："巨阙、太仓上下管，此之一行有六穴，忌火针也。"这六个穴分别是鸠尾、巨阙、上脘、中脘、建里、下脘，同归奇经之任脉，是治疗脏腑病变经常选用的穴位，尤其是后四个穴使用率更高些。用火针进行治疗的病证主要针对脾胃虚寒升降失司或过食生冷感受寒邪出现的胃脘疼痛胀满、肠鸣腹泻、恶心呕吐、吞酸呃逆等，特别是因寒邪所致的一系列病证均有满意的疗效。在临床运用中根据患者的体形胖瘦决定进针的深度，胃痛分虚实，实证或因外感寒邪内客于胃；或因饮食不节过饥过饱；或情致不畅肝木横逆犯胃而致胃失和顺。虚证因饥饱失常劳倦过度，久病脾胃受伤脾阳不足致中焦虚寒。呕吐实证因外邪犯胃，风寒暑湿及秽浊之气致胃失和降；过多食生冷油腻致胃气上逆；恼怒伤肝横逆犯胃致胃气不降均可出现呕吐。腹痛腹泻也与两者类似。分别选取中脘和上、下脘、建里用细火针点刺，深度以2~3分为宜，腹部最深不超过5分，达到温中散邪扶正补中温养脾胃的目的，临床疗效非常满意。

4.夏季应用火针

是否应用火针疗法关键取决于辨证分析，不必过于受季节的限制。临床上看到很多患者即使在夏季也身着长衣，稍遇阴雨天气就要添加衣服，一年四季不能在空调环境中停留，否则或出现肢体关节疼痛麻木，或出现肠胃失和等一系列相关症状，或外感反复发作，对于这些患者只要辨证准确即使在气温最高的夏季也同样是应用火针疗法的适应季节。而且按照《内经》"春夏养阳""冬病夏治"的理论，夏季恰恰是运用火针的极好时机，不仅不应该加以限制反而要抓住季节的特点进行施治，以期达到更好的疗效。

总之火针疗法具有针和灸的双重作用，既有针的刺激又有温热刺激。气血喜温而恶寒，寒则凝温则通。使用火针通过温热作用，振奋人体的阳热之气，驱除阴寒之气，寒去凝散，血脉经络畅达，气血调和，诸疾自愈。火针属温法范畴，虽然是针对寒证的，但它的应用并不限于温里的一方面。《伤寒论》中曾提到用火针可以发汗，明代医家龚居中则认为火不虚人以壮人为法，指出"若年深痼疾，非药力所能除，必借火力以攻拔之"。所以说火针是借助火力达到无邪则温补有邪则胜寒的目的的。

[《中医杂志》2007,（4）：303-305]

十、火针疗法在针灸治疗中的应用

火针疗法至今有数千年的历史，经过历代医家的研究和临床实践，使它从简陋的工具、原始的操作方法和狭窄的临床适用范围，逐步改进发展完善，成为一种特殊的针刺方法。我经过十数年的临床实践体会到，火针的治疗机制在于通过温热刺激穴位或部位，达到增强阳气、鼓舞正气、调节脏腑、激发经气、温通经脉、活血行气的目的。因此在临床上凡是由于感受寒邪阳气亏损、气血不足经脉阻滞、体质素虚脏腑失调导致的病证均可以运用火针来治疗。

1. 历史沿革

《内经》首次提到"燔针""焠刺"，《灵枢·官针》中云："九曰焠刺，焠刺者刺燔针则取痹也。"可见，"焠刺"是将烧热、烧红的燔针快速刺入皮内的一种刺法，由此得出"燔针"和"焠刺"，即为"火针"和"火针疗法"。《内经》中对针具、主治作用及禁忌也做了论述。《灵枢》中的大针即是火针疗法的专用针。《内经》中提到火针疗法有痹证、寒证、经筋病、骨病四种适应证，此外也提到火针疗法的禁忌证，如《灵枢·官针》云："热则筋纵不收，无用燔针。"可见在当时热证是火针疗法的禁忌证。火针疗法到汉代应用已经非常普遍，仲景在《伤寒论》中多次提到，称火针为"烧针"和"温针"，还提出针后的处理问题，如"烧针令其汗，针处被寒，核起而赤者，必发奔豚"，以此提醒医家注意火针治疗后针孔的护理问题。晋代皇甫谧撰写的《针灸甲乙经》继承了《内经》的观点，肯定了"焠刺"是针灸的刺法之一。晋代的《小品方》中不仅最早记载了火针的名称，还首先将火针疗法应用于眼科疾患中。唐代孙思邈的《备急千金要方》将火针疗法的适用范围扩展到治疗外科的疮疡疖肿，并提出了火针疗法的禁忌穴位。宋以后火针疗法有了很大发展，王执中在《针灸资生经》中最早将火针疗法用于治疗内脏疾病，并列举了许多有效病例，可见当时火针的适用证已大大扩展了。火针疗法发展的鼎盛时期是明清时期。明代的代表著作有《针灸大成》《针灸聚英》《名医类案》等书，其中《针灸聚英》中对火针疗法论述最为全面，包括了以前许多针灸家未涉及的内容，从针具、加热、刺法到功效应用和禁忌等都做了全面精细的论述，说明了火针疗法进入了较成熟的阶段。《名医类案》集录了历代名医治案，其中有数则是用火针的。到了清代火针疗法的应用范围更加广泛，吴仪洛在《本草从新》中记载将火针用于治疗眼科疾病；陈实功在《外科正宗》中提出用火针治疗瘰疬、痰核。吴谦则认为火针能治疗邪气壅于肌肤、关节的一类疾病，可见在清代火针疗法的适应范围已得到扩大和发展。

2.临床应用

火针疗法是利用一种特殊质料制成的粗细针，将针在火上烧红后，迅速刺入人体的一定穴位和部位的治疗方法，它具有针和灸的双重作用，既有针的刺激又有温热刺激。火针的临床应用与它的作用机制是分不开的，由此决定了它的适用范围。火针的作用机制在于用温热刺激穴位或部位来增强人体阳气鼓舞正气，调节脏腑激发经气，达到助阳补肾升阳举陷、祛寒除湿温经止痛、通经活络散瘀消肿、运行气血解痉止挛、温阳化气消癥散结、生肌敛疮去腐排脓、宣肺定喘祛风止痒、引热外达清热解毒等作用，因此广泛应用于多种疾病的治疗，成为目前针灸治疗中最具特色、最有效的针灸疗法。笔者在近十数年的临床医疗实践中有意识地应用火针疗法取得了很好的疗效，从而对这种特殊针法有了更深的体会。

（1）面部疾患的治疗

古人认为面部禁用火针，《针灸大成·火针》记载："人身诸处，皆可行火针，惟面上忌之。"《针灸聚英》云："人身之处皆可行针，面上忌之。"这是因为火针古时又称大针，《灵枢·九针十二原》中云："九曰大针，长四寸……大针者，尖如挺，针锋微圆……"火针疗法的针具要能耐高温，能速刺，所以要求针体粗大，针尖微圆，加之当时针灸用具的制作工艺比较粗糙，所以火针治疗后局部有可能遗留瘢痕，因而古人认为面部应禁用，但我在临床中运用火针治疗面部疾患效果颇佳。

①顽固性面瘫

面瘫多因卫阳不固、络脉空虚、邪气侵入阳明少阳之脉以致经气阻滞、经筋失养、肌肉纵缓不收而发病。一般患病后只要积极治疗，并配合适当休息，大多数患者可获痊愈。但如果失治误治或病人体质虚弱以及没有很好休息就会遗留后遗症。此时外邪虽去，但正气受损气血俱亏，对这部分病人如果单纯采用急性期的毫针治疗效果均不满意。而火针通过对针体的烧红加热，使通经活络的作用加强，而起到温通经络之效。中医学历来认为：阳主动，阴主静，面瘫患者以面部活动不利为主症，治疗以振奋阳气通经活络为大法，患病日久正气必有耗损，故采用火针疗法，通过温热之力使得正气充实卫外固密，发挥温煦机体疏通经络的作用，从而鼓舞气血运行，使筋骨肌肉得养，发挥驱除邪气的作用，最终达到顽症得解的目的。我们曾经进行临床观察60，分为治疗组和对照组，治疗组加用火针治疗，结果疗效明显优于对照组。

②面䐃、面痛

面䐃就是西医的面肌痉挛，是以一侧面肌的抽搐样收缩为特点，起病常从眼轮匝肌的轻微抽搐开始，逐渐向下半部面肌扩展，以口角、眼角抽搐为多，严重时整个面肌发生痉挛，并可伴轻度无力或肌萎缩。本病多与情志因素有关，临床上女性多于男性，多因肝血失荣肝风内动或风痰阻络所致，肝血不足风痰阻络则可引起筋脉失养，风扰经络则出现肌肉的抽动。本病也可由风寒侵袭而致,《内经》认为寒主收引,寒者热之,在临床上以火针治疗为主,采用火针直接点刺痉挛部位,根据痉挛部位和范围每次点刺5~10穴,可促进气血运行增加局部的血供祛除风邪,使其温通经络调畅气血正气充实,则邪散风息拘急抽搐自止,再配合平肝息风安神补气之体针则疗效更好。本人近两年治疗面䐃患者约20例,均收到满意效果。面痛就是西医的三叉神经痛,多因风寒侵袭、情志不遂而致,直接火针点刺痛点即可。

以上病证打破了面部忌用火针的禁区,临床上根据病情需要选用适当型号火针,只是在接近五官附近时要格外注意避免伤及眼睛等器官,操作时选用细火针或者普通毫针代替火针浅刺,则不但可以治疗疾病,而且火针术后遗留的痕迹数日即可消退不会出现瘢痕。目前本人在临床将火针广泛应用在面部疾患的治疗中,从未出现过失误。

(2)痹证

古人云:"不通则痛""通则不痛",痹证的主要症状是疼痛,疼痛的发生多由于邪阻经络、气血郁滞而致,而邪气之所以入侵人体,多因阳气不足腠理空疏,卫外不固则邪气乘虚而入,《素问·举痛论》中云:"寒气客于脉外则脉寒,脉寒则缩蜷,缩蜷则脉绌急,绌急则外引小络,故卒然而痛,得炅则痛立止。"炅为热的意思,也就是说寒邪引起的疼痛得温热可以缓解。而火针可以温其经脉,鼓动人体的阳热之气,因而可以驱散寒邪,使脉络调和疼痛自止。正如《灵枢·经筋》中记载:"焠刺者,刺寒急也。"由此说明寒邪引起的拘急疼痛,适用于火针治疗。另外,如为风邪所引起的也可以利用火针治疗,因火针能温通经络行气活血,故可促进体表的气血流动,驱动风邪无处存留使疼痛缓解。如因湿邪引起,则可利用火针的温通经络运行气血的功能攻散湿邪,或利用它助阳化气的功能使气机疏利津液运行,从而祛除湿邪达到治疗疼痛的目的。我体会临床中痹证应用火针的机率是最高的,效果也是最迅速的。这也就是痹证是《内经》记载的火针最早的适应证的原因所在，即《灵枢·官针》云："焠刺者，刺燔针取其痹也。"

（3）麻木

麻木属感觉异常的一种病变，麻与木临床上常同时出现，麻者非痛非痒；木者，按之不知扪之不觉。麻木之症病因不同，表现复杂多样，但其发病机制是相同的，都因脉络阻滞、阳气不能使营血濡养经脉肌肤所致。而火针能温通助阳引阳达络，使气血通畅麻木自除。本人临证中曾治疗3例患者，均主诉下肢大腿外侧麻木不止，感觉减退，曾经外敷、理疗、药物及普通毫针治疗效果均不佳，专程来接受火针治疗。我经检查诊断为股外侧皮神经炎，随即采用中粗火针进行局部点刺治疗，并配合毫针刺法，每周2次，效果非常明显，3例均痊愈。

（4）痿证

痿证是指四肢痿软无力，或肌肉萎缩，肢体功能障碍等，临床上很多疾病可归属于本证，常见的有外伤性截瘫、中风后遗症、缺钾性周期性麻痹等，笔者常比照痿证的治疗来进行。这些患者的共同点就是运动和感觉障碍，在治疗中将《内经》中所谓："治痿者独取阳明"变通为首取阳明，多用补益后天脾胃之法，配合其他经脉辨证取穴，重用督脉的经穴，因督脉为阳脉之海，调节一身阳经，火针为温热助阳之法，两阳相合能助阳气行气血，使脾胃气盛气血化源充足，筋脉得以润养，肌力增强肌肉丰满。对这部分患者用火针治疗时选用中、粗火针。

（5）缠腰火丹

火针属温法，一般认为只适用于祛寒，不可用于热证。《灵枢·官针》云："热则筋纵不收，无用燔针"可见热证是火针疗法的禁忌证。但临床实践证明，正确运用火针可以治疗很多热证。明代医家龚居中认为："火有拔山之力"，"凡虚实寒热，轻重远近，无往不宜。盖寒病得火而散者，犹烈日消冰，有寒随温解之义也。热病得火而解者，犹暑极反凉，犹火郁发之之义也。虚病得火而壮者，犹火迫水而气升，有温热补益之义也。实证得火而解者，犹火能消物，有实则泻之之义也。痰病得火而解者，以热则气行津液流通故也。所以火针不伤人，以壮人为法。若年深日久，寒病痼疾，非药力所能除，必借火力以攻拔之。"热毒内蕴，拒寒凉之药不受，清热泻火之法没有发挥作用之机，而火针疗法有引气和发散之功，因而可使火热毒邪外散，达到清热解毒的作用，临床治疗缠腰火丹等症已经广泛应用火针疗法。本病因内蕴湿热兼感邪毒所致，是一种以成簇水疱沿身体一侧呈带状分布，排列宛如蛇行，且疼痛剧烈为特征的皮肤病。本病使患者最痛苦的就是疼痛，约有90%以上的病人会有疼痛，而且程度剧烈，多数病人苦不堪言。部分老年患者常因疼痛剧烈难以忍受，有相当一部分患者的后遗神经痛可持续半年或者更长，实践证明在发病早期即采用火针疗法可以大大缩短病程，减轻疼痛。治疗总则为引热解毒消肿止痛。火针治疗本病有治愈率高、起效快、疗程短、后遗疼痛发生率低、操作简便、安全、无副作用的特点。具有以热引热解毒止痛之功，兼具借火助阳善行气血之效。古人曾提出"以热引热"，"火郁发之"的理论，"火郁发之"出自《素问·六元正纪大论》，概括了火郁为病的病因病机及其治疗法则，火热本为阳盛所生，其性炎上，喜升散而恶蔽遏，在某种原因的作用下使之不得升散和外达，故《丹溪心法》也有"气有余便是火"之说，阐明了火热郁闭而产生热病的病机。实火为病，或为阳盛，或为邪热，热势激荡耗伤气血阴阳，同时使正气拂郁，并往往正邪互郁，或郁在表，或郁在里，或郁在局部，若仅只以苦寒清泄为治，很难使疾病痊愈，这就是《内经》"火郁发之"的机制所在。

此外火针疗法在皮肤科、外科、妇科、五官科等疾病的治疗中也发挥着意想不到的作用，给广大患者免除了众多疾苦，是目前针灸治

疗学中颇受重视的一种特色疗法，

总之火针疗法经历了数千年的发展与积淀，已经具有鲜明的特色和确切的疗效，形成了比较系统的理论体系。近些年来随着火针疗法的广泛应用，越来越引起国内外针灸界的普遍关注，我们应该很好的继承古代火针的经验，使这一古老的独特的针灸疗法得到发展与进步，我相信随着针灸学的日益发展，火针疗法的不断推广，它的应用范围还会不断扩大。

［《北京中医药》2008,（11）：853-855］

十一、当前中医教育中值得关注的问题

中医药学是一门具有五千多年发展历史的医学，与中国的历史文化同样悠久，其作用与现实意义不容否认，更以其简、便、验、廉深受百姓的欢迎。中医药理论博大精深，中医临床知识经验底蕴深厚，中医药发展首先是要认真学习和全面继承，否则就成无源之水。目前国内许多著名中医师，都是我国 20 世纪 50~70 年代培养出来的学生，由于他们的贡献，治好了国内外许多疑难病症，震撼了中国，也影响了世界，因此中医药愈来愈受到国际的关注。但近些年来，有些地方片面强调用现代科学方法研究中医，中医学受到西医学不同程度的冲击，轻视中医药基础理论的研究、学习较之 20 世纪明显，很多中医师特别是年轻一代的中医师中医文化基础不扎实，满足于一知半解，如此下去，再过若干年，真正理解和掌握中医的人恐怕就凤毛麟角了。造成这种局面的原因是多方面的，笔者认为主要有如下原因：

1.院校教育西化

从目前国内来看，形式上仍有不少中医院校每年培养成千上万学生，但培养的真正中医不多，中医科研上有成就者不多，名中医更是少见。根本原因是中医教育西化，传统中医文化与中医技能被轻视、

被遗忘。当学生抛弃了望、闻、问、切，缺乏中医思维时，在西医理论主导下的中医教学已失去了中医的真谛，我们的中医院校培养的学生已不再是真正的中医了。进校后外语是硬指标，古汉语训练不严格，导致许多学生看不懂中医古籍著作，特别是近十年招收的学生很多人没有认真读过《黄帝内经》等中医经典著作。在课程安排上，中西医课时比例欠合理，理化知识与西医理论学习是必考课程；中国传统哲学与中医理论基本训练不足，在一些院校中医四大经典甚至改为选修课。很多研究生外文、计算机水平很高，可就是不在中医上下功夫；有些中医院校、科研机构培养的中医博士，除了极少数有名中医指点不脱离临床外，绝大多数泡在实验室，做了三年实验，拿到了学位，但不会看病，这样的人离真正的中医有很大距离，很难说是中医高级人才。试想某人考上了中医博士生，做了三年动物实验，拿到了中医博士学位，日后他们成为教授、博导以后，不断要求中医学生做西医式实验，称之为搞"中医现代化"，再教出来的学生还是中医吗？这是在培养中医人才吗？现在大多数中医药硕士、博士生学习研究的不再是中医药领域，不是在中医理论基础及临床诊疗水平上加强与提高，而是按照西医培养的要求重仪器重实验，这在圈内早已不是新闻了，这些起传承作用的研究生，还能将中医药国粹传下去吗？

2.轻视师徒传承

通过师徒传承，使许多绝技薪火相传，以师带徒、师徒传承是我国中医人才培养的传统模式，几千年来造就了一大批受群众欢迎和爱戴的名医。我国尚存不少师徒传承的民间医生，临床水平高，治疗成本低，治病效果好，深受群众欢迎。现今的中医教育、职称和执业资格制度，导致真正中医越来越少，新中国成立前留下来的全国著名老中医已所剩无几，以传统方式培养的国内知名中医大夫已为数不多，且均已70岁以上高龄；20世纪70年代以后主要按西医式教育培养中医，在传统中医上真正有成就者甚寡。以北京市为例，新中国成立初期北京地区有百姓拥戴的名医几十名，岁月更迭许多名老中医已经作古。1986年国家中医药管理局成立以来，在北京地区第一、二、三批共遴选了国家级名老中医112人为继承对象，北京中医医院有25名；但到目前为止，只有15名老中医健在并能传授临床经验。这些前辈的学术影响和在百姓中的知名度是我们不及的，他们的临证经验需要我们继承挖掘。中医学术后继乏人、乏术的问题一直没有得到有效解决。

3.中医院西化

目前全国大小中医院虽有几千家，基本上全是中西医结合医院，已经没有真正传统的中医医院，难以成为真正中医临床基地，也没有多少中医大夫真正能按中医思维看病。查病主要靠西医仪器来检测与化验；诊断病主要靠化验单的数据来判定；处方主要按西医思维与理论来开方治病；治疗是中西药并用；疗效主要靠西医仪器来检验。之所以如此，一方面是近些年培养的多数中医已不大习惯运用中医传统的望、闻、问、切辨证论治，而必须借助于西医仪器才能看病；同时由于所在科室和岗位承担工作任务的压力和实际临床工作中对于知识技能的需求，渐渐地在他们中间的大部分人的知识结构与技能出现了变化，中医的知识与技能受到冲击而减弱，"中西医的知识与技能比例"出现倒置。甚至在中医院的临床医师中出现传统中医临证思维模式西医化，原有中医中药的优势特色退色淡化。另一方面，医院为了生存，大量购买医疗仪器设备，且越是大型新型、越现代化就越好，医院创收靠它，医院评级升级也靠它。中医中药虽然简便廉价，若靠纯中医收费，价格极为低廉，根本无法养活医院。以我所在科室为例，一位从医三十年的主任医师为六十位患者进行针灸治疗为医院的创收仅相当于一人次头颅核磁创收，两者反差如此之大，即便是所谓"铁杆中医"又如何不让他们另辟蹊径呢？此外，由于没有中医治病特别是治危重病人的医疗法律标准，若单纯用中医方法抢救病人，患者死亡往往要负法律责任，而西医则无此担忧，难怪现在的中医院病房与西医院病房无本质区别。

4.振兴中医药首先在教育

扭转以上被动局面，有必要重新认真认识中医药的优势。中医药简单、方便、价廉、效验。中医养生，从太极拳到坐禅静心，从食补食疗，到拔罐刮痧，许多民众都从中医中学习了一套防治疾病的办法。中医治病，从使用中草药到针灸、推拿，都有一整套对治的方法。对一些疑难杂症，中医有不少独特方法对治，效果为世界少有；对一些所谓现代病，诸如所谓富贵病和亚健康状态，中医的养生健身更是"治未病"的重要组成部分。中医学主张防重于治，强调养生。防病养生的方法以心理卫生和调摄为首要，这正是西医过去忽视现在刚开始重视的东西；中医强调心理与身体、人与社会、人与自然的协调，这正是未来医学所极力主张的；中医提倡养生，并形成了一套完整的养生理论，形成了中国特有的民族健身方式，这正是现代精神心理学、医学与体育相结合的新型健身方式所要走的道路。中医在防大疫上，也屡建奇功。东汉建安年间，伤寒病大流行，张仲景的《伤寒论》，有效制止了伤寒传播，从此奠定了中医诊断和治疗的理论基础。明代永乐到崇祯年间多次大疫，吴又可的《温疫论》和叶天士的"卫气营血"辨证，发展和完善了温病学说，中华民族在制服传染病上又迈进了一大步。北宋年间中国就发明了通过种人痘预防天花，后传入欧洲改进成为牛痘。中医对新中国成立后几十年的一些重大疾病的防治作用也十分显著。1956年石家庄流行乙型脑炎，师仲景法用白虎汤，疗效超过世界水平；1958年广州流行乙型脑炎，邓铁涛老教授曾参加救治，统计中医之疗效亦达90%，且无后遗症；20世纪60年代广东麻疹流行，死婴不少，运用透疹清热之法，所到乡村死亡便被制止。2003年的SARS防治，中医药的作用已为世界卫生组织所承认并予以高度评价。

中华民族的崛起已是全世界的共识，作为中国文化的重要组成部分，中医药的复兴势必进一步促进民族振兴的步伐。纵观我国各行各业，最有优势、最拥有自主知识产权的，唯有中医药。要解决 14 亿人民的健康问题，就必须重建中医药的重要战略地位，将中医药作为重大专项列入国家中长期规划之中，彻底改变不重视中医的做法。中医药继续教育"十一五"规划明确提出："中医药继续教育必须保持和发扬中医药特色优势，走突出自身特点的发展道路。要遵循中医药学术特点和中医药人才成长规律，构建具有鲜明行业特色的继续教育模式。要把中医药继续教育的落脚点放到增强继承与创新能力，保持和发扬中医药特色和优势上。"中医师必须会看病，而指望实验室能培养出名中医来是行不通的。新中国成立以来，我国中医教育虽然取得了很大成绩，但与全面建设小康社会的远大目标，与服务人民、提高人民健康水平的更高要求还存在相当大的距离。因此，在中医教育发展过程中，如何尊重科学精神，发扬中医传统，培养大批实用型中医人才，已经成为进入 21 世纪中医教育的重要使命。中医教育是一门实践性很强的科学，不能一切照搬西医院校的培养模式。要在打好基础，强调学好、学完中医基础理论、中药学、方剂学以及四大经典著作等前提下，因材施教，不断总结提高，理论和实践相结合。老百姓到中医院就医时，希望得到"传统型中医"的治疗，希望通过辨证论治、理法方药、君臣佐使来调整机体的平衡。从中医临床医生队伍的现状来看，这一类型的中医临床人才队伍比较薄弱而且从年龄结构来看又是以老年专家为主体的。很多德高望重、身怀绝技而又退居二线的名老中医忧心忡忡：害怕延续了数千年的传统中医从此不再纯正，担心那一本本厚重的经典医书无人阅读。因此要想振兴中医，除了靠政策支持等措施保障外，还得靠广大有志于中医事业的人们，全面发扬中医悬壶济世的高尚风格，不断努力拼搏进取，深入钻研业务，加速提高技能，一心一意为光大中医事业辛勤工作，如此下来必当青出于蓝而胜于蓝，祖国的中医事业必将得到发扬光大。

[《辽宁中医药大学学报》2009,（8）：265-266]

十二、名中医培养模式初探

近年来，中医发展政策导向强调用现代科学方法研究中医，望、闻、问、切被忽视，中医学受到西医学的猛烈冲击，中医毕业生"中西医的知识与技能比例"出现倒置，中医院的临床医师中出现传统中医临证思维模式西医化、中医中药的优势特色退化的倾向，与此同时，老百姓到中医院就医时，希望得到"传统型中医"的理法方药治疗。在这种特定的环境下，作为北京市中医的龙头单位，北京中医医院（下简称我院）党委组织专家经过充分论证和调研，决定建立以中医药技术应用为主的中医特色病房，探讨运行模式，调动和发挥我院名老中医和他们的学术继承人的作用，综合学习名老中医学术思想理论和体现他们学术思想的疾病诊疗体系，为中青年名中医的成长搭建平台、建立培养基地。为此由党委书记陈誩亲自担任课题负责人成功申报北京市科委课题—中医特色病房建设及示范研究，并于2009年3月成立中医特色病房。建立中医特色病房的目的，首先是为了探索培养新名中医的模式与方法，古代中医"师带徒"的培养模式，采用了"一对一"形式，口传心授、言传身教；现代学院式教育模式，有利于中医基础理论知识的普及、推广，有利于标准化教育，但缺点是理论与临床实践脱钩，学生出了校门不会看病。为此我院设立了"团队＋团队"的新名医培养模式，组建导师团队和学员团队，让"团队带团队"，使每个学员都可以学习不同导师的经验，每位导师也都可以将经验传授给不同的学员，这样可以即发挥"师带徒"的优势，有利于临床技能的培养和个人经验的传承，又避免了知识面狭窄、单一的劣势，使其更好地传承。我们具体做了以下工作：

1. 团队的选拔

带教名医和培养对象的选拔工作，是参照国家中医药管理局有关继承导师和继承人的选拔条件，制订了团队选拔的基本条件，严格按照选拔方案，通过自愿报名、资格审查、业务考核等程序确定。最终确定导师团队由国家级名老中医、博士生导师、全国优秀中医临床人才、硕士生导师、北京市125人才共16人组成；学生团队共31人，其中大多数是副主任医师，个别是高年主治医师。为了使团队有机会领略名老中医的风采，医院还成立了以国家级名老中医为主体的顾问团队，负责疑难病例的诊疗和授课。

2. 组建中医特色病房

（1）人员组成

由于中医特色病房收治的病种涉及多个学科，因此要求的人员结构层次较高。经过医院党委研究决定中医特色病房主任由国家中医药管理局优秀中医临床人才、主任医师担任，全面负责病房医疗行政管理工作；主管医生是硕士研究生学历，经过了院内临床和医技科室的轮转培训；责任护士具有大学本科学历，中级职称。

（2）中医特色病房的主要工作

①日常工作

病房确立的总原则是"能中不西"、"先中后西"、急重症"中西医结合"。医院党委把社会效益放在第一位，坚持经济效益服从社会效益，专门制定了以医疗质量和中医特色疗效为主、工作量为辅的绩效分配方案。

自2009年3月9日中医特色病房成立以来，已顺利运转7个多月，收治的病种包括：脑血管病、周围神经病、五官疾病、消化系统疾病、骨科病、内分泌疾病、皮科病、循环系统疾病等，主要采用中医传统治疗，汤药饮片与中成药，根据具体情况配制膏方，同时配合非药物疗法，包括一般针法与特殊针法、理疗、药浴、推拿等，在西药的选择上严格控制适应证，既保证患者基础病的日常需求，又始终把突出中医特色的原则贯彻始终。

②会诊查房

中医病房成立以来，充分发挥"团队带团队"优势，组织了多次高级别的专家会诊。中医病房收治的第一例患者是一位维吾尔族女教师，患甲状腺癌术后造成喉返神经损伤声音嘶哑，经过一年多全国多家医院治疗效果不佳，慕名来我院寻求中医治疗。入院后我们专门组织导师团队进行会诊，王莒生院长亲自进行四诊辨证治疗，最终采用中医特色治疗，中药针灸并用收到满意疗效。另有一例患有"脊肌萎缩"的福建4岁女童，由于肌肉痿软无力，不能站立和独坐，三年来往返于当地及京沪各地，耗费了大量精力、财力，虽然诊断明确，但束手无策。经多方咨询，抱着一线希望来到我院，我们破例将患儿收入中医特色病房入院治疗，入院后不到一周我们就组织了包括国家级名老中医指导老师李乾构老院长、周德安主任、王莒生院长在内的多名师生团队成员对其会诊，会诊中从中医诊断、治疗原则、治疗方案及实施等多角度均进行了认真细致的讨论，最后确定了以扶正培元振奋阳气为主的治疗原则，分别采用针灸、按摩、捏积、理疗康复等治疗手段，同时为适应患儿特点便于服药特意制作了膏方。参加查房的很多学员由于分科的原因对该病了解较少，通过此次查房对本病的病因、诊断、治疗及预后有了明确的认识。

除此之外中医病房还分别开展了以强直性脊柱炎、脑血管病、银屑病等疾病为中心的会诊查房，突破了科室和学科的界线，使大家开阔了视野，了解了相关疾病的辨证规律、诊治和鉴别要点、难点、预后转归等，发挥了团队带团队的优势，使学生团队有机会聆听导师的教诲，领略导师们的精华，与此同时导师们从理论上也有了新的更高一步的升华。

（3）经济学指标

截止 10 月 31 日出院患者统计平均住院天数为 23 天，平均住院费用约占全院住院费用的 44%，为 320 元 / 天，其中西药费占全部总费用的 9%（这部分西药还包括了患者入院前长期服用的基础药，如降压药、降糖药、降脂药等），显示出了中医治疗的优势。

3.学员管理

（1）钻研中医经典理论

我们认为通过熟读经典，能准确把握中医药的学术特点和文化内涵，进而吸纳现代科学技术成果，丰富和发展中医药学。同时熟读经典可以掌握中医药学的思维方式、理论体系、辨证论治方法，用以指导临床、遣方用药。医院要求学生团队利用业余空闲时间进行中医经典原著的研读，根据学习和临证实践写出读书心得笔记。培养对象根据本人专业及实际情况，在导师指导下选定精读与泛读的古典医籍书目，制定读书计划。坚持每月 2 次的导师专题讲座，讲座内容围绕经典著作的应用、临床热点难点问题以及大家普遍关注的中心来选题，书记、院长带头进行。讲座目录提前公告，使学员在听课前做相关准备，带着问题来听，课上进行师生互动，针对性很强。

（2）强化中医临床实践

临床实践是培养优秀临床人才必不可少的环节，医学是一门实践性很强的学科，必须有大量的临证经验积累，才能达到运用自如的程度。名医之所以成名，也必须通过临床实践得到患者和社会的广泛认同。结合培养对象目前所在科室岗位，进一步加强中医临床实践，有条件者开设特色专病专科，入选对象要保证每周至少两个半天门诊，中医治疗率要达到 90% 以上。为了系统观察中医治疗疗效，可以将导师或个人认为有意义的病种收入中医特色病房，进行中医治疗为主的全程监控，便于日后的总结。

（3）跟师临床

打破以往一对一的跟师模式，每位学员可以选择多位名师，可以跨科室跟师，同时每位导师也可以培养不同学科的学员，根据中医治疗的优势病种更全面、更深刻的学习老师们的学术思想和临床经验。

总之在各方面为学员创造条件，同时加强对学员进行管理，制订严格规范的日常考核制度，包括临床工作的绩效统计、跟师情况、学习笔记或心得、科研教学和发表论文的情况等，每半年进行量化考核汇总，奖惩分明，真正做到有计划、有落实、有检查。

4.团队的工作

为了提高中医在临床医疗领域的竞争力，我们的团队还进行了多项工作，使学员从多视角、多学科中提高知识及临床技能。

（1）组织专题论坛

2009年二季度正值甲型H1N1流感流行时期，为此我们专门组织了题为《甲型H1N1流感与中医瘟疫论》的论坛，王莒生院长从非典结合本次甲型H1N1重点讲述了有关温病的内容。明确了今年的甲型H1N1流感属古代中医"温病"范畴，论述了中医对于外感热病及传染病的认识是一个逐渐发展的过程，经历了伤寒论阶段—外感热病阶段—现代流行病学及理化检查三个阶段，强调"邪之所凑，其气必虚"，提出此次流感之所以多危及青壮年，可能与现在的年轻人生活不规律，不健康的生活习惯有关，因此调整日常生活习惯，倡导回归朴素而简单生活方式，从某种程度上讲比药物更重要。论坛中导师团队成员从"天人合一"的角度、从温病的特点及分型、从五运六气以及中医药在干预传染病中的地位等多方面进行了广泛的讨论，使师生团队的思路更加清晰、目标更加明确、重点更加突出。

（2）应对重点工作

在二季度末针对季节性流感流行，党委书记陈誩亲自主持、主管院长金枚各方协调，我们团队积极参与预防流感方的推广和宣教，从药物的功用性味到现代药理的研究，从组方到服法都给予了详细而通俗地讲解，同时还让不同年龄段的患者现场饮用，大家普遍反映饮用方便、口感较好、经济实惠，是非常值得推广的。同时医院组织协调各相关科室简化手续，设立专台为患者开方，同时为有需求的团体办理集中订购，使众多患者受益，为中医中药进入家庭、社区提供了保障，多家媒体对我院的活动进行了报道。

（3）走进社区

为配合首都发展中医事业条例的实施，我们十分重视所属区域内社区医疗队伍的培养，今年我们团队与多个社区签订了帮扶计划，利用有限时间安排导师团队和学员团队进社区，开展有针对性的讲座，提高社区医生的业务水平，并遴选了若干名有培养前途的医生进行单独指导，既走出去，又适当安排他们来院内和老师出诊，加强动手能力的培养，受到社区的普遍欢迎。

5.经验与规划

通过以上工作的开展，我们取得了一些经验。

（1）突出中医特色与团队协作结相合

医院集中人才优势，发挥各专业学科特长，在会诊查房中既有国家级名老中医，也有各学科学术带头人，还有一批具有较强实力的中青年后备人才，是真正意义上的老中青结合，大家从不同层面分析研究，有利于在最短的时间内制定全面系统的治疗方案。

（2）攻克治疗难题与人才培养相结合

目前医学分科过细，使很多医生对其他学科的内容比较生疏，而"团队＋团队"这种人才培养模式有助于开阔视野，拓宽知识结构，有利于人才培养。随着工作的不断深入，我们将加快继承和培养的步伐，逐渐形成新名医培养的氛围和机制。

（3）工作规划

接下来我们还有很多工作要做，其中包括聘请院外的名老中医及知名专家举行专题讲座、操作技能手法培训；定期举办老师与徒弟互动学习交流会；整理名老中医学术思想理论、体现名老中医学术思想的疾病诊疗体系；开展中医治疗优势病中形成诊疗新技术新药物的研究等，为高级中医师提供一个综合学习继承的平台，培养高起点中医临床技能人才，创新名医辈出的培养机制。力争为北京地区培养出更多的新名医，打造新名医培养工程。

[《中医药管理杂志》2010，（2）：105-107]

十三、从循经取穴看针灸治疗耳鸣的思路

耳鸣是一种常见的临床症状，由于噪音污染、生活压力过大、用脑过度等各种复杂因素的影响，其发病率不断提高。徐霞对江苏地区1149名60岁及以上老年人进行流行病学调查，耳鸣患病率为29.6%，且随年龄增加逐渐上升。耳鸣不仅影响人们的生活，还会引起严重的心理障碍，在耳鸣患者中，有45.6%患者情绪受不同程度的影响。但是目前尚没有一种得到医学界公认的有确切疗效的治疗方法。中医学中的针灸治疗以副作用小，标本兼治，方便易行，价格经济等诸多优点越来越受到人们的青睐，并收到良好的效果。针灸治疗耳鸣的取穴原则有多种，我的导师程海英教授在治疗耳鸣时多采用循经取穴的方法，临床上收到了良好的效果，形成了自己的治疗特点和学术风格，现将自己的学习心得介绍如下。

1.中医对耳鸣的认识

中医古籍中很早就有对耳鸣症状的描述。《外科证治全书·卷二》中云："耳鸣者，耳中有声，或若蝉鸣，或若钟鸣，或若火熇熇然，或若流水声，或若簸米声，或睡着如打战鼓，如风入耳。"

对于耳鸣病因病机的认识，众说纷纭。《诸病源候论·卷二十九》指出："劳动经血，而血气不足，宗脉则虚，风邪乘虚，随脉入耳，与气相击，故为耳鸣。"《素问·脏气法时论》云："肝病者……气逆

则头痛，耳聋不聪。"《景岳全书·卷二十七》云："人于中年之后，每多耳鸣，如风雨，如蝉鸣，如潮声者，是皆阴衰肾亏而然。"《名医杂著·卷三》谓"耳鸣证，或鸣甚如蝉，或左或右，或时闭塞，世人多作肾虚治，不效，殊不知此是痰火上升，郁于耳中而为鸣，郁甚则壅闭矣。"《灵枢·口问》指出："耳者，宗脉之所聚也，故胃中空则宗脉虚，虚则下溜，脉有所竭者，故耳鸣。"《医学正传·耳病》曰："心火上炎，其人两耳或鸣或聋。"综上所述，脏腑、气血等功能失调均可导致耳鸣。

耳鸣有虚实之分，实者多因外邪或脏腑实火上扰耳窍，抑或瘀血、痰饮蒙蔽清窍；虚者多为脏腑虚损、清窍失养所致。目前较为公认的证型有：风热侵袭、肝火上扰、痰火郁结、气滞血瘀、肾精亏损、气血亏虚。

2.耳部与经络的联系

（1）经络直接循行于耳

《灵枢·口问》说："耳者，宗脉之所聚也"，说明全身各大脉络都会于耳，都与耳有联系。经脉循行于耳者有手少阳三焦经、足少阳胆经、手太阳小肠经、足太阳膀胱经、手阳明大肠经、足阳明胃经及手厥阴心包经等七条经脉，还有五条经脉的络脉循行于耳，他们分别是手太阴肺经、足太阴脾经、手少阴心经、足少阴肾经、足阳明胃经。此外，还有三条经筋循行于耳，即足少阳胆经、足太阳膀胱经和足阳明胃经。由此可见，所有的阳经都与耳部有关，而一些阴经也通过络脉与耳部发生联系。另外，所有阴经的经别都会合入阳经的经别而分别注入六阳经脉，加强了阴经与头面部的联系，因此，十二经脉都与耳部有着密切的联系。

（2）手足少阳经与耳部联系最密切

虽然十二条经脉都与耳部有所联系，但是手足少阳经与耳部的联系最为密切。因为少阳经循行于人体的侧头部，正好是耳朵所在部

位，对耳病有直接治疗的作用。自唐代《千金要方》以来，共有 10
部古籍文献记载了针灸治疗耳鸣的处方，共计 16 个。万文蓉对这 16
个处方的特点进行了探析，发现 16 个耳鸣处方共取 9 条经脉 77 个穴
位，阳经 7 条，占 77.78%，其中手足少阳经穴分别以占总穴位的
14.28% 和 19.48% 居于领先地位。

（3）脏腑通过经络与耳发生联系

十二经脉内连于脏腑，而脏腑又通过经络与相应孔窍发生联系，
因此外界各种变化可通过孔窍内传于里，影响脏腑功能，而脏腑的生
理、病理状态也可以通过经络气血反映至孔窍。五脏虽特异性开窍于
不同的孔窍，即肝开窍于目，心开窍于舌，脾开窍于口唇、肺开窍于
鼻、肾开窍于耳，但通过经络的相互络属及相互连通，使得五脏在经
络的作用下均与耳发生了联系，因此也就有了"心寄窍于耳"、"厥阴
与少阳气逆，则头痛，耳聋不聪"、"脾为孤脏……其不及，则令人九
窍不通"等说法。

3. 程海英老师的治疗思路与方法

（1）循经取穴的理论依据

程老师认为：从经络来看，早在 2000 多年前的《阴阳十一脉灸
经》中就提出有与上肢、咽喉、眼相联系的耳脉；到了《内经》时
期将耳脉发展成手少阳三焦经，而且对耳与经脉、经别、经筋的关
系都做了比较详尽的记载。《灵枢·邪气脏腑病形》说："十二经脉，
三百六十五络，其血气皆上于面而走空窍，其清阳之气上走于目而为
睛，其气别走于耳而为听。"在经脉循行中几乎所有经脉均直接入耳
或间接上达于耳，正所谓"耳者，宗脉之所聚也"，根据经脉循行的
特点，在针灸治疗时既可以在病所局部的经脉上取穴治疗局部病症，
而且也可以利用腧穴的远治作用在远隔病所的部位循经选穴，治疗本
经循行所涉及的远隔部位的组织，器官，脏腑的病症，甚至具有治疗
全身疾患的作用。这种取穴的方法就是我们常说的循经取穴，即"经

脉所过，主治所及"。临床上程老师在治疗诸多五官疾病中广泛采用循经取穴，在耳鸣的治疗中，除选取少阳经上邻近耳部的穴位，还特别注重选取少阳经远端的穴位。

（2）选穴配方

①选穴

程海英教授在临床治疗耳鸣时非常注重近端与远端配穴，局部与整体配穴，同时强调辨经取穴与辨证取穴相结合。耳所在的位置是手足少阳经循行的部位，他们有一个共同的特点，就是在循行路线上都有分支"从耳后进入耳中，出走耳前"，而且临床上耳鸣中证属肝胆火旺、少阳失和者不在少数，因此程老师在局部以听会、翳风为主，远端以中渚、外关、丘墟、侠溪为主。在临证中根据本病特点、病机转化规律还特别选配肾经、督脉等经穴。

②穴解

局部选穴刺之可加强局部通经活络作用，有助于耳窍开启；翳风与听会穴分别为少阳三焦经和少阳胆经之穴，亦为局部穴，发挥近治作用，可疏通耳部气血，刺之可通利耳窍。远端为循经取穴，疏导少阳经气，所选穴位大多是特定穴；中渚为手少阳三焦经穴，具有疏少阳气机、解三焦邪热、活络止痛、开窍益聪之功；外关为手少阳三焦经之络穴，可解少阳之郁热，通经活络；中渚、侠溪为五输穴，五行分属木、水，正可滋水涵木，既清泻肝胆之郁热又滋补阴精濡润孔窍，有清热通经、活络聪耳的作用；丘墟为原穴，是少阳经气流注之处，有疏肝利胆、消肿止痛、通经活络的作用，发挥开窍启闭、止鸣复聪的功效；此外百会为手、足三阳经和督脉、足厥阴经的交会穴，益气升阳百病皆治，故名百会；肾经原穴太溪有滋阴补肾填精之功，肾经经脉出于涌泉，流经然谷，至此则聚留而成太溪，针刺此穴则可养阴益肾，肾精充足则耳窍得养，耳窍聪利则能听五音。纵观全方阴阳结合、远近相配、标本同治，共奏补益肝肾、聪耳活络、启闭通窍之功，在辨证施治原则的基础之上，突出老师的临床经验，取得了满意的疗效。

（3）调护

程老师在临证中一再强调本病提倡早期治疗，疗效与病程有很大关联，此外与年龄、体质等也有关系，总的来说本病的疗程较长，一般在3个月以上，有些病程久的患者可能更长，故应坚持治疗，方可见效。与此同时老师告诫所有患者不可忽视生活调护，正如《诸病源候论》曰："或耳鸣如风声，汁出，坐自劳出力过矣，房室不节，气进奔耳故也。勤好饮食，稍稍行步，数食节情即止。"因此要嘱咐患者切忌"散其精，耗其真"，做到"食饮有节，起居有常，不妄作劳"，方能收到良好效果。

结语：耳鸣的发病率正逐年增高，这与人们平时的生活环境、生活习惯、不良情绪、用耳、用脑过度等因素都有着密切的关系。耳鸣给人们带来的影响不容小视，除了会引起一些躯体症状外，还会引起心理的障碍，甚至引起自杀，因此我们鼓励患者及时就诊，找出病因，纠正不良的生活习惯，减轻心理压力，通过治疗，疏通经络气血，恢复脏腑功能的协调性，进而减轻症状，恢复健康的生活。

[《中国医药导报》2010，7（1）：81-82]

十四、从辨证取穴看针刺治疗癫痫的方法

癫痫属传统医学"痫症""羊痫风"范畴，是一种反复发作性神志异常的病证。临床以突然意识丧失，甚则仆倒，不省人事，强直抽搐，口吐涎沫，两目上视或口中怪叫，移时苏醒，一如常人为特征。

1. 文献记载

（1）病因病机

癫痫首见于《内经》，如《素问·奇病论》："人生而有病癫疾者……病名为胎病，此得之在母腹中时，其母有所大惊，气上而不

下，经气并居，故令子发为癫疾也。"《素问·宣明五气篇》："五邪所乱，邪入于阳……搏阳则为巅疾……"宋金时代，陈无择《三因极一病证方论·癫痫叙论》："夫癫痫病，皆由惊动，使脏气不平，郁而生涎，闭塞诸经，厥而乃成。或在母胎中受惊，或少小感风寒暑湿，或饮食不节，逆于脏气。"指出癫痫发病是由多种因素导致脏气不平，阴阳失调，神乱而病；又如《刘惠民医案选·癫痫》指出："风、痰、火、气四者交杂……又与肝、脾、心、肾关联密切。"癫痫之病因为风、火、痰、瘀导致脏腑功能失调引起阴阳紊乱，肝肾阴亏不能敛阳而生热，肝风内动，火热煎津为痰浊，蒙蔽清窍而发。如反复发作，正气渐衰，痰浊不化，愈发愈频，令正气愈衰，两者互为因果。

（2）临床表现

正如《诸病源候论·癫狂候》所云："癫者，猝发仆地，吐涎沫，口歪，目急，手足缭戾，无所知觉，良久乃苏。"又如《古今医鉴·五痫》记载："发则猝然倒仆，口眼相引，手足抽搐，背脊强直，口吐涎沫，声类畜叫，食顷乃苏。"孙一奎撰《赤水玄珠》曰："夫痫者，时发时止者是也，有连日发者，有一日三五发者，或因辣，或因怒而动其痰火，发则昏迷不知人，寂无所闻，目无所见，眩仆倒地，不省高下，甚而瘛疭抽掣，目作上视，或口眼歪斜，或口作六畜之声，将醒时必吐涎沫。"

2.程海英老师针刺癫痫治疗辨证配穴思路

（1）经络辨证

程海英老师认为，癫痫是风动痰涌，阴阳逆乱，神明受蔽所致。古人云"治风先治血，血行风自灭"，"风证多在阳经"，又如《灵枢·经脉》所言手阳明大肠经"是动则病"，阳明经乃多气多血之经，手阳明经之合谷，足阳明经之足三里以调和气血、扶正培元以治其本。其二，《难经》曰："督脉者，起于下极之俞，并于脊里，上至风府，入于脑。"督脉是人体诸阳经之总汇，"总督诸阳"为"阳脉之海"；上通于脑，下连诸经，系精髓升降之路，与脑、脊髓、肾有密切关系。《难经·二十九难》："督之为病，脊强而厥。"督脉经穴之长强、百会、神庭，可振奋一身阳经之气，从而达到开窍通闭，醒神回苏之功效。其三，"足厥阴肝经之脉，上额，与督脉会于颠也"，足厥阴、少阳二经相互衔接，表里相合，经脉共主胸胁，脏腑共主疏泄，疏利胆汁，调和脾胃，贯心络脑，共调神志。其四，足太阴脾经统帅三阴，阴气最盛，为多血少气之经，其位于三阴之关，为内部之门户，行气于三阴，能对多个脏腑功能起到调控作用。

（2）脏腑辨证

从癫痫的早期病名上可以看出，古代医家将其病位定于"巅"。"脑为元神之府"，"诸阳之会"，中清之脏，主神明，故谓之脑神，"头者，精明之府"，可知人之情志思维等活动和记忆功能均与脑关系密切。百会、神庭等督脉穴位于头之颠顶，共奏开窍醒神之功。其二，"心者，君主之官，神明出焉"；"五脏六腑之大主也，精神之所舍也"；心包为心之外卫，可代心行令，病邪犯心，往往首先侵犯心包，亦即心包能够代心受邪，神门、内关穴统调心之气血，而达理气通络，行血化瘀之功。其三，"肝藏血，心行之"，"肝气通，则心气和，肝气滞，则心气乏，仲景谓之'厥'。此心病先求于肝，清其源也"。太冲疏达血脉，而使"心气和"。另有，《素问·病能论》首开神志异常之症从调理脾胃为治的先河。脾胃虚弱则化源不足，清气无以上充，导致脑之真气不足，故足阳明胃经与足太阴脾经之穴可共奏调理脾胃之功。

（3）气血辨证

癫痫发病与气血津液运行失常密切相关。《素问·奇病论》认为："气上而不下，精气并居，故令子发癫疾也。"后世宗之，皆以气机逆乱为癫痫的重要病机。张景岳指出："癫病多痰气，凡气有所逆，痰有所滞，皆能壅闭经络，格塞心窍，故发则眩晕僵仆，口眼相引，目睛上视，手足抽搦，腰脊强直，食顷乃苏。此其倏病倏已者，正由气之倏逆倏顺也。"清代周学海《读医随笔·风厥痉痫》也有："癫痫之病，其伤在血，寒、热、燥、湿之邪杂然凝滞于血脉，血脉通心，故发昏闷，而又有抽掣叫呼者，皆心肝气为血困之象，即所谓天地之疾风是也。"气机郁滞不畅，或因头部外伤，瘀血内停，滞于脑脉，使气血运行失畅，心脑失养，痰浊和瘀血等病理产物在体内蓄积日久加重脏腑功能的失调。全方既有行气理气之太冲、合谷，又有调血理血之太冲、三阴交、内关，气血相合，则阴阳和调。

3.选穴原则与方法

（1）选穴原则

癫痫可分为发作期和缓解期，本着"急则治标"、"缓则治本"的原则，发作期标本兼治，攻实为先，选用豁痰顺气、息风镇痉、泻火定惊等法；缓解期扶正固本，补虚为主，当以治本为法，视脏腑阴阳之偏倚及病证之兼夹而调理之。

（2）选穴特点

在癫痫的治疗中，程海英老师将经络辨证与脏腑辨证、气血辨证巧妙地结合在一起。她认为，辨证并不仅指循经取穴，还应结合脏腑、气血辨证，故选取长强、百会、神庭、合谷、太冲、内关、三阴交、神门作为主穴，治以开窍通闭，醒神回苏。

（3）针刺操作特点

进针快而轻浅是程老师针刺手法的特点，她常说："进针不在深，四两拨千斤。"在针刺过程中，程老师取穴如蜻蜓点水，进针无痛，且针感犹如潮起，渐至隆盛而后减弱，正是继承了国医大师贺普仁的针刺手法。然而，在治疗此病中较为特殊的是，针刺长强穴时，通常采用平刺，针尖向上与骶骨平行刺入1.5~3寸，因穴位于骶尾部，皮下有骶尾神经分布，浅刺即可获明显针感，但程老师主张顺脊柱（督脉）向深部直刺1.5寸，以达对长强穴的强刺激。她认为，督脉为阳，而长强又为督脉之首，可谓之阳中之阳，乃人体气血极其旺盛之穴。癫痫为动症，阳主动，于长强穴施以强刺激，正是取其以阳制阳，从而达到息风止痉的目的。

4.病案举例

患者，男，20岁，主因"反复抽搐伴意识丧失10年余"来程海英老师处诊治。患者2岁时高热后出现抽搐，发作持续约3~5分钟。12岁时无明显诱因突然出现四肢抽搐，意识丧失，此后间断发作，有时长达10分钟，未予系统诊治。15岁时开始服用丙戊酸钠，早0.25g、晚0.5g，规律服药后症状未再发作。3个月前，患者于协和医院复查，遵医嘱于此后每3个月减半片剂量，至半月前完全停药，停药10天后，癫痫复发。患者身材瘦小，智力可，纳可，眠可，二便调。舌淡红，边有齿痕，苔黄腻。根据其症状体征结合舌脉，中医诊断为癫痫，证属脾虚痰盛。针刺立法：补益心脾、化痰镇静。针刺取穴：主穴选取长强、百会、神庭、合谷、太冲、内关，配穴根据辨证选取太溪、足三里、三阴交、神门、风池。操作手法：患者取俯卧位，在尾骨尖端与肛门连线之中点取长强穴，常规消毒后，顺脊柱（督脉）向深部平刺2~3寸，施以小幅度高频率捻转泻法，患者自觉针感沿背部正中线上行至大椎穴处，施以快针不留针。再针余穴，取仰卧位，风池采用捻转泻法，曲池、足三里采用捻转补法，其他穴采用平补平泻法，以得气为度（患者有酸、麻、重、胀感）。留针30分钟，每日1次，10次为1个疗程。1个疗程后，患者病情平稳，再无癫痫发作。

5.小结

程海英老师将经络辨证与脏腑辨证、气血辨证巧妙地结合，注重气机失调而取众法以调之，充分借鉴名老前辈的治疗经验，并结合西医学临床成果，总结出治疗癫痫的针刺配穴方法。提出治疗关键在于任督相配、通畅气机、调理阴阳、升清降浊，同时重用多气多血之阳明经，结合辨证取穴调治全身气血、补肾填精、涤痰息风，获得了满意的临床效果。

[《北京中医药》2011,（6）：442-443]

十五、眼外肌麻痹验案1则

1.脉案实录

（1）简要病史

患者何某某，男，53岁。平素工作劳累，用眼过度。2009年11月13日，患者持续工作数小时后突发视物模糊，伴复视、额部疼痛，无头晕，无肢体活动不利，无口眼歪斜、言语不利，两天后症状未见好转，于天坛医院急诊就诊。查体：血压174/103mmHg，神情语利，精神可，左眼球内收，外展受限，双眼左侧水平复视，光敏，无眼震，无面瘫，伸舌居中，双侧肢体肌力正常。头颅CT未见异常。予舒血宁80ml静点未效。后患者于2009年11月16日至2009年12月1日在安贞医院住院治疗，完善相关理化检查，排除了外伤及脑血管等疾病病史，诊为："左眼外直肌麻痹"，住院期间予抗血小板、改善微循环及对症治疗，患者自觉症状恢复不明显。2009年12月4日为求中医特色治疗，于我院针灸门诊就诊，就诊时症见：视物不清，左侧视野为虚像，复视，伴畏光、头晕。查体：神情语利，左眼球内收，外展露白，双眼左侧水平复视，双眼左侧侧视时可见不持续水平眼震。

（2）诊断

西医诊断：眼外肌麻痹。

中医诊断：复视-痿证。

（3）治疗方法

①火针治法

将75%酒精棉球点燃选择细火针烧红针尖及针体，迅速准确地点刺左侧上下眼睑及阳白、攒竹、丝竹空、四白等穴,然后用无菌干棉球按压揉按针孔片刻。

②局部穴位注射

注射用腺苷钴胺1.5mg粉针溶解于注射用水2ml中混匀,取左侧阳白、攒竹、丝竹空、太阳、四白等穴进行穴位注射,每个穴位注射量不超过0.5ml,注射后以无菌棉球按压针孔,并局部按揉,以助药物吸收。

③毫针刺法

选择神庭,左侧阳白、攒竹、丝竹空、太阳、四白、颧髎、下关、臂臑、双侧三阴交、太溪、太冲等穴位,面部穴位采用斜刺,四肢穴位采用直刺,平补平泻,留针25分钟。

④红外线照射

留针过程中以红外线烤灯照射患部。

以上治疗每周2次。

(4)诊疗经过

2009年12月9日三诊,患者诉视物模糊症状减轻,但仍有复视,时有头晕,查左眼外展程度较前增大。继续治疗,观察患者病情变化,患者视物模糊、复视、头晕、畏光等症状逐渐好转,左眼外展程度逐渐增大。2010年1月4日十诊,患者诉无视物模糊,左侧视野无虚影,但在外展时及强光下会出现复视症状,无头晕、头痛,查左眼外展不受限且外展及边。2010年1月25日十五诊,患者视物清晰,复视症状完全消失,已恢复正常生活及工作,查左眼外展运动恢复正常。

2.讨论

(1)眼外肌解剖

整个眼球运动由6条眼外肌(内直肌、外直肌、上直肌、下直肌、上斜肌、下斜肌)、3对脑神经(动眼神经、滑车神经、外展神经)支配,各肌肉、神经相互协调,才能保证眼球的正常运动。外直肌由外展神经支配，可使眼球转向外侧，该患者外直肌麻痹，故出现视物模糊、复视、眼球内收等症状。

（2）中医对眼疾的认识

中医根据外直肌麻痹的症状、体征，将本病称为"风牵偏视""神珠将反""视一为二"等。《素问·至真要大论》篇云："诸风掉眩，皆属于肝"。《证治准绳·杂病·七窍门》谓："目珠不正……乃风热攻脑，筋络被其牵缩紧急，吊偏珠子，是以不能运转。"隋·巢元方《诸病源候论》载："目是五脏六腑之精华，人脏腑虚而风邪入于目，而瞳子被风所射，睛不正则偏视。"本病多属本虚标实，病机为肝、脾、肾等脏腑气血不足，风、火、痰、热、瘀内邪阻闭经脉。

（3）经络与眼睛的关系

经络与眼睛有着密切的联系，正如《灵枢·口问》所云："目者，宗脉之所聚也，上液之道也，诸脉者皆属于目。"其中，足三阳经均起于眼或眼的周围，手三阳经皆有1~2条支脉终止于眼或眼附近，而足厥阴肝经和手少阴心经别出之正经连于目系。此外，阳跷脉、阴跷脉、阳维脉、督脉和任脉也集中于眼或眼附近。

（4）治疗

对于眼外肌麻痹的治疗，西医往往采用病因治疗以及营养神经等方法，用药是全身性的，但是由于药物的作用与吸收的程度密切相关，因此临床上经常显得收效甚微。而传统的中医疗法简单、安全、全面，对多种疑难杂病有着神奇的疗效。对该患者采用火针＋局部穴位注射＋毫针＋红外线烤灯的治疗方法对其进行综合治疗，将辨证取穴、局部取穴及循经取穴相结合，取得满意疗效。

①局部取穴

神庭属督脉，是督脉与足太阳膀胱经、足阳明胃经的交会穴，位居前发迹处，可宁心安神、平肝镇惊。阳白、攒竹、丝竹空、太阳、四白、颧髎、下关均位于眼部周围，阳白属足少阳胆经，是足少阳胆经与阳维脉的交会穴位于瞳孔直上方，上为阳，白即明，可祛风清热，益气明目治疗风邪扰动之目疾；攒竹又名始光、夜光、明光，位于眉头凹陷中，属足太阳膀胱经，可祛风散热、通络明目；丝竹空位于眉梢处凹陷中，属手少阳三焦经，可散风止痛、清火明目；太阳为经外奇穴，位居目旁，可疗目疾；四白与下关均属足阳明胃经，可调节面部眼睛周围气血，达到疏散风热、通经活络的目的；颧髎属手太阳小肠经，是手太阳小肠经与手少阳三焦经的交会穴，亦能通经活络、散风止痛，治疗面神经麻痹等症。上述穴位均为局部取穴，相互配合，可以调节局部气血，共奏疏风清热、通络明目之效。通过穴位的刺激，还可以刺激动眼、滑车、外展神经的神经末梢，促进眼部肌肉的功能恢复。

②远部取穴

太冲、太溪、三阴交分别为足厥阴肝经、足少阴肾经、足太阴脾经上的穴位，为远端循经取穴，正所谓"经络所过，主治所及"。肝开窍于目，肝属木，肾属水，根据五行相生原则，水可涵木，且太冲与太溪分别为肝、肾二经的原穴，故针刺太冲与太溪，可以滋养肝肾，从而达到清肝养血明目之效。三阴交为足三阴经的交会穴，可以辅助太冲、太溪来调补肝肾。另外，脾主四肢肌肉，而脾胃又互为表里，故针刺三阴交可以健脾胃，通经络、调气血。以上三个穴位不仅可以调理相应的脏腑，而且可以通过经络的循行以及与眼部周围腧穴的上下配伍关系，共同达到治疗眼部疾病的目的。

③臂臑穴探讨

臂臑穴归属手阳明经，该穴在古代医籍记载为主治头痛、瘰疬、肩臂痛不得举等，唯独没有治疗眼目之疾的文字。但国医大师贺普仁却将此穴作为治疗眼疾的常用穴，广泛应用于结膜炎、近视、色弱、视神经炎等病，从臂臑穴的特点来看，《甲乙经》谓之为："手阳明络之会。"《针灸聚英》谓之"手足太阳、阳维之会"。贺老认为，阳明多气多血，手阳明之络脉入耳中，与耳目所聚集之经脉（宗脉）会合，故本穴可以治疗多种眼疾。手足太阳经交会于睛明，阳维起于金门，沿足少阴循经上行，过臂臑后复沿手足少阳经上头，终于阳白。考臂臑乃手阳明、手足太阳、阳维之会穴，故用之可通阳泻热而明目，此穴还能疏通经气，促使气血流畅，目得血而得视，该穴治疗目疾已经被越来越多的针灸同道所运用，对此穴位治疗眼疾的机制值得进一步研究探讨。

总之眼外肌麻痹属中医"痿证"的范畴，在应用毫针的同时，加用火针及红外线烤灯，可以鼓舞、激发阳气，达到通利营卫、祛风通络的作用。另外，从西医学角度来看，眼外肌麻痹应用腺苷钴胺等神经营养药物是必要的，但比起传统的肌内注射及口服药物的方法，穴位注射具有直达病所、吸收好的特点，并能起到穴位、针刺、药物三者结合的作用。药物在穴位处存留的时间较长，可增强与延长穴位的治疗效能，并使之沿经络循行以疏通经气，直达相应的病理组织器官，充分发挥穴位和药物的共同治疗作用。

以上病例的诊疗经过证实，正确选择不同针法可以使其发挥最大效应，从而取得满意疗效，是值得推广的一种综合治疗方法。

［《中医杂志》2012，53（7）：627-628］

十六、贺普仁治疗变应性鼻炎配穴经验

在跟随我的导师程海英学习期间了解到贺普仁大师遍读中医经典医籍，谙熟各种针法灸法，在70多年的医疗实践中，灵活运用各种辨证方法，选用相应治疗方案，从而达到调理气机、阴平阳秘的目的。现将贺普仁大师治疗变应性鼻炎的思路和配穴略作整理，以供广大同道学习借鉴。

1.概述

变应性鼻炎属于中医"鼻鼽"的范畴，是特应性个体接触致敏原

后由 IgE 介导的介质（主要是组胺）释放、并有多种免疫活性细胞和细胞因子等参与的鼻黏膜慢性炎症反应性疾病。变应性鼻炎流行率有全球性逐年增加的趋势，已经影响了患者的生活质量（睡眠、学习、工作、社交和文娱活动），因此本病不仅是医疗问题，而且更是个社会问题。近年来国内外许多学者都在探索应用中医中药防治变应性鼻炎，其中针灸疗法脱颖而出，在临床上取得了令人满意的效果。

（1）病因病机

中医学认为变应性鼻炎内因系脏腑虚损，外因系风寒侵袭而诱发，鼻鼽的发生当属本虚标实，发作期以邪实为主兼有本虚。脏腑功能失调以肺、脾、肾亏虚为主，其病主要在肺，但与脾、肾密切相关。肺气虚弱，风寒之邪则易乘虚而入，致肺气不宣，鼻窍不利而致本病；脾气虚弱，无以充养于肺，致肺气亏虚宣降失常，津液停聚于鼻窍而致鼻鼽；肾气亏虚则摄纳无权阳气耗散于外，致肺失温养寒水上犯鼻窍而发病；肺经郁热肃降失司，邪热上犯鼻窍可发生鼻鼽。

（2）辨证与体质的关系

辨证论治是中医理论体系的基本特点之一，通过辨证掌握患病的原因、性质、部位、发展阶段及邪正之间的关系，以确立相应的治疗原则和治疗方法。体质不仅影响变应性鼻炎的发生发展变化，而且直接影响治疗方法和治疗效果，正如《医学源流论》所说："天下有同此一病，而治此则效，治彼则无效。且不惟无效而反有大害者，何也？则以病同而人异也。"变应性鼻炎西医学的治疗原则首先是要尽量避免过敏原，即患者体质不能适应的螨、鱼、虾、花粉等外界刺激物，其次是要增强体质，提高机体的适应能力，使其对过敏原不发生过度反应。调理体质还可减轻变应性鼻炎患病的程度，缩短疗程，提高疗效，促使疾病向好的预后发展。由于变应性鼻炎的过敏反应一般具有快速发病、快速缓解的特点，在缓解期时，存在一些患者无证可辨只呈现出一种病理体质的状态，所以贺大师认为在变应性鼻炎的治疗中，要重视辨体质与辨证相结合，以使人体恢复阴阳平衡状态，达到治疗目的。

2.选穴与配伍特点

（1）取穴

主穴：迎香、印堂、上星、合谷。

配穴：兼肺气虚寒取风门、风池，兼肾阳不足取肾俞，兼脾虚取脾俞、肺俞，兼肺郁热加大椎。

（2）配伍意义

迎香穴意指本穴接受胃经供给的气血，具有通利鼻窍、疏散风邪之功用。《针灸甲乙经·卷十二》："鼻鼽不利，窒洞气塞，喎僻多涕，鼽衄有痈，迎香主之。"阳明之脉挟鼻孔，肺与大肠相表里，故取迎香穴既有局部治疗作用，又有利于调节脏腑功能。大肠经与胃经同为阳明经，迎香穴与胃经相邻，且为大肠经诸穴的最高穴位，因而胃经浊气下传本穴，而大肠经循经上行的阳气皆聚集于此。临床研究发现针刺迎香穴可以调节鼻腔内交感神经与副交感神经的平衡，使血管运动功能重新恢复，致鼻分泌物减少，研究也证实针刺迎香穴能抑制组织胺形成和释放，并能抑制和降低毛细血管壁及细胞膜的通透性，减少炎症细胞的渗出，故选用本穴以宣通鼻窍。印堂为经外奇穴，位于督脉循行线上，督脉有统摄全身阳气和维系人身之气的功能，根据"经脉所过主治所及"的原则取之。印堂为经外奇穴，位于两眉之间，鼻根上方，是治疗头、口、鼻疾的常用穴之一。鼻为肺之外腑，与肺气相连，本穴紧连鼻根，所以对各种鼻病以及鼻塞、多涕等鼻病症状有效。并因该穴为督脉所过，亦有统摄全身阳气和维系人身元气的功能，灸之可益卫固表，使肌肤腠理致密，外邪不能侵袭，鼻鼽自愈。

合谷穴为手阳明大肠经的原穴，原穴是真元之气及营卫之气留聚之处，具有增强机体抵抗力的作用，且肺与大肠相表里，手阳明大肠经循行"络肺下膈属大肠"最后止于鼻旁，合谷历来为治疗头面五官疾病的经验要穴，正所谓"面口合谷收"，是治疗颜面五官疾患之要穴，故针刺合谷能达到疏风宣肺通窍之作用。上星为督脉穴位，具有散风清热、宣通鼻窍之用，是治鼻衄常用穴。

《素问·咳论篇》曰："治脏者治其俞"，故治疗时宜取膀胱经背俞穴中的肺俞、脾俞、肾俞，肺俞是肺脏之气输注于背部的腧穴，具有补肺益气、宣肺平喘之功；脾俞具有健脾利湿、升清止泻、益气统血之功；肾俞为肾脏之背俞穴，具有益肾固精、利水消肿、明目聪耳之功，主治肾虚诸症，为扶正固脱之法。而风门、肺俞两穴位置相近，《经穴命名浅解》曰："出入之处为门。穴属膀胱，膀胱主一身之表。该穴为风邪入侵的门户，主治伤风感冒，发热恶寒，咳嗽顶痛，鼻流清涕，因名风门。"可见风门穴具有疏风解表、宣肺降气之功。此穴是足太阳、督脉之会穴，为风邪出入之门户；《针灸甲乙经》云："风眩头痛，鼻不得，时嚏，清涕自出，风门主之。"

风池是足少阳经穴位，少阳主半表半里，为一身之枢机，具有祛风解表散寒，使少阳枢机得利气血调和之功。大椎位于有"阳脉之海"之称的督脉上，故针刺大椎穴可以通利鼻窍、增强体质、降肺气。

（3）针刺特点

贺老认为针灸操作时要强调重"神"，即精神集中全神贯注，做到心手相合、眼心相合，这样才能达到无痛进针，使病人痛苦小，疗效高；同时要练好气功，练好身体，把力与气运输到指尖，使气随针走，针随手入，这是进针的关键，并认为感传越远效果越好。但是，进行手法时必须避免给患者过于强烈的刺激，引起患者不适，要使患者在"酸、麻、胀"感后遗留下"轻快""舒适"之感。这就要求医生在针刺中，手法必须熟练，捻转必须圆滑，提插必须灵活。

患者取坐位，穴位局部皮肤进行常规消毒。针尖向鼻根部斜刺迎香穴，进针0.5寸，使针感达鼻腔；提捏皮肤平刺印堂穴，针尖达鼻根部，使感应传至鼻尖；迎香及印堂穴的针感均要求达于鼻腔，产生较强的酸胀感才有佳效，这也即《灵枢·九针十二原》所说："为针之要，气至而有效。"针尖向鼻尖方向直刺风池，进针 0.5 寸；针尖向鼻尖方向平刺上星穴，进针 0.5 寸；合谷穴，针尖向上斜刺 1 寸，提插捻转泻法；风门穴、脾俞穴斜刺 0.5 寸，提插捻转补法；肾俞、太溪直刺 0.5~1 寸；大椎向上斜刺 0.5~1 寸，尺泽直刺 0.8~1.2 寸，补虚泻实；留针 30 分钟，每日 1 次，6 次为 1 个疗程，疗程间歇 3 天。1 个疗程后，患者病情平稳，鼻部症状缓解。

综上所述，本病多因肺、脾、肾虚损，感受风寒或异气，以及异物外袭而诱发。贺普仁大师遍读中医经典医籍，并结合西医学临床成果，总结出有效治疗变应性鼻炎的针刺方法。贺老治疗鼻鼽的特色在于重视辨证与辨体质相结合，辨质是辨证的前提，在辨质的基础上进行辨证；处方的制定体现了辨证选穴、远近配穴的特点，诸穴合用，可起到扶正祛邪、通利鼻窍之功。针刺期间，尽量避免过敏原，忌食辛辣，忌劳累，保持心情舒畅，坚持治疗，获得了很好的临床效果。

（《北京中医药》2012，4：250-251）

十七、针刺干预化疗副反应作用的临床研究

近年来恶性肿瘤的发病率日渐增高，成为危害人类健康、导致死亡的主要疾病。化疗在控制肿瘤进展、延长生存期的同时，也伴随着诸多并发症等副反应，其中相当一部分患者由于副反应严重导致治疗中止，严重影响了患者生存质量，直接影响了肿瘤的治疗。在我们观察的病例中由于肿瘤的分类，需要选择相应的化疗方案，这些方案均可导致程度不同的骨髓抑制、神经毒性反应、消化道不良反应的发生，西医学尽管有相应的治疗方法，但多数患者仍然受到不同程度的影响。因此寻找切实有效的中医治疗方法，进一步降低肿瘤化疗的不

良反应、提高患者生存质量至关重要。

本研究采用针灸名家王乐亭的手足十二针进行针刺治疗，应用较为全面的 NCI-CTC 标准、体力情况评分及中医证候评分评价疗效，综合评价针刺疗法对化疗后引起的神经、胃肠道、血液学不良反应防治作用以及中医证候的变化情况，现报道如下。

1. 一般资料

（1）一般资料

所有观察病例来源于首都医科大学附属北京中医医院肿瘤、综三病区的住院患者，两组在性别、年龄、病种、化疗药物的剂量、合并用药情况对比均无显著性差异，具有可比性。

（2）诊断标准

①肿瘤诊断参照中华医学会编著的《临床诊疗指南－肿瘤分册》，并经 CT 或 B 超及细胞学或病理学检查，确诊为肺癌、乳腺癌、大肠癌患者。

②脾虚证、血虚证证候诊断标准参见《中药新药临床研究指导原则》。

2. 研究方法

（1）化疗方案

所有病人采用随机数字表分配入组，分为针刺组 20 例、对照组 20 例，化疗前后均常规给予五羟色胺受体阻滞剂（格拉司琼或托烷司琼 8~16mg iv bid）预防呕吐，紫杉醇用药者化疗前 12 小时、6 小时口服地塞米松 10~20mg，化疗前 30 分钟予苯海拉明 50mg im、西咪替丁 30mg iv、地塞米松 10mg iv 预防过敏，溶于 5% 生理盐水 500ml 静点维持 3 小时，奥沙利铂溶于 5% 葡萄糖溶液静点维持 2 小时。

（2）治疗组方案

针刺组自化疗开始起每周针刺 5 次，连续 2 周。

针灸取穴：选取双侧曲池、内关、合谷、足三里、三阴交、阳陵泉。

（3）对照组方案

不予针刺治疗，其余同针刺组相同。

3.观察指标

（1）不良反应发生率及量化评分

采用美国国立癌症研究院药物的毒副作用评价表 NCI-CTC 标准。

（2）体力情况评分

采用 KPS 评分标准，分别在化疗前、化疗过程中不良反应最重时记录 KPS 分值，比较两组化疗前后 KPS 分值的变化。

（3）中医证候量化评分

①脾虚证证候积分评定标准，按轻度记 1 分，中度记 2 分，重度记 3 分，若上述各项症状无，记为 0 分。

②血虚证证候积分评定标准，按轻度记 1 分，中度记 2 分，重度记 3 分。

4.统计方法

采用 Epidata3.1 软件建立数据库，录入所有研究病例数据，采用 SPSS 软件包（11.5 版本）进行统计处理，其中计数资料采用 X^2 检验，计量资料采用 t 检验。

5.结果分析

（1）神经毒性

两组化疗后神经毒性的发生率均为 60%，治疗组神经毒性评分略低于对照组，但尚无统计学意义（p > 0.05），就含紫杉醇或奥沙利铂方案化疗后最常见的外周神经感觉异常而言，治疗组外周神经感觉异常评分略低，但无显著性差异（p > 0.05）。

（2）消化道不良反应

治疗组、对照组消化道不良反应发生率差异不显著（p > 0.05）。按照 NCI-CTC 标准对两组消化道不良反应进行积分对比，治疗组为

1.40±1.39，对照组为2.52±1.74，治疗组积分显著低于对照组（p=0.032），说明针刺可以减轻消化道不良反应的严重程度。

（3）骨髓抑制

两组病人化疗前粒细胞绝对值无显著性差异（p＞0.05），化疗后平均粒细胞绝对值均有所下降，对比两组下降幅度无显著统计学差异（p＞0.05）。

（4）脾虚证、血虚证证候

治疗第十天治疗组脾虚证、血虚证证候积分为3.65±1.63，对照组6.00±3.16，显著低于对照组（p=0.04），提示针刺能减轻脾虚证、血虚证的严重程度，改善患者不适症状，提高生活质量。

（5）KPS评分

化疗后平均KPS评分均有所下降，治疗组平均下降1.50±3.66，对照组平均下降5.50±6.86，治疗组KPS平均下降分值显著低于对照组（p=0.027），说明针刺对改善患者化疗后体力情况有所帮助，能够降低化疗所致的体力下降，这一结果与改善脾虚证、血虚证症状的结论一致。

6.讨论

（1）中医学对药物毒性的认识

在古籍文献很早就认识到任何药物都具有毒性，有毒药物可以变生其他疾病。化疗药物正是利用其所特有的细胞毒性来杀灭肿瘤细胞，但同时对正常机体也带来一定损害，符合中医学中"药毒"的范畴。

①对神经毒性的认识

化疗后神经毒性属于"痹""麻木"的范畴，汪机《医学原理》中曰："有气虚不能导血荣养筋脉而作麻木者，有因血虚无以荣养筋肉，以致经隧涩而作麻木者"，均提出正虚导致痹证。结合化疗药物损伤脾胃，造成气血津液化生不足的特点分析，化疗后手足麻木属筋脉失于濡养气血运行受阻所致。

②对消化道毒性的认识

消化道不良反应常表现为恶心、呕吐，属中医"呕吐"范畴，古人最早认识到呕吐乃归结于寒热之邪，克于胃腑，并认为呕吐与肝、胆、脾、肺、肾有密切关系，至《诸病源候论》提出虚证也可以导致呕吐，化疗药物直中脾胃从而造成消化道反应。

③对造血系统毒性的认识

古代文献虽无骨髓抑制、白细胞减少的系统论述，但根据其乏力、发热等症状多属于中医学的"虚劳"的范畴。虚劳记载首见于《素问·通评虚实论》曰："精气夺则虚。"《金匮要略·血痹虚劳病》提出了"虚劳"之病名，《诸病源候论·虚劳病诸候》曰："夫虚劳者，五劳六极七伤是也。"

（2）组穴现代研究

西医学利用实验方法对针刺止呕、修复周围神经损伤、抗疲劳机制做了一定研究。在动物实验中，针刺足三里可以抑制猫的胃电慢波频率和波幅幅度，注射乙酰胆碱造成家兔胃痉挛，可见其胃电幅值升高，而针刺足三里后，幅值降低。针刺足三里可以使胃溃疡患者较高水平的胃电参数降低，也可使胃炎、胃癌患者低水平的胃电参数升高，并使之接近于健康人。说明足三里与胃的运动密切相关。单用针刺内关等穴治疗胃下垂，又可以起到提高胃肌张力，显著加强胃蠕动的功能。此外，针刺足三里穴后还作用于中枢神经系统，使下丘脑、海马、扣带回及岛叶的葡萄糖代谢率增加，通过兴奋或抑制上述脑区的功能活动，通过下行的迷走神经以及包括下丘脑－垂体－肾上腺、下丘脑－垂体－甲状腺轴在内的神经内分泌调节系统发挥调节胃肠功能及调整机体免疫功能的作用。针刺可减少神经元的死亡，同时针刺能明显提高患肢的功能状态，维持神经肌接头的结构及功能，促进运动终板和肌力快速恢复。针刺通过调节肌电改善肌肉疲劳。人体在疲劳状态下肌电频域中位频率（MF）和平均功率频率（MPF）呈递减变化，而针刺可以抑制肌肉 MF 和 MPF 下降。针刺通过细胞免疫和体液免疫发挥抗疲劳疗效。建立大鼠疲劳模型后进行针刺，1 个月后大鼠体重和 5- 羟色胺较非针刺组明显增加，而 5- 羟色胺是中枢神经系统的重要神经递质，其增加可以改善上述症状。

综上所述，针刺在缓解消化道不良反应、促进周围神经损伤愈合、改善疲劳、调节情绪方面有一些疗效确切的机制研究，与临床观察所得出的结论相吻合。

本研究应用随机对照的方法，观察了针刺对不良反应的效果，证实针刺对化疗后消化道不良反应、脾虚证证候有较为显著的改善作用。这些结论为肿瘤化疗患者的治疗提供了新的方法，也为针灸作用的延伸提供了临床资料。当然通过观察我们也看到在本研究中单纯针刺防治诸多项化疗后不良反应仍有待完善，可以进一步探索针刺与艾灸、与水针、与多种特殊针法相结合应用化疗后不良反应的治疗，从而为临床实践提供更多的客观依据，最大限度地提高肿瘤患者的生存空间和质量。

（《世界中西医结合杂志》2012，9：772-775）

十八、论《素问·宝命全形论》"凡刺之真，必先治神"

"凡刺之真，必先治神"，所谓真是指事物的本质；所谓治是指研究；而神就是指精神。全句的含义是：针刺疗法的本原是要研究精神。《内经》论针刺首先重视神，所谓"用针之要，无忘其神"（《灵枢·官能》），"凡刺之法，先必本于神"（《灵枢·本神》），作为针灸临床医生必须认真考虑诊疗过程中有关"神"的问题。

1."神"的内涵

（1）神的作用基础

中医学认为神是指人的精神意识思维活动，它是人体生命功能活动的外在表现和概括。形神合一、心身相关的思想贯穿了中医生理、病理、诊断、治疗及养生诸多方面。神在形的基础上产生，并依赖于形的充盛。《素问·阴阳应象大论》曰："人有五脏化五气，以生喜怒悲忧恐。"《灵枢·平人绝谷》曰："血脉和利，精神乃居。"《素问·上古天真论》曰："恬淡虚无，真气从之，精神内守，病安从来。"神在防御疾病方面也起着重要作用,《灵枢·本脏》曰："志意者，所以御精神、收魂魄、适寒温、和喜怒者也……志意和则精神专致，魂魄不散，悔怒不起，五脏不受邪矣。"《素问·汤液醪醴论》有"神去之而病不愈"的说法，所以神机运转于五脏则生机不息，如运转失常则五脏功能衰竭，由此可见神气的重要性。

（2）神的外在反映

神是人体生命活动的反映，也是脏腑经络气血功能的集中概括。内在脏腑组织发生了病理改变必然有"神"的异常变化，因此治病不能只看到有形的脏腑组织损伤所出现的各种现象，更重要的是着眼于机体整个"神"的得失；不能头痛医头脚痛医脚，治病必先治神即是如此。张景岳曰："医必以神，乃见无形，病必以神，血气乃行，故针以治神为首务"（《类经》）。在治疗中,《内经》把调神、治神放在非常重要的位置，还认识到某些疾病疗效欠佳与精神活动之间的关系，如《素问·汤液醪醴论》："帝曰：形弊血尽而功不立者何？岐伯曰：神不使也。帝曰：何谓神不使？岐伯曰：针石，道也。精神不进，志意不治，故病不可愈。今精坏神去，荣卫不可复收。何者？嗜欲无穷，而忧患不止，精气弛坏，荣泣卫除，故神去之而病不愈也。"很多针灸前辈临床中非常注意形神合治，认为患者形体的局部病变与全身的精、气、神密切相关，强调医者在治疗患者的形体病变的同时，应特别注意调整患者的精、气、神，调动患者的主动祛病能力，这就为治愈形体病变提供了最好的基础。针灸治疗能直接调整患者的精、气、神，是形神合治的最优选择。

2.治神的意义与应用

（1）望神

治神要求医生既要观察疾病的表现，又要了解病人的精神状态和思想情绪，针灸医生的心理素质、行为方式、言谈举止都会对针灸疗效产生极大的作用，有着重要的意义。《素问·宝命全形论》曰："凡刺之真，必先治神。"《灵枢·本神》中曰："凡刺之法，先必本于神。"又说："是故用针者，察观病人之态，以知精神魂魄之存亡得失之意。"可见十分强调治神的重要性。医生在针前、针刺治疗过程中及针刺结束后，都可以通过语言、态度、表情、行为、精神状态等对患者施以影响。患者在接受治疗前也有一个治神的过程，首先要令病人了解针灸，相信针灸是一种有效的疗法，《标幽赋》曰："凡刺者，使本神朝而后入；既刺也，使本神定而气随。神不朝而勿刺，神已定而可施。"因此针前良好的医患交流与沟通，既能让医生从中获得大量重要的疾病信息，也是取得患者信任的有效途径之一；还要争取家人与亲友配合，尽量避免用不良情绪刺激患者，使其积极配合治疗，重视从医学与人文两方面与其交流，取得患者和家属的合作方能获得事半功倍的效果。

（2）治神与守神

医生在治病时首先要严肃认真专心致志，医者在针刺过程中必须全神贯注，不可分心。从疗效角度来看，"治神"能为取得好的疗效打下扎实基础；从安全角度来看，"治神"能最大程度地减少医疗纠纷的发生；从患者角度来看，"治神"能让患者感觉医生比较重视他，从而在一定程度上增强患者治愈疾病的信心。守神是要求医生在针刺治疗中，精神集中，全神贯注，专心致志地体会针下感觉和观察病人反应，做到"必一其神，令志在针。"（《灵枢·终始》）。行针时做到"目无外视，手如握虎，心无内慕，如待贵人"（《标幽赋》）由此可知，针刺治病，自始至终都要密切注意病者的精神变化，同时医生必须聚精会神，全神贯注地进针。《素问·宝命全形论》曰："至其当发，间不容瞚……经气已至，慎守勿失，深浅在志，远近若一，如临深渊，手如握虎，神无营于众物。"若能做到这一点即可取得"和之者若响，随之者若影"的治疗效果。《标幽赋》曰："气之至也，如鱼吞钩饵之沉浮；气未至也，如闲处幽堂之深邃……轻滑慢而未来，沉涩紧而已至。"正是医者之神与患者脏腑经络之神的结合。

（3）治神与疗效

现在一些针灸医生不重视"治神"，临床上常能看到医生一边给病人针灸一边与旁人谈笑风生，《素问·征四失论》告诫后人"精神不专，志意不理，外内相失，故时疑殆"，有些同道似乎已经把这些古训忘得差不多了。此外当医生自己精神体力不佳时，自然很难做到注意力高度集中，这样势必会影响针刺治神的作用。因此要想提高针刺疗效，必须重视强健自身的体魄，做到自己先有神，这样才能更好地运用针刺为患者治神。

《通玄指要赋》曰："必欲治病，莫如用针，巧运神机之妙，功开圣理之深。外取砭针，能蠲邪而扶正；中含水火，善回阳而倒阴。"针灸医术，深奥而广博，非下苦功实难运用自如，在临床工作中发现往往在治疗某些精神性疾病和心理障碍性疾病的时候才去重视神，而忽略了在日常的中医临床中治神的作用。《标幽赋》曰："气速至而效速，气迟至而不治。"《灵枢·九针十二原》所谓："粗守形，上守神。"强调好的医生对治神是非常重视的。

3. 小结与体会

总之，按照《内经》的理论，针法的根本就是治神，"言不可治者，未得其术也"（《灵枢·九针十二原》）。如果古人没有刺法的临床丰富经验和卓越神奇的疗效，绝对得不出这个结论。它的重大意义是教导后学，治神刺法是治疗人类疾病不可缺少的关键所在。《素问·刺法论》："刺法有全神养真之旨，亦法有修真之道，非治疾也，故要修养和神也。"这里所指的神，在刺法上已不是单纯的治病，高明的医生重视从治神的角度来治疗病人，平庸的医生只知道治疗病人的形体。《素问·汤液醪醴》提出："针石，道也。"把针和道结合起来，追求"天人合一"的最高境界。

通过30多年的针灸临床实践，我体会到要成为一名优秀称职的针灸医生必须做到：其一：态度端正，思想集中。正如《素问·方盛衰论》所说："诊有大方，坐起有常，出入有行，以转神明，必清必静。""神无营于众物"，这就要求医生临证时必须举止有常，头脑清醒，态度严肃认真。其二：针刺中静观病人，谨候气至，候气已至，慎守勿失，切实做到"如临深渊，手如握虎"。其三：在临证中要明确病位掌握针刺的深浅，针刺太过则伤脏腑之气，针刺不及则不能中病。因此临证针刺必须根据病变所在做到"各至其理，无过其道"（《素问·刺要论》）。其四：调节患者的精神活动，取得医生与病人的互相配合。

综上所述，治神贯穿于针刺诊治疾病的全过程，是针刺治病的精华所在，正如明代马莳说："凡刺家真要之法，必先正己之神气，盖惟神气既肃，而后可专心用针也。"作为针灸医生必须掌握，只有这样才是真正领会了"凡刺之真，必先治神"的深刻内涵。

（《现代中医临床》2015，3：5-6，10）

十九、程海英针药结合治疗面瘫的思路和方法

程海英教授是首批全国优秀中医临床人才，北京市"十百千"卫生人才"十"层次人选，中国科协首席科学传播专家，国医大师贺普仁教授的学术经验继承人。程教授善于将不同针法运用于疾病的各个时期，总结如下。

1.面瘫的临床表现及病因病机

面瘫通常急性发作，多有颜面部吹风受寒之诱因，患者常在晨起

漱口时发现，突然一侧面部表情肌麻痹，额纹消失，睑裂变大，露睛流泪，鼻唇沟变浅，口角下垂，歪向健侧，病侧不能做皱眉、蹙额、闭目、露齿、鼓颊和噘嘴等动作。部分患者初起时有面部、耳后、耳下疼痛，还可出现舌前2/3味觉减退或消失，听觉过敏等症状。部分患者发病前有外感病史或接触史，可自觉耳内、耳后、下颌角疼痛。病变以单发多见，病情可在10天之内发展到完全程度。此病多因正气不足，络脉空虚，卫阳不固，邪气侵入阳明、少阳之脉，以致经气阻滞，经筋失养，肌肉纵缓不收而发。程教授指出，急性期邪气盛而在络；恢复期邪气已去大半，邪气盛已不突出，而正气虚逐渐显现；后遗症期，病程日久，外邪已去，而正气受损，气血俱虚。

2.分期治疗的针法及选穴

（1）急性期

面瘫发病2周内为急性期。程海英教授认为该病急性期治疗应以祛风散寒、通经活络为法。针刺以取患侧阳经穴位为主，临证再根据患者具体情况辨证加减。阳明为多气多血之经，太阳为多血少气之经，少阳为少血多气之经，任脉统摄一身之阴。取穴侧重于调节三阳经的同时，配合任脉之穴，旨在调阳中理其阴，使阴平阳和，达到调气活血、疏风散寒、通经活络、牵歪归正之目的。若人中沟歪斜者加人中、承浆；味觉减退者加廉泉；头痛者加太阳；风寒重者加风池；风热重者予大椎穴放血治疗；乳突部疼痛明显者采用三棱针点刺局部放血。程教授指出，急性期因局部热瘀互结、经络痹阻不通而痛，采用点刺放血则可决血泄热、畅通经络、使热瘀去而经络通，此即国医大师贺普仁"三通法"之强通法的具体运用。临证中由于因于寒者较多见，故常配合红外线烤灯照射患处，每次25分钟，每周5次。

程教授认为针刺治疗越早，预后越好。操作进针快而轻浅是程教授针刺手法的特点。在针刺过程中，程老师取穴如蜻蜓点水，进针无痛，针感犹如潮起，渐至隆盛而后减弱，这也是对国医大师贺普仁针刺手法的继承。程教授认为早期针刺治疗不宜进行强刺激，尤其忌用电针，以防面肌痉挛。又因急性期患者常伴咽痛、舌尖红、苔薄、脉浮数等症状，西医学研究亦表明面神经麻痹的主要病因是潜伏在颅神经节的疱疹病毒（单纯疱疹Ⅰ型病毒和带状疱疹病毒）被激活所致，故在治疗时程教授常配以清热解毒、祛风牵正之方药，方选牵正散合银翘散加减，以牵正散散风消痰、通畅经络，则斜之口眼得以复正；以银翘散清热解毒，再以僵蚕、全蝎等血肉有情之品行血活络。此外，还可配合营养神经药物，针药配合，一般服用2周。

（2）恢复期

面瘫发病后2周至2个月为恢复期。程海英教授认为，面瘫恢复期治疗以调补气血、活血通络为法，擅长运用"三通法"之微通法治疗。除患侧面部局部取穴外，可根据临床辨证选用足三里、三阴交、气海等穴扶助正气。足三里为扶正祛邪的要穴，具有补益中气、助血之化源的作用。气主煦之，血主濡之，气血旺盛使筋脉得养，则拘急迟缓可解。三阴交，为足三阴之会穴，有活血补血之功，与足三里相配，气血双补，利于疾病恢复。气海，为先天元气之海，主一身气疾，有培补元气、调理气机的作用。

（3）后遗症期

面瘫病程大于2个月为后遗症期。部分失治、误治致病程迁延，日久不愈者，局部可出现肌肉萎缩或"倒错"现象，程海英教授擅长重用火针疗法治疗，临床效果颇佳。操作时选择直径为0.5mm单头细火针在面部进行点刺，将针烧红后迅速刺入选定部位，只点刺而不留针，根据病情酌情选择5~10个穴位，进针深度为1~2分，点刺后用消毒干棉球按压针孔片刻，以利针孔修复；然后再行毫针刺法，隔日1次。施行火针后嘱患者忌搔抓施术部位，且避免沾水。

对于外伤及医源性面神经损伤导致的面瘫后遗症者，程教授常配合水针疗法。临床可见颅脑外伤及颅脑手术、腮腺切除术、颞颌关节等相关手术均可能造成面神经损伤而致面瘫。水针疗法又称穴位注射，即选用某些药物注射液注入人体有关穴位，有针刺与药物对穴位的双重刺激作用。操作方法：患者仰卧位，常规皮肤消毒，按照神经损伤后症状表现选择3~5个穴位施以水针疗法。注射时，用2mL注射器抽取维生素B_{12}溶液2mL，垂直刺入穴位后慢慢推进或上下提插，待针下有"得气"后回抽，若回抽无血，即可将药推入。每穴注射0.2~0.4mL，注毕后按压穿刺点1分钟左右，每周2~3次。

程海英教授指出，后遗症期治疗当以振奋阳气、通经活络为法，必用火针治疗，即"三通法"之温通法。其认为火针疗法具有针和灸的双重作用，既有针的刺激又有温热的刺激，其作用机制在于用温热刺激穴位或部位以增强人体阳气、鼓舞正气、调节脏腑、激发经气，从而达到广泛的治疗作用，较之于毫针疗法，其温经、助阳、通络作用更加明显。对于面瘫后遗症期，采用火针疗法，通过其温热之力使正气充实、卫外固密，发挥温煦机体、疏通经络的作用，从而鼓舞气血运行，使筋骨肌肉得养以除顽症。施火针治疗时，程教授主张用于面部时须选用最细的火针，即直径为0.5mm火针，烧至针身发白。程教授强调，应掌握好针刺的准确度和深度，太深则易留下瘢痕。现代研究也表明，火针刺激病变部位，能促进血液循环，加快新陈代谢，迅速消除或改善局部组织的水肿、充血、粘连、缺血等病理变化，促进慢性炎症吸收，从而修复受损组织和神经。

3.病案举例

患者，男，9月龄。2014年10月19日就诊。

2014年10月18日患儿突发高热，约39℃，伴轻微流涕、精神差、食欲不振，某院予药物退热对症处理。2014年10月19日患儿母亲发现其哭闹时嘴角向右侧歪斜，遂就诊于程教授门诊。查体：患儿烦躁不安，左侧额纹消失，闭目露睛，鼻唇沟变浅，哭闹时嘴角歪向右侧，家长反映喂水时有口角漏水现象，舌质淡红苔白，脉浮滑略数。治疗以针刺为主，配合中药口服。针刺取穴为左侧攒竹、阳白、四白、丝竹空、迎香、颧髎、下关、地仓、颊车、翳风，右侧合谷，均选用直径 0.25mm 1 寸针，针刺深度为 3~5 分，每次留针 25 分钟，每周 3 次。中药以祛风清热、活血解毒为法，方药组成：芦根 5g、金银花 10g、连翘 5g、防风 5g、荆芥 3g、菊花 5g、板蓝根 6g、僵蚕 3g、当归尾 3g、桑叶 3g、淡竹叶 5g、薄荷 5g。每日 1 剂，每次 20~30mL 分次送服，连服 2 周。针刺 2 周后症状明显减轻，左侧额纹较右侧稍浅，左眼基本能闭合，双侧鼻唇沟基本对称，哭笑时嘴角仍稍歪向右侧，但喂水时嘴角已无漏水。针刺治疗 9 次后休息 1 周，又治疗 3 次后痊愈，未遗留任何后遗症。

（《北京中医药》2016，1：57-58）

二十、针灸要传承 也需创新和突破

非物质文化遗产（以下简称非遗）是个很大的概念，是指民众中世代相承的、与民众生活密切相关的各种传统文化表现形式、民俗活动、传统技能等内容，以及与之相关的器具、实物和文化空间。为使非遗保护工作的规范化，2006 年 6 月国务院批准文化部确定并公布了第一批国家级非物质文化遗产名录，2007 年确定了第一批国家级非物质文化遗产项目代表性传承人，贺普仁大师被确定为针灸项目的传承人。2010 年 11 月 16 日，联合国教科文组织批准中医针灸列为"人类非物质文化遗产代表作名录"时，确定的中医针灸代表性传承人全世界仅有四位，贺普仁老师就是其中之一。

1. 传承人相继仙逝增强了传承的紧迫感

近些年来随着非遗项目传承的不断推进，也体会到了非遗保护的急切感，目前国家级非遗代表性传承人有 1986 人，到 2015 年 8 月份，有 259 人已经去世，而在世的人员中，70 岁以上的占据了一半。针灸的传承人程老、贺老去年相继仙逝，这也迫使社会对于非遗传承人群培训的必要性。传承是我们的责任和义务，继承过来传播下去，是历史赋予我们的使命，作为中医人任重道远，责无旁贷。针灸作为非遗项目对于人类生存与发展具有独特的意义和价值，如何科学地保护和传承针灸技艺成为摆在我们面前的一项严肃课题。针灸秉承着"文化传承"的理念，体现我国独特的创造力和感染力，展示了源远流长的精神血脉，蕴含着深刻的文化基因，秉承"文化传承"理念就是要将这种独特的文化继承下去、传播开来，使之生生不息，成为中医文化的灵感和源泉。非遗非常注重技能技艺的实践传承，在当前新形势下需要在保护的过程中构建"口传心授"的新模式。

2.适宜技术的推广必须做到规范化培训

我有幸跟随贺老临诊三十余年，作为贺老的学术传承人已经二十年，以我的亲身经历来谈传承，感觉仍然无法脱离"读经典、做临床、跟名师"的模式。传承是高超技艺的传承，也是对于传统文化在今天"再发展"的传承。以"火针"为例：贺老运用火针数十年，是当代火针技艺的代表性传承人，我作为贺老的学术继承人首先是要将火针的操作方法继承下来，按照传统模式进行应用，特别是注重适应范围、操作技巧的把控，这是最基本的继承内容。贺老对火针的贡献也使火针的影响日益扩大，全国很多医院也在应用火针，但是在具体应用中的确发现了不少问题，对于火针操作的诸多环节均有欠缺。很多医生连普通毫针的应用都尚且生疏，对火针的基本功就更谈不上了，表现在烧针不红、针刺的时间过长、进针的角度把握不好、出针后没有按压针孔等等，凡此种种都极大地影响了火针的疗效。临床上遇到不少病人到我这里抱怨，在其他医生那里接受火针后出现局部烧灼、瘢痕、针孔出现黑点等等，细细了解原因不外上面所谈的情况，以我几十年的临床经验证明，没有十年针灸临床铺垫的医生是不具备运用火针条件的。毫针是任何针具的基础，没有大量临床实践地磨练是无法熟练应用火针的，因此我多次反复强调火针的操作、适宜技术的推广，必须做到规范化培训，否则无法达到预期结果。

3. 仅仅继承还不够要能够打破应用禁区

与此同时我也清楚地看到，随着年代的推移、针具的不断改进和创新以及医疗技术的飞速发展，仅仅继承是不够的，在大量临床实践中必须要拓宽应用的病种，打破以往的禁区，使之适应新时代的需求。大量的古籍中明确记载，火针不能用于头面部和关节部，夏季不能用，躯干很多穴位不能用等等。在阅读这些文献中发现，古时火针的针具比较粗糙，对皮肤关节的损伤比较大，因此才会有相关的禁忌。而夏季只是由于古人认为天气炎热不宜再用温热的火针予以治疗，唯恐犯"虚虚实实"之戒。而目前我所应用的火针针具一律是工艺精巧的传统贺氏火针，只要规范操作，全身所有部位均可应用，且不会出现任何问题。同时应用火针极为注重辨证，任何季节只要属于寒湿、阳虚证型的均可施治，夏季的应用正是所谓"春夏养阳"，这些病证恰恰是利用夏日充盛的阳气以助阳，反倒是正当时。由此可见，要想实现一门技艺永不间断的流传下去，没有对项目的完全理解和掌握、没有不断的发扬创新是不可想象的，因此传承人的意义是不可替代的。

（《健康报》非遗专栏，2016年8月31日第五版）

后 记

    本书从构思到成书历经多年，真正下决心动笔还是源于恩师贺老。自1997年成为老师的学术继承人至今有20个年头了，如果从跟师随诊算起已经30个寒暑了，虽然一直以来都有写作的愿望，但总是因诸多琐事缠身而未能实现，直到2015年8月22日恩师仙逝，在忙完老师后事以后，很多领导、同事都提议希望我能写一本相关的书籍。虽然之前已经有2部书籍出版，但都是纯专业书籍，那么这本书应该与之完全不同。为此我进行了认真的构思，脑海中将我几十年从求学、临证、跟师到授业、解惑一一进行了回忆，一幕幕展现在眼前。在我的成长历程中，得到了诸多前辈、师长的精心点拨，医院给我搭建了如此宽阔的平台，由于年代的更替后学们已经没有条件如我所享受的那般经历，所以如果仅仅写一本老师的临床经验集是远远不能将中医传承的思路和理念表达出来的，经过认真的思考最后确定按目前的板块呈现给读者。近一年的撰写过程是在不停地回忆中完成的，每当为那些大师们的高超医术而赞叹时，也为他们一个个的离世而悲伤，有时也不免暗自流泪，实事求是地说本书凝聚了我全部的感情、思想，特别将不同时期前辈们的临证要点作为全书的中心，力求留下浓墨重彩的一笔。为此我几易其稿进行修改，希望对时下中医传承的理念和方法提供有益的思路。今天当书稿完成时，最令我怀念的是前辈的教诲，所谓人生路漫漫，成就在足下，因此我真心希望本书能为我的师长们带去些许欣慰，同时也请求每一位读到本书的朋友原谅我文笔的有限。